国家口腔医学中心
国家口腔疾病临床医学研究中心
上海交通大学医学院附属第九人民医院　组译
上海交通大学口腔医学院

Ⅰ型神经纤维瘤病
多学科综合诊治

Multidisciplinary Approach to
Neurofibromatosis Type 1

Gianluca Tadini ［意大利］

Eric Legius ［比利时］　　　　　著

Hilde Brems ［比利时］

王延安　　王旭东　　　　　主　译

贾仁兵　　陈传俊　　陈正岗　　副主译

上海科学技术出版社

图书在版编目（ＣＩＰ）数据

I型神经纤维瘤病多学科综合诊治 /（意）詹卢卡·塔迪尼,（比）埃里克·雷吉乌斯,（比）希尔德·布雷姆斯著；王延安，王旭东主译. -- 上海 : 上海科学技术出版社，2022.8
书名原文：Multidisciplinary Approach to Neurofibromatosis Type 1
ISBN 978-7-5478-5701-4

Ⅰ. ①I… Ⅱ. ①詹… ②埃… ③希… ④王… ⑤王…
Ⅲ. ①神经纤维瘤－诊疗 Ⅳ. ①R730.264

中国版本图书馆CIP数据核字(2022)第092253号

First published in English under the title
Multidisciplinary Approach to Neurofibromatosis Type 1
edited by Gianluca Tadini, Eric Legius and Hilde Brems
Copyright © Springer Nature Switzerland AG, 2020
This edition has been translated and published under licence from
Springer Nature Switzerland AG.

上海市版权局著作权合同登记号　图字：09-2022-0144号

Ⅰ型神经纤维瘤病多学科综合诊治

Gianluca Tadini ［意大利］

Eric Legius ［比利时］ 　　　　　　　著

Hilde Brems ［比利时］

王延安　王旭东　　　　　　主　译

贾仁兵　陈传俊　陈正岗　副主译

上海世纪出版（集团）有限公司
上海 科 学 技 术 出 版 社 出版、发行
（上海市闵行区号景路159弄A座9F-10F）
邮政编码201101　www.sstp.cn
上海中华商务联合印刷有限公司印刷
开本 787×1092　1/16　印张 16
字数 350千字
2022年8月第1版　2022年8月第1次印刷
ISBN 978-7-5478-5701-4 / R·2498
定价：228.00元

内容提要

　　本书由 I 型神经纤维瘤病（NF1）领域著名的临床及遗传学专家编写，基于编者数十年的多中心合作诊疗经验，并结合国际遗传学与基础研究领域的最新成果与观察记录。

　　本书共 21 章，涵盖了皮肤、眼、骨骼、肿瘤等相关学科，详述了 NF1 相关的临床特点、遗传背景、分子机制、远期预后、鉴别诊断、遗传咨询等内容。

　　本书综合汇编了 NF1 的临床和科研问题，实用性强，堪称该领域的百科全书。既可供相关学科的专业医师及医学生借鉴参考，也可以作为指导患者自我监测与随访的参考书。

译者名单

主　　译　　王延安　　上海交通大学医学院附属第九人民医院

　　　　　　王旭东　　上海交通大学医学院附属第九人民医院

副 主 译　　贾仁兵　　上海交通大学医学院附属第九人民医院

　　　　　　陈传俊　　中国科学技术大学附属第一医院（安徽省立医院）

　　　　　　陈正岗　　青岛市市立医院

主译助理　　杜　仲　　上海交通大学医学院附属第九人民医院

译　　者（按姓氏汉语拼音排序）

　　　　　　陈传俊　　中国科学技术大学附属第一医院（安徽省立医院）

　　　　　　陈正岗　　青岛市市立医院

　　　　　　代杰文　　上海交通大学医学院附属第九人民医院

　　　　　　杜　仲　　上海交通大学医学院附属第九人民医院

　　　　　　贺　捷　　上海交通大学医学院附属第九人民医院

　　　　　　贾仁兵　　上海交通大学医学院附属第九人民医院

　　　　　　李晓东　　上海交通大学医学院附属第九人民医院

　　　　　　刘嘉靓　　复旦大学附属口腔医院（上海市口腔医院）

　　　　　　田卓炜　　上海交通大学医学院附属第九人民医院

　　　　　　王杞章　　上海交通大学医学院附属第九人民医院

　　　　　　王晓庆　　上海交通大学医学院附属第九人民医院

　　　　　　王旭东　　上海交通大学医学院附属第九人民医院

王延安　上海交通大学医学院附属第九人民医院

王业飞　上海交通大学医学院附属第九人民医院

吴海威　山东第一医科大学附属省立医院（山东省立医院）

肖　孟　上海交通大学医学院附属第九人民医院

许贵松　上海交通大学医学院附属第九人民医院

游元和　上海交通大学医学院附属第九人民医院

张　凌　上海交通大学医学院附属第九人民医院

张晓晨　上海交通大学医学院附属第九人民医院

赵泽亮　上海交通大学医学院附属第九人民医院

郑家伟　上海交通大学医学院附属第九人民医院

Gianluca Tadini

Center for Inherited Cutaneous Diseases
University of Milan
Milan
Milano
Italy

Eric Legius

Center for Human Genetics
Universitaire Ziekenhuizen Leuven Center
for Human Genetics
Leuven
Oost-Vlaanderen
Belgium

Hilde Brems

Department of Human Genetics
KU Leuven
Leuven
Belgium

中文版序

Ⅰ型神经纤维瘤病（neurofibromatosis type 1，NF1）是一类临床较常见的常染色体显性遗传综合征。该疾病可引发全身多器官、多系统的功能障碍或畸形，虽然该病较少直接危害患者生命，但由于其病变形式多样且复杂，患者首诊于不同的科室，如口腔颌面外科、皮肤科、整形外科、眼科、普通外科等，因此，在诊断及治疗方面，该病属于一类典型的跨学科、跨专业的复杂疾病，棘手程度丝毫不亚于恶性肿瘤。目前，NF1 相关学科或相关专业之间，缺乏规范且高效的交流与协作，鉴于该病的相关病因及分子机制尚不明晰，对该病的认识仍不统一，治疗手段更是有限，远期效果多不尽人意，严重影响了患者的生命健康和生活质量，也为患者的家庭和整个社会带来了沉重负担。

自 1990 年学者利用定位克隆手段鉴定出 NF1 的致病基因以来，在 NF1 相关基础研究及临床研究领域，相关探索已经取得了许多具有重要价值的突破性进展。基于对致病基因 *NF1* 及其修饰分子的基础性研究，结合新型基因编辑技术 CRISPR-CAS9，部分研究团队已成功建立了多种转基因动物模型，借助这些模型，新的治疗药物或方法也正逐步走向临床。尽管国内 NF1 患者基数较大，但国内对于该病的基础及临床研究工作与国外相比仍存在较大差距。国内从事 NF1 相关临床与基础研究的同道，需要紧跟科学发展前沿，掌握最先进和系统的医疗理念和治疗方法，从而为广大患者提供更好的医疗服务。

Multidisciplinary Approach to Neurofibromatosis Type 1 是由著名临床与遗传学专家 Gianluca Tadini、Eric Legius 和 Hilde Brems 教授呕心沥血共同编写的专病图书。本书内容翔实，将临床与基础研究紧密结合，内含该病的最新研究进展

和临床动态，具有十分重要的指导价值。对于临床医务人员，本书内容涵盖了该病在皮肤、眼、骨骼及全身其他器官的临床特点，回顾了诊断与治疗的发展历史、同其他"RAS 信号通路相关综合征（RASopathies）"的鉴别诊断等知识。而对于科研工作者，本书提供了分子诊断、基因组学、发病机制、基因型-表型关系等方面可供参阅的丰富资源。此外，本书还细致地介绍了产前咨询、患者随访等方面的知识。本病的临床表现极其复杂，几乎每个科室的医师在其临床工作中都可能会接诊 NF1 患者。本书综合汇编了 NF1 的临床表现和科研问题，堪称该领域的百科全书。本书的价值，不仅在于加深临床医务工作者对该病的理解，还对指导临床工作、深入开展基础探究具有十分重要的参考和借鉴价值。

王延安、王旭东教授精心组织国内多位一线医务人员通力合作，最终将本书翻译成中文并出版。该书是国内关于 NF1 的首部专病著作，在规范临床诊治、提高基础研究水平方面意义重大。本人十分乐意为本书的中文版作序，并向涉及 NF1 的科室、临床医师、科研人员大力推荐本书。

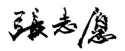

中国工程院院士

上海交通大学特聘教授

2021 年 12 月于上海

中文版前言

Ⅰ型神经纤维瘤病（NF1）属于一类跨学科、跨专业的综合征性罕见疾病。数十年来，译者团队接诊了众多Ⅰ型神经纤维瘤病患者，面对疾病持续进展、并发症繁多、无法正常社交与婚育的患者群体，由于单纯的外科手术治疗难度大、风险高，故无法实现根治疾病的目标。同时，由于其复杂的临床体征和遗传学背景，从诊断、治疗、随访到遗传咨询，我们深感每个环节都要求接诊医师必须掌握全面且丰富的多学科专业知识。但是，相较于国外成熟的多学科综合诊疗中心模式，国内仍缺乏临床诊疗-遗传分析-基础研究的全流程合作，在该领域的深入探索与合作更是刚刚起步。

随着当下人类遗传学研究及靶向药物治疗的进步，Ⅰ型神经纤维瘤病相关的药物临床试验开始在国内外如火如荼地开展，以司美替尼为代表的部分靶向药物更是已经被国外批准上市并用于治疗Ⅰ型神经纤维瘤病，不断迭代的辅助生殖技术也为广大患者带来了新的希望。随着当前国家社会、经济和人口结构的变化，国家已经开始大力推动和支持针对遗传与罕见病的临床与基础研究，相关药物及临床管理也开始逐步纳入国家医疗保障范畴，Ⅰ型神经纤维瘤病的诊疗与研究在国内已经迎来了全新的机遇。

Gianluca Tadini 教授、Eric Legius 教授和 Hilde Brems 教授是国际上Ⅰ型神经纤维瘤病领域著名的临床及遗传学专家，基于其数十年的多中心合作诊疗经验，并结合遗传学与基础研究领域的诸多成果与观察记录，*Multidisciplinary Approach to Neurofibromatosis Type 1* 最终得以面世。该书详述了Ⅰ型神经纤维瘤病相关的临床特点、遗传背景、分子机制、远期预后、鉴别诊断、遗传咨询等

1

内容，结合了作者大量的临床研究结论，并根据国际发表的大量文献数据，对Ⅰ型神经纤维瘤病目前的诊断标准（NIH）进行了详细且全面的剖析与论证。因此，本书既是对Ⅰ型神经纤维瘤病相关多学科内容的全面综述和梳理，也是针对当前基础致病机制不明、多种靶向药物治疗效果仍不理想的现状，从临床、遗传与基础研究方向的角度对该病予以的总结与规划。更可贵的是，该书也可以作为指导患者自我监测与随访的参考书。因此，当我们阅读该书后，更加感受到国内外在相关领域的巨大差距，第一时间便做出了要将此书引入国内并翻译的决定。期望该书的中译本可以为国内同道开展相关工作提供全面的参考与指导。

《Ⅰ型神经纤维瘤病多学科综合诊治》的翻译工作得到了所有译者的大力支持与帮助。在这1年的时间里，所有译者在承担繁重的临床、科研及教学工作之余，仍为此付出了自己十分宝贵的时间与精力，在此，我们对他们表示由衷的敬意与感谢。

由于经验有限，我们对Ⅰ型神经纤维瘤病的专业理解深度尚有欠缺，难免在翻译中存在不足，诚望广大读者与同道海涵与指正！

2021 年 12 月于上海

英文版序

  本书为临床医师提供了有关 I 型神经纤维瘤病（NF1）临床方面的最新资料。几乎所有专业领域的临床医师，在其职业生涯中的某时某刻，都会面临来自 NF1 患者的挑战。许多特定专业，如儿科或儿科肿瘤专家，经常作为首诊医师会对某一个体做出诊断。对于以提供诊断和处理建议作为日常工作的一线工作者而言，如临床遗传学家，这是一本非常有用的工具书。对于处理出生时发病率达到"罕见"定义最上限的最常见的罕见病之一（1/2 000）的医师来说，这本相对系统而全面的专著是可供参阅的丰富资源。它由临床和实验室专家为临床医师而编写，其中包括对新修订的诊断标准的最新评论，并涵盖多个器官系统的表现，内容从有关眼部、骨骼表现和癌症风险，到处理和监测的建议，应有尽有。对于那些想深入研究该病分子机制者，本书也提供了有关分子诊断、肿瘤基因组学、RAS-MAPK 通路的作用和基因型-表型关系的章节。重要的是，本书包括了最新诊断标准修订的原则及其背后的过程。对于一种直到最近也缺乏有效治疗药物的疾病，本书提供了应用 MEK 抑制剂治疗的最新信息。本书也对 NF1 造成的学习和行为问题，包括最近才发现的自闭症谱系障碍（ASD）做了详细介绍。总之，我强烈推荐本书给那些对 NF1 有所了解的人士作为参考。

D. Gareth Evans, MD FRCP
Manchester, UK

英文版前言

　　很少有图书专门讨论一种罕见病，但本书是一个例外。本书是一本对一种较常见的罕见病——Ⅰ型神经纤维瘤病（NF1）临床诊治策略的综合汇编，由临床专家及基础研究专家为临床医师编写而成。其他几本教科书也涉及较大的一组"神经纤维瘤病"，包括 NF1、NF2 和神经鞘瘤病。很明显，NF1 与 NF2 和神经鞘瘤病有着很大的不同，临床上很容易与 NF2 和神经鞘瘤病区分开，后两种疾病的特征是神经鞘瘤而不是神经纤维瘤，这种区别将反映在对这组疾病诊断标准的修改中。相反，如果没有广泛的分子诊断研究，包括对肿瘤组织的分子分析，通常不可能将（嵌合突变）NF2 与神经鞘瘤病做出鉴别。对没有 NF1 家族史的儿童进行临床检查，并不总是能够鉴别 NF1 与其他以多个牛奶咖啡斑为特征的综合征，如 Legius 综合征和结构性错配修复缺陷综合征。本书特别关注多发性浅褐色斑儿童的诊断流程、NIH 诊断标准的局限性及正确分子诊断的重要性。

　　NF1 是一种遗传病，可能影响儿童和成人的许多不同的器官系统，并影响学习和行为。在过去几年，随着不同学科的进步，大大改变了对 NF1 患者的诊治策略。几乎每位临床医师都会面对 NF1 患者或疑似患者。本书的独特之处在于，其内容涵盖了儿童和成人 NF1 患者可能受累的不同器官和机体系统的各个临床方面。书中配有大量彩图，展示该病的大多数临床表现和并发症。NF1 是常染色体显性遗传病，与临床医师有关的遗传、分子诊断和生殖问题，书中也有介绍。分子诊断章节也讨论了与某些高风险并发症相关的特定 *NF1* 突变。这种新发现的基因型–表型相关性，对于越来越多的 NF1 患者的个体化医疗随访具有帮助。

　　NF1 基因嵌合突变的分子诊断，对实验室提出了一定挑战，因为从活检组织中获取受累细胞用于正确的分子诊断并不容易。尽管如此，为 *NF1* 基因嵌合突变的患者提供正确的生殖建议可能很重要。神经系统和非神经系统肿瘤，包括良性、恶性肿瘤的诊断和治疗，已有较多报道。本书整合了 NF1 相关表型的监测、诊断和潜在治疗方法。*NF1* 基因属于肿瘤抑制基因，但在 NF1 个体中，可能存在许多非肿瘤表型。本书对此也做了专门介绍，包括骨骼、色素沉着、学习和行为问题的处理。

　　最近的文献阐明了儿童和成人 NF1 的自然病史。对 NF1 患者组织标本和动物模型系统的研究，揭示了该病并发症的许多生物学机制。

　　我们会更好地识别具有高风险特定并发症的人群，并已经学会如何监测特定并发症以及何时进行治疗或不治疗。对 RAS-MAPK 通路信号异常在神经纤维瘤发生中重要性的认识不断增加，使得利用 MEK 抑制剂治疗丛状神经纤维瘤的"靶向治疗"首次变为现实，一些药物目前正在进入临床应用。毫无疑问，在不久的将来，我们将见证越来越多的新的治疗方法问世。因此，有必要将 NF1 的治疗方法单独列章介绍。

　　NF1 属于一组由 RAS-MAPK 信号通路失调导致的遗传疾病，这组疾病被称为"RAS 信号通路相关综合征（RASopathies）"。书中有专门章节讨论了 RAS 信号通路相关综合征与 NF1 的基础–临床交叉研究进展，以及特定肿瘤和白血病患病风险增加的现实问题。本书结尾部分对于当前美国国立卫生研究院（NIH）

诊断标准的更新也提出了具体建议。

我们要感谢 Springer Nature 促成了 *Multidisciplinary Approach to Neurofibromatosis Type 1* 的出版，并感谢所有专家为本书问世所付出的宝贵时间和努力。

Gianluca Tadini, Milan, Italy
Eric Legius, Leuven, Belgium
Hilde Brems, Leuven, Belgium

致　谢

谨将本书献给所有患者、他们的家人和支持团队。

我们也感谢来自世界各地的同道，基于超过 2 年的艰苦工作与整理，为我们提供了大量最终被总结于本书中的丰富资料。

目　录

第 1 章　I 型神经纤维瘤病流行病学 ……………………………… **1**
Epidemiology of Neurofibromatosis Type 1

第 2 章　I 型神经纤维瘤病的遗传学及相关信号通路 …………… **4**
Genetics and Pathway In Neurofibromatosis Type 1
NF1 基因　/ 4
神经纤维瘤蛋白　/ 5
RAS-MAPK 通路　/ 6
神经纤维瘤蛋白涉及的其他通路　/ 8

第 3 章　I 型神经纤维瘤病的分子诊断 ……………………………… **12**
Molecular Diagnosis for NF1
引言　/ 12
分子分析和 *NF1* 基因突变谱　/ 15
分子分析和嵌合体 / 局限性 NF1　/ 18

第 4 章　I 型神经纤维瘤病诊断的过去与现状 …………………… **30**
Diagnosis in NF1, Old and New
旧的诊断标准　/ 30
新的诊断标准　/ 33

第 5 章　I 型神经纤维瘤病的皮肤表现 ……………………………… **39**
Clinical Features of NF1 in the Skin
牛奶咖啡斑（CALM）　/ 39
弥漫性色素沉着　/ 43
神经纤维瘤　/ 43
贫血痣　/ 46
幼年黄色肉芽肿　/ 47
血管球瘤　/ 48

其他皮肤表现 / 49

第 6 章　I 型神经纤维瘤病的眼部表现 ⋯⋯⋯⋯⋯⋯⋯⋯⋯⋯⋯ **54**
Ocular Manifestations in Neurofibromatosis Type 1
引言 / 54
眼附属器 / 55
眼前节 / 55
视网膜 / 57
脉络膜 / 58
视神经 / 59
青光眼 / 61

第 7 章　I 型神经纤维瘤病的骨骼表现 ⋯⋯⋯⋯⋯⋯⋯⋯⋯⋯⋯ **64**
Skeletal Manifestations in NF1
引言 / 64
颅骨畸形 / 65
长骨发育不良 / 66
脊柱侧弯 / 67
脊柱缺陷 / 68
身材矮小 / 69
胸部异常 / 69
骨量降低 / 骨质疏松 / 69
非骨化性纤维瘤 / 70
总结 / 71

第 8 章　I 型神经纤维瘤病的其他器官表现 ⋯⋯⋯⋯⋯⋯⋯⋯⋯ **75**
NF1 In Other Organs
心血管系统并发症 / 75
淋巴系统异常改变 / 77
消化系统并发症 / 77
胃肠动力：肠神经系统的结构与功能异常 / 79
泌尿生殖系统并发症 / 79
呼吸系统并发症 / 80
血液系统并发症 / 81
血管球瘤 / 81

第 9 章　I 型神经纤维瘤病相关外周神经鞘瘤的基因组学 ⋯⋯⋯⋯ **85**
Genomics of Peripheral Nerve Sheath Tumors Associated with
Neurofibromatosis Type 1
NF1 相关外周神经鞘瘤 / 85

基于基因组学分析的分子病理机制　/ 89

第 10 章　机械传导和 NF1 缺失——协同致病：神经纤维瘤起源新学说 …… **110**

Mechanotransduction and NF1 Loss—Partner in Crime: New Hints for
Neurofibroma Genesis

引言　/ 110

组织修复的挑战：纤维化　/ 111

纤维化组织是肿瘤发展的"沃土"：丛状神经纤维瘤研究的新思路　/ 116

**第 11 章　Ⅰ型神经纤维瘤病相关良性神经鞘瘤的诊断与治疗：丛状神经
纤维瘤向非典型神经纤维瘤的演变及新型治疗方案** ………… **123**

Diagnosis and Management of Benign Nerve Sheath Tumors in NF1: Evolution
from Plexiform to Atypical Neurofibroma and Novel Treatment Approaches

引言　/ 123

皮肤神经纤维瘤　/ 123

丛状神经纤维瘤　/ 125

MEK 抑制剂和其他针对丛状神经纤维瘤的靶向治疗　/ 130

未来方向　/ 131

**第 12 章　Ⅰ型神经纤维瘤病相关恶性肿瘤的诊断和治疗：从非典型
神经纤维瘤到恶性周围神经鞘瘤的演变及治疗方案** …………… **135**

Diagnosis and Management of Malignant Tumors in NF1: Evolution from
Atypical Neurofibroma to Malignant Peripheral Nerve Sheath Tumor and
Treatment Options

背景　/ 135

引言　/ 135

NF1 相关恶性周围神经鞘瘤的诊断　/ 135

MPNST 的临床表现　/ 137

NF1 相关 MPNST 的诊断　/ 137

治疗　/ 138

患者宣教　/ 139

展望　/ 139

第 13 章　Ⅰ型神经纤维瘤病相关神经并发症 ……………………………… **141**

Neurological Complications in NF1

引言　/ 141

认知障碍　/ 142

癫痫　/ 142

脑肿瘤　/ 143

脊髓肿瘤　/ 147

神经纤维瘤性神经病 / 147

神经系统畸形与骨发育异常对神经系统的影响 / 147

血管病变 / 147

NF1 和其他神经系统疾病 / 147

外周神经鞘瘤 / 148

非典型神经纤维瘤及恶性周围神经鞘瘤 / 149

第 14 章 Ⅰ型神经纤维瘤病患者的学习和行为障碍·························· 154
Learning Disabilities and Behavior in Neurofibromatosis Type 1 Patients

认知和语言障碍 / 154

行为障碍 / 155

认知和行为障碍的相关影像学表现 / 157

NF1 认知障碍的治疗机制 / 158

第 15 章 嵌合体突变型 Ⅰ 型神经纤维瘤病 ······························· 163
Mosaic NF1

定义 / 163

临床表现 / 163

其他相关体征 / 167

鉴别诊断 / 168

第 16 章 Legius 综合征和其他具有牛奶咖啡斑表现的疾病，以及与
NF1 相关的鉴别诊断 ·· 170
Legius Syndrome, Other Café-au-lait Diseases and Differential Diagnosis
of NF1

Legius 综合征 / 171

结构性错配修复缺陷 / 174

其他伴发牛奶咖啡斑的疾病 / 175

NF1 的鉴别诊断 / 176

总结 / 177

第 17 章 RAS 信号通路相关综合征的癌变风险及疾病谱 ················ 181
Cancer Risk and Spectrum in Individuals with RASopathies

引言 / 181

RAS 信号通路相关综合征及癌症：总体思路 / 182

癌症及 Noonan 综合征 / 184

癌症及心－面－皮肤综合征 / 185

癌症及 Costello 综合征 / 186

癌症及 CBL 综合征 / 186

癌症及缺乏类 NS 样面容的 RAS 信号通路相关综合征 / 186

癌症及嵌合体 RAS 信号通路相关综合征　/ 187

对 RAS 信号通路相关综合征患者的癌症监测　/ 188

结论　/ 188

第 18 章　Ⅰ型神经纤维瘤病的治疗 ················· **191**

Therapeutic Approaches for NF1

引言　/ 191

Ⅰ型神经纤维瘤病的治疗方法　/ 191

Ⅰ型神经纤维瘤病特征表现的治疗　/ 193

Ⅰ型神经纤维瘤病治疗的未来　/ 195

结论　/ 196

第 19 章　Ⅰ型神经纤维瘤患者的随访 ················· **200**

Medical Follow-Up in Neurofibromatosis Type 1

明确诊断　/ 200

筛查家庭成员　/ 203

遗传学咨询　/ 203

告知诊断　/ 203

皮肤科评价　/ 204

婴幼儿及儿童的皮肤检查　/ 204

学龄前儿童和青少年的皮肤检查　/ 206

神经纤维瘤　/ 206

恶性周围神经鞘瘤　/ 206

其他皮肤症状　/ 208

确定"高危"人群　/ 208

确定"复杂型 NF1"　/ 208

眼科学评估　/ 209

视路胶质瘤　/ 209

视路胶质瘤筛查　/ 209

视路胶质瘤的处理　/ 212

骨科学评估　/ 213

神经病学评估　/ 215

癫痫　/ 216

肿瘤学评估　/ 216

疼痛评估　/ 217

生活质量评估　/ 217

生理和心理影响评估　/ 218

心理支持　/ 218

社会支持　/ 218

第 20 章 孕前、产前、着床前相关咨询 ···················· **223**
Brief Notes on Pregnancy, Prenatal Diagnosis, and Preimplantation
Procedures in NF1
产前和着床前胚胎遗传学诊断　/ 224

第 21 章 Ⅰ型神经纤维瘤病相关诊断标准的更新建议 ·················· **226**
Proposal of New Diagnostic Criteria
新诊断标准　/ 228
修改后的标准　/ 229

第1章

Ⅰ型神经纤维瘤病流行病学
Epidemiology of Neurofibromatosis Type 1

Lidia Pezzani and Donatella Milani

Ⅰ型神经纤维瘤病（neurofibromatosis type 1, NF1; OMIM #162200）是最常见的 Mendel（遗传）病，大多数流行病学研究报道患病率为 1/6 000 ～ 1/3 000，而活产胎儿的发病率为 1/3 333 ～ 1/2 558[1-4]。不同种族之间患病率无显著差异[5-9]。NF1 的特征是常染色体显性遗传且为完全外显，但其临床表现变化极大，临床症状可能非常轻微，从而导致诊断率偏低。此外，NF1 的诊断目前仍基于 1988 年美国国立卫生研究院（National Institute of Health, NIH）共识会议声明发布的非常具体的临床标准[10]，但是由于其许多临床特征的出现取决于年龄，其中一些在婴儿早期并不呈现，因此标准的敏感性不高，导致延误诊断或错误诊断[11]。无论如何，观察到 8 岁时，约 95% 的 NF1 患者已经符合当前的诊断标准；20 岁时，所有患者的表现符合诊断标准[12]。最近的一些研究预测，该病的实际发病率应较高。近 10 年来，由于诊断标准和基因检测技术的进步，诊断效能得以提高，活产胎儿的发病率的确已经接近 1/2 000[13]。

在半数病例中，NF1 是遗传的；而在另外半数病例则起源于新的突变，主要是父亲的 NF1 突变[14]。此外，一些研究发现，新发 NF1 病例中父亲的年龄偏大[15-18]。

有几项研究表明，与普通人群相比，NF1 患者死亡率过高；由 NF1 严重并发症导致的死亡比例更高，并发症可能影响人体的各个系统，尤其是血管病变和恶性肿瘤（通常是周围和中枢神经组织的恶性肿瘤）[19-22]。但是，鉴于 NF1 临床表现复杂，并发症严重程度不同，其可能不会被记录为正式死亡原因，因此有关 NF1 相关死亡率的信息有限[23]。

NF1 患者的死亡率从青春期开始到 40 岁急剧增加，其中 1/3 的死亡发生在 40 岁之前；40 岁以后，死亡率下降，直至 50 岁；然后稳步增加，在 70 ～ 74 岁，绝对死亡人数达到峰值[23]。因此，大多数 NF1 的过度死亡出现在 50 岁之前；50 岁以后，因 NF1 死亡的人数仅占很小比例。所以，寿命超过 50 岁且无严重并发症的 NF1 患者，生活和预期寿命可能接近正常人[22]。

此外，与普通人群相比，NF1 患者的死亡年龄在性别间差异较小，提示这种威胁生命的疾病对女性的危害大于男性；或者在因 NF1 死亡的病例中，年轻女性更多。一些研究表明，罹患 NF1 的女性比男性患恶性肿瘤的风险更高，原因几乎全部归咎于这样一个新发现：NF1 与乳腺癌有相关性[24, 25]。

总之，NF1 的发病率似乎高于先前预期。值得注意的是，在未来几年，随着新一代基因检测（new generation, NGS）技术[26]的普及和广泛应用，延误诊断或错误诊断将减少，早期轻症（婴儿早期，节段型）患者的诊断也会更加准确，更容易与其他 "RAS 信号通路相关综合征"[27]或类似病态进行鉴别诊断，可能会导致检出率进一步上升。

（郑家伟　译）

参考文献

[1] Huson SM, Compston DA, Clark P, Harper PS. A genetic study of von Recklinghausen neurofibromatosis in south East Wales. I. Prevalence, fitness, mutation rate, and effect of parental transmission on severity. J Med Genet. 1989; 26(11): 704-11.

[2] Poyhonen M, Kytölä S, Leisti J. Epidemiology of neurofibromatosis type 1 (NF1) in northern Finland. J Med Genet. 2000; 37: 632-6.

[3] Lammert M, Friedman JM, Kluwe L, Mautner VF. Prevalence of neurofibromatosis 1 in German children at elementary school enrollment. Arch Dermatol. 2005; 141(1): 71-4.

[4] Evans DG, Howard E, Giblin C, Clancy T, Spencer H, Huson SM, Lalloo F. Birth incidence and prevalence of tumor-prone syndromes: estimates from a UK family genetic register service. Am J Med Genet A. 2010; 152A: 327-32.

[5] Niimura M. Neurofibromatosis in Japan. In: Ishibashi Y, Hori Y, editors. Tuberous sclerosis and neurofibromatosis: epidemiology, pathophysiology, biology, and management. Amsterdam: Elsevier; 1990. p. 23-31.

[6] Wong VC. Clinical manifestations of neurofibromatosis-1 in Chinese children. Pediatr Neurol. 1994; 11: 301-7.

[7] Friedman JM, Birch PH. Type 1 neurofibromatosis: a descriptive analysis of the disorder in 1,728 patients. Am J Med Genet. 1997; 70: 138-43.

[8] Poyhonen M, Niemela S, Herva R. Risk of malignancy and death in neurofibromatosis. Arch Pathol Lab Med. 1997; 121: 139-4.

[9] Cnossen MH, de Goede-Bolder A, van den Broek KM, Waasdorp CM, Oranje AP, Stroink H, Simonsz HJ, van den Ouweland AM, Halley DJ, Niermeijer MF. A prospective 10 year follow up study of patients with neurofibromatosis type 1. Arch Dis Child. 1998; 78(5): 408-12.

[10] National Institutes of Health Consensus Development Conference Statement: neurofibromatosis. Bethesda, Md., USA, July 13-15, 1987. Neurofibromatosis. 1988; 1(3): 172-8.

[11] Tadini G, Milani D, Menni F, Pezzani L, Sabatini C, Esposito S. Is it time to change the neurofibromatosis 1 diagnostic criteria? Eur J Intern Med. 2014; 25(6): 506-10.

[12] DeBella K, Szudek J, Friedman JM. Use of the national institutes of health criteria for diagnosis of neurofibromatosis 1 in children. Pediatrics. 2000; 105: 608-14.

[13] Uusitalo E, Leppävirta J, Koffert A, Suominen S, Vahtera J, Vahlberg T, Pöyhönen M, Peltonen J, Peltonen S. Incidence and mortality of neurofibromatosis: a total population study in Finland. J Invest Dermatol. 2015; 135(3): 904-6.

[14] Kong A, Frigge ML, Masson G, Besenbacher S, Sulem P, Magnusson G, Gudjonsson SA, Sigurdsson A, Jonasdottir A, Jonasdottir A, Wong WS, Sigurdsson G, Walters GB, Steinberg S, Helgason H, Thorleifsson G, Gudbjartsson DF, Helgason A, Magnusson OT, Thorsteinsdottir U, Stefansson K. Rate of de novo mutations and the importance of father's age to disease risk. Nature. 2012; 488(7412): 471-5.

[15] Takano T, Kawashima T, Yamanouchi Y, Kitayama K, Baba T, Ueno K, Hamaguchi H. Genetics of neurofibromatosis 1 in Japan: mutation rate and paternal age effect. Hum Genet. 1992; 89(3): 281-6.

[16] Bunin GR, Needle M, Riccardi VM. Paternal age and sporadic neurofibromatosis 1: a case-control study and consideration of the methodologic issues. Genet Epidemiol. 1997; 14(5): 507-16.

[17] Liu Q, Zoellner N, Gutmann DH, Johnson KJ. Parental age and Neurofibromatosis type 1: a report from the NF1 patient registry initiative. Familial Cancer. 2015 Jun; 14(2): 317-24.

[18] Dubov T, Toledano-Alhadef H, Bokstein F, Constantini S, Ben-Shachar S. The effect of parental age on the presence of de novo mutations-lessons from neurofibromatosis type I. Mol Genet Genomic Med. 2016; 4(4): 480-6.

[19] Friedman JM, Arbiser J, Epstein JA, Gutmann DH, Huot SJ, Lin AE, McManus B, Korf BR. Cardiovascular disease in neurofibromatosis 1: report of the NF1 Cardiovascular Task Force. Genet Med. 2002; 4(3): 105-11.

[20] Evans DGR, Baser ME, McGaughran J, Sharif S, Howard E, Moran A. Malignant peripheral nerve sheath tumours in neurofibromatosis 1. J Med Genet. 2002 May; 39(5): 311-4.

[21] Duong TA, Sbidian E, Valeyrie-Allanore L, Vialette C, Ferkal S, Hadj-Rabia S, Glorion C, Lyonnet S, Zerah M, Kemlin I, Rodriguez D, Bastuji-Garin S, Wolkenstein P. Mortality associated with neurofibromatosis 1: a cohort

study of 1895 patients in 1980−2006 in France. Orphanet J Rare Dis. 2011; 6: 18.

［22］Evans DG, O'Hara C, Wilding A, Ingham SL, Howard E, Dawson J, Moran A, Scott-Kitching V, Holt F, Huson SM. Mortality in neurofibromatosis 1: in north West England: an assessment of actuarial survival in a region of the UK since 1989. Eur J Hum Genet. 2011; 19(11): 1187−91.

［23］Masocco M, Kodra Y, Vichi M, Conti S, Kanieff M, Pace M, Frova L, Taruscio D. Mortality associated with neurofibromatosis type 1: a study based on Italian death certificates (1995−2006). Orphanet J Rare Dis. 2011; 6: 11.

［24］Walker L, Thompson D, Easton D, Ponder B, Ponder M, Frayling I, Baralle D. A prospective study of neurofibromatosis type 1 cancer incidence in the UK. Br J Cancer. 2006; 95(2): 233−8.

［25］Sharif S, Moran A, Huson SM, Iddenden R, Shenton A, Howard E, Evans DG. Women with neurofibromatosis 1 are at a moderately increased risk of developing breast cancer and should be considered for early screening. J Med Genet. 2007; 44(8): 481−4.

［26］Pasmant E, Parfait B, Luscan A, Goussard P, Briand-Suleau A, Laurendeau I, Fouveaut C, Leroy C, Montadert A, Wolkenstein P, Vidaud M, Vidaud D. Neurofibromatosis type 1 molecular diagnosis: what can NGS do for you when you have a large gene with loss of function mutations? Eur J Hum Genet. 2015 May; 23(5): 596−601.

［27］Santoro C, Giugliano T, Melone MAB, Cirillo M, Schettino C, Bernardo P, Cirillo G, Perrotta S, Piluso G. Multiple spinal nerve enlargement and SOS1 mutation: further evidence of overlap between neurofibromatosis type 1 and Noonan phenotype. Clin Genet. 2017; 93: 138. [Epub ahead of print].

第2章

Ⅰ型神经纤维瘤病的遗传学及相关信号通路
Genetics and Pathway In Neurofibromatosis Type 1

Ellen Denayer, Eric Legius, and Hilde Brems

Ⅰ型神经纤维瘤病（NF1）是一种常染色体显性遗传病，其典型临床表现包括多发的牛奶咖啡斑（café-au-lait macules, CALM）、腋窝或腹股沟区雀斑、虹膜 Lisch 结节、视神经胶质瘤，以及神经纤维瘤等。该病由常染色体 17q11.2 上胚系突变的 NF1 基因杂合性丢失引起。本章我们重点关注 NF1 基因、NF1 编码的神经纤维瘤蛋白及其参与的细胞信号通路等方面。

NF1 基因

1990 年，学者利用定位克隆手段成功鉴定出 NF1 综合征患者携带 NF1 基因突变[1-3]。NF1 基因位于常染色体 17q11.2，由 61 个外显子组成。该基因结构庞大，其基因组 DNA 全长约 350 kb[4]。成年人几乎所有组织均有表达 NF1 基因转录加工后的 mRNA 产物，其长度为 11 ～ 13 kb[5]。NF1 基因至少包括 4 个选择性剪切外显子：外显子 9a、10a-2、23a 和 48a。这些外显子以发育和组织特异性的模式表达，不会改变基因的

开放阅读框[6-9]。

通常认为 NF1 是抑癌基因，如 NF1 相关恶性周围神经鞘瘤（malignant peripheral nerve sheath tumor, MPNST）等肿瘤中发现 NF1 双等位基因失活[10]。根据 Knudson 提出的肿瘤形成"二次打击"学说，NF1 除了胚系突变外，还需要另一条野生型等位基因体细胞失活（突变或杂合性丢失）以启动肿瘤形成。在神经纤维瘤中，二次打击常发生在 Schwann 细胞（施万细胞）上，该细胞是外周神经系统的胶质细胞[11, 12]。NF1 双等位基因失活也常见于嗜铬细胞瘤（pheochromocytomas）[13]、胃肠间质瘤（gastro-intestinal stromal tumors, GIST）的肿瘤细胞，以及血管球瘤的球状细胞。胃肠间质瘤是一种罕见的胃肠道间充质肿瘤，但 NF1 患者发生该病的概率显著提高[14]。虽然血管球瘤是体积较小的良性肿瘤，但疼痛症状明显。该肿瘤起源于血管球体（glomus body），而这些球体是手指和脚趾等部位的温度调节器[15]。NF1 双等位基因失活也出现在其他 NF1 的非肿瘤临床表现中，如

胫骨假关节（tibial pseudarthrosis）[16] 和 CALM 的黑素细胞[17]。

不同的 NF1 基因相关序列（假基因）遍布整个人类基因组。这些 NF1 假基因是 NF1 基因座复制或转录时形成，通常属于非加工型、无功能的假基因[18, 19]。OMGP、EVI2A 和 EVI2B 这 3 个基因嵌入 NF1 内含子 27b 中，并以相反的方向转录[20, 21]。OMGP（少突胶质细胞髓鞘糖蛋白）是人类中枢神经系统髓鞘形成阶段表达的膜糖蛋白，具有细胞黏附分子的作用。体外研究表明，OMGP 是成纤维细胞和神经元增殖的重要抑制剂。另外 2 个基因 EVI2A 和 EVI2B（异位病毒整合位点）是鼠类 EvI-2A 和 EvI-2B 基因的同源物，与白血病发展有关。

神经纤维瘤蛋白

NF1 基因编码神经纤维瘤蛋白。NF1 基因编码序列为 8 454 bp，神经纤维瘤蛋白的分子量则为 80 ～ 250 kDa，含有 2 828 个氨基酸残基[22, 23]。该蛋白定位在细胞质中，但核内定位亦有报道[22-24]。神经纤维瘤蛋白几乎在所有细胞中均有表达，而在神经元、Schwann 细胞、少突胶质细胞和白细胞中表达最高[25]。

神经纤维瘤蛋白有不同亚型，而形成多种亚型的主要原因在于外显子的可变剪切。标准的Ⅰ型神经纤维瘤蛋白无其他外显子插入，其主要表达在脑组织中。Ⅱ型神经纤维瘤蛋白是在 NF1-GRD 区段插入了外显子 23a，其主要表达在 Schwann 细胞中，并具有降低 GTP 酶激活蛋白（GTPase activating protein, GAP）活性的功能[26]。Costa 等证明了缺乏外显子 23a 可变剪切的小鼠，生存良好，行为正常，且没有增加患肿瘤的倾向，但会表现出特定的学习障碍。这些结果提示 NF1 的 GAP 结构域具有参与调节学习和记忆的功能[27]。Ⅲ型神经纤维瘤蛋白包含外显子 48a，Ⅳ型神经纤维瘤蛋白包含外显子 23a 和 48a，这些亚型主要表达在心脏和肌肉组织中。Ⅸa 型神经纤维瘤蛋白包含外显子 9a，且仅在神经元上表达。Ⅹa-2 型神经纤维瘤蛋白包含外显子 10a-2，该亚型在大部分人类组织中均有表达。

目前已开发多种动物模型以研究神经纤维瘤蛋白的功能。Nf1 基因敲除小鼠（-/-）由于心脏发育缺陷死于孕期 12 ～ 14 天[28]，而 Nf1 杂合小鼠可正常存活。但这些杂合小鼠患恶性肿瘤的倾向增加（不包括神经纤维瘤），且表现出学习障碍。通过 Cre-lox 技术建立的小鼠模型，其 Nf1 基因仅在 Schwann 细胞的前体干细胞中失活。在 Schwann 细胞特异性启动子 Krox20 调控下，Cre 重组酶条件性敲除 Nf1 基因。如果小鼠已存在 Nf1 杂合背景，那么这些小鼠将形成神经纤维瘤。这一现象支持了 Nf1 杂合微环境对肿瘤形成至关重要的观点[29]。此外，利用条件性敲除模型分别完全敲除神经元（Nf1Syn1）和胶质细胞（Nf1GFP）中的 Nf1 基因，以研究这些细胞类型对学习困难和肿瘤发展的作用[30, 31]。根据研究中的问题已经建立了多种其他类型的动物模型，近年来更是建立了模仿人类 NF1 临床表现的小型猪 NF1 模型。

神经纤维瘤蛋白由多个不同的结构域组成，并且在物种间高度保守。其中 SEC14 结构域位于氨基酸 1 545 ～ 1 816[32]，组成分泌蛋白和脂质调节蛋白的部分结构，如 RhoGAP 和 RhoGEF，存在 Sec14 结构域。RAS-GTPase（鸟苷三磷酸酶）激活蛋白

（GAP）相关结构域（NF1-GRD）是 *NF1* 基因中研究最广泛的功能结构域，位于蛋白质中心区域。该结构域与酵母 IRA1、IRA2 蛋白和哺乳 GTP 酶活化蛋白（GAP）的催化结构域具有显著相似性。GAP 加速 RAS-GTP 水解为 RAS-GDP，使其从活化形式转化成非活化形式。NF1-GRD 大约包含 60 个氨基酸，相对应于外显子 20～27a（残基 1 125～1 537）[33-35]。Scheffzek 等报道了其晶体结构（NF1-333，残基 1 198～1 530）[36]。NF1-GRD 通过 RAS-GTP 结构域的凹槽与 RAS 的调控开关区Ⅰ和Ⅱ以及 *NF1* 上精氨酸指等残基结合，进而与活化的 RAS 相互作用，这种相互作用促进 GAP 水解 GTP[37]。

SPRED1 的 EVH1 结构域与神经纤维瘤蛋白 GRD 旁侧位点结合，将后者募集到膜上。SPRED1 通过其 Sprouty 相关结构域（Sprouty related domain, SPR）黏附在膜上。一旦神经纤维瘤蛋白被募集到膜上，SPRED1 可结合并下调 RAS-GTP[38-40]。*SPRED1* 杂合失活突变可导致常染色体显性遗传病——Legius 综合征，该病特征之一也是多发牛奶咖啡斑（关于 Legius 综合征在之后章节中讨论）。

RAS-MAPK 通路

RAS 蛋白是小分子量蛋白（21 kDa），存在 3 种主要亚型：HRAS、KRAS 和 NRAS。这 3 个 RAS 家族成员 85% 的氨基酸序列相同。它们广泛表达，尤其是 *KRAS* 几乎在所有细胞类型中均有表达。*RAS* 基因最初被鉴定为鼠肉瘤病毒基因同源物。1982 年，在人类膀胱和人类肺癌细胞系的 DNA 序列中发现了与 v-Harvey（*HRAS*）和 Kirsten（*KRAS*）鼠肉瘤病毒转化癌基因同源的 DNA 序列[41]。RAS 蛋白信号通路参与细胞增殖、分化和凋亡。RAS 通过法尼基和棕榈酰基（KRAS4b 亚型除外）[42]共价锚定在细胞膜上，并借此将细胞表面受体与胞内效应器通路相连。RAS 蛋白是鸟苷核苷酸结合蛋白，在非活化 GDP 结合构象和活化 GTP 结合构象之间转化。活化的 RAS-GTP 与不同下游信号途径中的效应蛋白相互作用。RAS 蛋白本身的 GTP 酶活性较低，但 GTP 活化蛋白（GTP activating proteins, GAP）（如 p120-GAP）和神经纤维瘤蛋白，可使其活性增加 10^5 倍。神经纤维瘤蛋白通过其 NF1-GRD 结构域增加 RAS-GTP 水解速率，进而降低 RAS 的活性，发挥肿瘤抑制作用。而另一方面，鸟嘌呤核苷酸交换因子（GEF）功能相反，如 SOS 通过促进 GDP 与 GTP 的交换重新激活 RAS。

生长因子与受体酪氨酸激酶［如表皮生长因子受体（epidermal growth factor receptor, EGFR）］或通过其他受体类型（如 G 蛋白偶联受体）结合可激活 RAS。生长因子与受体酪氨酸激酶结合后引起受体上的酪氨酸残基二聚化和自身磷酸化，然后募集并活化相关酶（如磷酸酶 SHP2）、适配器（如 GRB2）和对接蛋白（如 GAB）。受体与衔接蛋白 GRB2 的 SH2 结构域结合导致促进 SOS 与 GRB2 的 SH3 结构域结合，借此将 SOS 募集到细胞膜上。SOS1 通过替换 RAS 的开关Ⅰ和改变 RAS 开关Ⅱ区域构象，促进释放 GDP 和重新结合 GTP，提高活性 RAS-GTP 的水平，起到 GEF 的作用。然而，由于 GRB2 可识别其他适配蛋白（如 GAB2），并与其他受体酪氨酸激酶连接，因此 GRB2-SOS-RAS 信号可能存在差异。

RAS 下游存在多条不同的效应途径，如 MAPK、PI3K/AKT、RhoGTPas 等[42]。

其中 RAS-MAPK 通路研究最为广泛。活化的 RAS-GTP 形式与 RAF 丝氨酸 / 苏氨酸激酶（MAP 激酶激酶激酶，MAPKKK）相互作用。RAF 蛋白（ARAF、BRAF 和 CRAF 或 RAF1）与 14-3-3 蛋白结合并以自动抑制的灭活形式存在于细胞质内。RAS-GTP 将 RAF 从 14-3-3 蛋白 N 段结合位点释放，并将其募集到膜上。活化的 RAF 磷酸化并激活下游 MAP 激酶 /ERK 激酶（MAP 激酶激酶，MAPKK 或 MEK）。活化的 MEK（MEK1 或 MEK2）进一步磷酸化其下游 ERK（细胞外信号调节激酶，MAPK）上的苏氨酸和酪氨酸残基。ERK 活化后磷酸化多种靶标，包括其他激酶 RSK（核糖体 S6 激酶）和转录因子，如 ETS1、ETS2、JUN、FOS、ELK1 和环磷酸腺苷（cAMP）反应元件结合蛋白（CREB）。从而改变细胞周期、凋亡、增殖和迁移等相关基因的表达模式。当 RAS-GTP 通过 RAS 的内在 GTP 酶活性（迟缓）或 GTP 酶活化蛋白 GAP（如神经纤维瘤蛋白，RASA1 的蛋白产物，p120GAP）水解为 RAS-GDP 时，该信号通路的传导终止。需要说明的是，上述信号通路是由复杂的 RAS 信号网络简化而来，但这种单线通路模式有助于理解细胞 RAS 信号的机制基础。例如，目前已证明不同的反馈机制、ERK 支架蛋白以及信号调节剂对调控 RTK 信号介导的信号强度和持续时间起着关键作用。此外，RAS-MAPK 信号的激活可发生在不同的细胞内小室，而不仅仅是细胞膜[43]。

PI3K 是 RAS 下游另一个效应分子，PI3K 磷酸化蛋白激酶 B（AKT 或 PKB）。然后 AKT 进一步磷酸化并灭活 TSC1-TSC2 复合体。TSC1 或 TSC2 突变常见于结节性硬化症。该病是一种常染色体显性遗传病，其临床表现包括智力障碍、癫痫、心脏横纹肌瘤、特殊皮肤病变、良性错构瘤和增加罹患恶性肿瘤的风险。AKT 抑制 TSC1-TSC2 复合物可导致 GAPRheb（脑内同源性 RAS）的激活，后者进一步激活 mTOR（雷帕霉素的靶点）。mTOR 是一种进化保守的蛋白质，可调节细胞增殖等许多细胞生物过程[44]。

由于在人类肿瘤中发现 RAS-MAPK 通路上不同组分的体细胞突变，因此在肿瘤学中对 RAS-MAPK 通路进行了广泛的研究。20%～30% 的人类肿瘤具有 RAS 激活的点突变，突变率最高的是胰腺癌（90%）、结肠癌（50%）、甲状腺癌（50%）、肺癌（30%）和黑色素瘤（25%）[45]。突变最常见于 KRAS（约占总数的 85%），其次是 NRAS（约 15%），少见于 HRAS（小于 1%）。

RAS 基因的体细胞突变热点位于氨基酸 G12、G13 和 Q61。RAS 突变蛋白的生化缺陷是对 GAP 不敏感，导致 RAS 固有的 GTP 水解以及 GAP 刺激的 GTP 水解受损。这使得组成性活化 RAS-GTP 的持续积累和下游效应分子的组成性激活，如 MAPK 通路[46]，导致细胞生长、程序性细胞死亡和侵袭性，以及新血管生成失调。RAS 信号通路活化亦常见于生长因子受体酪氨酸激酶过度表达的肿瘤中，如乳腺癌、卵巢癌和胃癌中的 EGFR 和 ERBB2（也称为 HER2/neu）[47]。

对人类癌症中体细胞突变和拷贝数改变的合并患病率统计学分析，证实 RTK 信号和 RAS/MAPK 通路是所有癌症类型中（前列腺癌除外）改变最显著的信号途径之一[48]。这项研究还发现，NF1 基因是在不同癌症类型中最频繁突变的基因之一。

针对 RAS-MAPK 通路相关基因的体细胞突变，深入研究其在肿瘤形成中的重要性，同时，结合 *NF1* 基因作为 NF1 的主要致病原因，在部分重叠表型的患者中，如不同程度的发育迟缓／智力障碍、心血管受累、面部畸形、皮肤病损和恶性肿瘤风险增加等，亦可见该途径其他基因的胚系突变。Costello 综合征是一种罕见的散发性疾病，表现为出生时体重大，随后出现喂养困难、发育障碍、粗鄙面容、心脏异常、智力障碍以及易患恶性肿瘤。Costello 综合征患者到 20 岁前罹患肿瘤的风险约为 15%，最常见的类型是横纹肌肉瘤，其次是神经母细胞瘤和膀胱癌[49]。Costello 综合征是由 *HRAS* 胚系突变引起。Noonan 综合征（努南综合征）中可见 *PTPN11*（编码 RAS 信号调节器 SHP2）、*KRAS*、*NRAS*、*SOS1*、*BRAF*、*RAF1*、*SHOC2*、*RIT1*、*CBL* 及 *LZTR1* 等基因胚系突变，但其恶性肿瘤发生率较低，到20 岁时约为 4%。值得注意的是，*KRAS* 体细胞突变热点与 Noonan 综合征中的胚系突变热点并不一致。这可能反映了 KRAS 在胚胎发生过程中的重要作用，目前认为，在癌症中发现的强激活突变在生殖系中无法耐受，并且会导致胚胎死亡。关于 RAS 信号通路相关综合征（RASopathies）的相关内容，将在后续章节中详细阐述。

大量研究报道，RAS 及其下游效应分子也参与学习、记忆和突触可塑性等神经元生物过程。Dasgupta 等证明，在体外条件下，神经干／祖细胞中的 *Nf1* 基因减少（*Nf1*[+/-]）或表达缺失（*Nf1*[-/-]），将导致细胞以剂量依赖性的方式显著增强其增殖能力，且相比野生型细胞，*Nf1*[-/-] 细胞在细胞分化和存活方面更具优势。这种现象说明了 RAS 信号调节受损。这些发现支持了如下假说：发育中的大脑里的神经纤维蛋白表达发生改变，会对与大脑正常发育相关的星形胶质细胞的生长和分化产生重要影响[50]。NF1 患者和 *Nf1* 缺陷（*Nf1*[+/-]）小鼠存在学习困难。*Nf1* 缺陷（*Nf1*[+/-]）小鼠学习困难可能是由于 γ-氨基丁酸（GABA）介导的抑制作用增强。海马体是大脑中与记忆形成有关的区域，在海马体中 GABA 属于抑制性递质。Costa 和 Li 等的研究表明，通过遗传学编辑或药理学的方式，通过改变 RAS 活性或使用 GABA 拮抗剂受体，进而逆转 *Nf1*[+/-] 小鼠的学习障碍，这表明调节 RAS 的功能状态对学习和记忆至关重要[51, 52]。

神经纤维瘤蛋白涉及的其他通路

在果蝇中的研究证明，神经纤维瘤蛋白通过调节腺苷酸环化酶（adenylyl cyclase, AC）活性参与 cAMP 通路[53, 54]。在 cAMP 通路中，配体结合 G 蛋白偶联受体后，其 Gα 亚基激活 AC，AC 催化 ATP 合成 cAMP，cAMP 激活蛋白激酶 A（PKA），PKA 磷酸化其靶蛋白参与后续生物过程。*NF1* 调节的 AC/cAMP 通路与控制体型相关[54]，其调节神经肌肉接头处细胞对神经肽 PACAP38（垂体腺苷酸环化酶激活多肽）的反应[53]，以及学习和短期记忆[55]。小鼠中也观察到 *Nf1* 依赖性的 AC 调节。Hannan 等证明，NF1 的 C-末端区域序列可调节 *Nf1*-AC 活性和挽救 NF1 突变体的体型缺陷[57]。

cAMP 生成缺陷是 *Nf1* 杂合子小鼠中枢神经系统神经元敏感性降低的基础[58]。然而，人和小鼠神经元中神经纤维瘤蛋白调节 cAMP 需要通过非典型蛋白激酶 Cζ 激活 RAS，从而导致 GRK2 驱动的 Gα[s] 失活。这些发现揭示了一种新的机制：RAS 能够调节哺乳动物大脑中的 cAMP 水平[59]。

神经纤维瘤蛋白也与微管有关，特定 NF1 突变可阻断神经纤维蛋白与微管的相互作用[60]。

（游元和　译）

参考文献

[1] Cawthon RM, Weiss R, Xu GF, Viskochil D, Culver M, Stevens J, Robertson M, Dunn D, Gesteland R, O'Connell P, White R. A major segment of the neurofibromatosis type 1 gene: cDNA sequence, genomic structure, and point mutations. Cell. 1990; 62(1): 193–201.

[2] Viskochil D, Buchberg AM, Xu G, Cawthon RM, Stevens J, Wolff RK, Culver M, Carey JC, Copeland NG, Jenkins NA, et al. Deletions and a translocation interrupt a cloned gene at the neurofibromatosis type 1 locus. Cell. 1990; 62(1): 187–92.

[3] Wallace MR, Marchuk DA, Andersen LB, Letcher R, Odeh HM, Saulino AM, Fountain JW, Brereton A, Nicholson J, Mitchell AL, et al. Type 1 neurofibromatosis gene: identification of a large transcript disrupted in three NF1 patients. Science. 1990; 249(4965): 181–6.

[4] Li Y, O'Connell P, Breidenbach HH, Cawthon R, Stevens J, Xu G, Neil S, Robertson M, White R, Viskochil D. Genomic organization of the neurofibromatosis 1 gene (NF1). Genomics. 1995; 25(1): 9–18.

[5] Marchuk DA, Saulino AM, Tavakkol R, Swaroop M, Wallace MR, Andersen LB, Mitchell AL, Gutmann DH, Boguski M, Collins FS. cDNA cloning of the type 1 neurofibromatosis gene: complete sequence of the NF1 gene product. Genomics. 1991; 11(4): 931–40.

[6] Gutmann DH, Geist RT, Rose K, Wright DE. Expression of two new protein isoforms of the neurofibromatosis type 1 gene product, neurofibromin, in muscle tissues. Dev Dyn. 1995; 202(3): 302–11.

[7] Gutmann DH, Geist RT, Wright DE, Snider WD. Expression of the neurofibromatosis 1 (NF1) isoforms in developing and adult rat tissues. Cell Growth Differ. 1995; 6(3): 315–23.

[8] Nishi T, Lee PS, Oka K, Levin VA, Tanase S, Morino Y, Saya H. Differential expression of two types of the neurofibromatosis type 1 (NF1) gene transcripts related to neuronal differentiation. Oncogene. 1991; 6(9): 1555–9.

[9] Vandenbroucke I, Vandesompele J, De Paepe A, Messiaen L. Quantification of NF1 transcripts reveals novel highly expressed splice variants. FEBS Lett. 2002; 522(1–3): 71–6.

[10] Legius E, Marchuk DA, Collins FS, Glover TW. Somatic deletion of the neurofibromatosis type 1 gene in a neurofibrosarcoma supports a tumour suppressor gene hypothesis. Nat Genet. 1993; 3: 122–6.

[11] Kluwe L, Friedrich R, Mautner VF. Loss of NF1 allele in Schwann cells but not in fibroblasts derived from an NF1-associated neurofibroma. Genes Chromosomes Cancer. 1999; 24(3): 283–5.

[12] Serra E, Rosenbaum T, Winner U, Aledo R, Ars E, Estivill X, Lenard HG, Lázaro C. Mutations affecting mRNA splicing are the most common molecular defects in patients with neurofibromatosis type 1. Hum Mol Genet. 2000; 9(20): 3055–64.

[13] Xu W, Mulligan LM, Ponder MA, Liu L, Smith BA, Mathew CG, Ponder BA. Loss of NF1 alleles in phaeochromocytomas from patients with type I neurofibromatosis. Genes Chromosomes Cancer. 1992; 4(4): 337–42.

[14] Maertens O, Prenen H, Debiec-Rychter M, Wozniak A, Sciot R, Pauwels P, De Wever I, Vermeesch JR, de Raedt T, De Paepe A, Speleman F, van Oosterom A, Messiaen L, Legius E. Molecular pathogenesis of multiple gastrointestinal stromal tumors in NF1 patients. Hum Mol Genet. 2006; 15(6): 1015–23.

[15] Brems H, Park C, Maertens O, Pemov A, Messiaen L, Upadhyaya M, Claes K, Beert E, Peeters K, Mautner V, Sloan JL, Yao L, Lee CC, Sciot R, De Smet L, Legius E, Stewart DR. Glomus tumors in neurofibromatosis type 1: genetic, functional, and clinical evidence of a novel association. Cancer Res. 2009; 69(18): 7393–401.

[16] Stevenson DA, Zhou H, Ashrafi S, Messiaen LM, Carey JC, D'Astous JL, Santora SD, Viskochil DH. Double inactivation of NF1 in tibial pseudarthrosis. Am J Hum Genet. 2006; 79(1): 143–8.

[17] De Schepper S, Maertens O, Callens T, Naeyaert JM, Lambert J, Messiaen L. Somatic mutation analysis in NF1 café au lait spots reveals two NF1 hits in the melanocytes. J Invest Dermatol. 2008; 128(4): 1050–3.

[18] Luijten M, Wang Y, Smith BT, Westerveld A, Smink LJ, Dunham I, Roe BA, Hulsebos TJ. Mechanism of spreading of the highly related neurofibromatosis type 1 (NF1) pseudogenes on chromosomes 2, 14 and 22. Eur J Hum Genet. 2000; 8(3): 209–14.

[19] Luijten M, Redeker S, Minoshima S, Shimizu N, Westerveld A, Hulsebos TJ. Duplication and transposition of the NF1 pseudogene regions on chromosomes 2, 14, and 22. Hum Genet. 2001; 109(1): 109–16.

[20] Cawthon RM, Andersen LB, Buchberg AM, Xu GF, O'Connell P, Viskochil D, Weiss RB, Wallace MR, Marchuk DA, Culver M, et al. cDNA sequence and genomic structure of EV12B, a gene lying within an intron of the neurofibromatosis type 1 gene. Genomics. 1991; 9(3): 446–60.

[21] Viskochil D, Cawthon R, O'Connell P, Xu GF, Stevens J, Culver M, Carey J, White R. The gene encoding the oligodendrocyte-myelin glycoprotein is embedded within the neurofibromatosis type 1 gene. Mol Cell Biol. 1991; 11(2): 906–12.

[22] DeClue JE, Cohen BD, Lowy DR. Identification and characterization of the neurofibromatosis type 1 protein product. Proc Natl Acad Sci U S A. 1991; 88(22): 9914–8.

[23] Gutmann DH, Wood DL, Collins FS. Identification of the neurofibromatosis type 1 gene product. Proc Natl Acad Sci U S A. 1991; 88(21): 9658–62.

[24] Vandenbroucke I, Van Oostveldt P, Coene E, De Paepe A,

Messiaen L. Neurofibromin is actively transported to the nucleus. FEBS Lett. 2004; 560(1-3): 98-102.

[25] Daston MM, Scrable H, Nordlund M, Sturbaum AK, Nissen LM, Ratner N. The protein product of the neurofibromatosis type 1 gene is expressed at highest abundance in neurons, Schwann cells, and oligodendrocytes. Neuron. 1992; 8(3): 415-28.

[26] Andersen LB, Ballester R, Marchuk DA, Chang E, Gutmann DH, Saulino AM, Camonis J, Wigler M, Collins FS. A conserved alternative splice in the von Recklinghausen neurofibromatosis (NF1) gene produces two neurofibromin isoforms, both of which have GTPase-activating protein activity. Mol Cell Biol. 1993; 13(1): 487-95.

[27] Costa RM, Yang T, Huynh DP, Pulst SM, Viskochil DH, Silva AJ, Brannan CI. Learning deficits, but normal development and tumor predisposition, in mice lacking exon 23a of Nf1. Nat Genet. 2001; 27(4): 399-405.

[28] Brannan CI, Perkins AS, Vogel KS, Ratner N, Nordlund ML, Reid SW, Buchberg AM, Jenkins NA, Parada LF, Copeland NG. Targeted disruption of the neurofibromatosis type-1 gene leads to developmental abnormalities in heart and various neural crest-derived tissues. Genes Dev. 1994; 8(9): 1019-29.

[29] Zhu Y, Ghosh P, Charnay P, Burns DK, Parada LF. Neurofibromas in NF1: Schwann cell origin and role of tumor environment. Science. 2002; 296(5569): 920-2.

[30] Bajenaru ML, Zhu Y, Hedrick NM, Donahoe J, Parada LF, Gutmann DH. Astrocyte-specific inactivation of the neurofibromatosis 1 gene (NF1) is insufficient for astrocytoma formation. Mol Cell Biol. 2002; 22(14): 5100-13.

[31] Zhu Y, Romero MI, Ghosh P, Ye Z, Charnay P, Rushing EJ, Marth JD, Parada LF. Ablation of NF1 function in neurons induces abnormal development of cerebral cortex and reactive gliosis in the brain. Genes Dev. 2001; 15(7): 859-76.

[32] Bonneau F, D'Angelo I, Welti S, Stier G, Ylänne J, Scheffzek K. Expression, purification and preliminary crystallographic characterization of a novel segment from the neurofibromatosis type 1 protein. Acta Crystallogr D Biol Crystallogr. 2004; 60(Pt 12 Pt 2): 2364-7.

[33] Ballester R, Marchuk D, Boguski M, Saulino A, Letcher R, Wigler M, Collins F. The NF1 locus encodes a protein functionally related to mammalian GAP and yeast IRA proteins. Cell. 1990; 63(4): 851-9.

[34] Martin GA, Viskochil D, Bollag G, McCabe PC, Crosier WJ, Haubruck H, Conroy L, Clark R, O'Connell P, Cawthon RM, et al. The GAP-related domain of the neurofibromatosis type 1 gene product interacts with ras p21. Cell. 1990; 63(4): 843-9.

[35] Xu GF, Lin B, Tanaka K, Dunn D, Wood D, Gesteland R, White R, Weiss R, Tamanoi F. The catalytic domain of the neurofibromatosis type 1 gene product stimulates ras GTPase and complements ira mutants of S. cerevisiae. Cell. 1990; 63(4): 835-41.

[36] Scheffzek K, Ahmadian MR, Wiesmüller L, Kabsch W, Stege P, Schmitz F, Wittinghofer A. Structural analysis of the GAP-related domain from neurofibromin and its implications. EMBO J. 1998; 17(15): 4313-27.

[37] Ahmadian MR, Kiel C, Stege P, Scheffzek K. Structural fingerprints of the Ras-GTPase activating proteins neurofibromin and p120GAP. J Mol Biol. 2003; 329(4): 699-710.

[38] Dunzendorfer-Matt T, Mercado EL, Maly K, McCormick F, Scheffzek K. The neurofibromin recruitment factor Spred1 binds to the GAP related domain without affecting Ras inactivation. Proc Natl Acad Sci U S A. 2016; 113(27): 7497-502.

[39] Hirata Y, Brems H, Suzuki M, Kanamori M, Okada M, Morita R, Llano-Rivas I, Ose T, Messiaen L, Legius E, Yoshimura A. Interaction between a domain of the negative regulator of the Ras-ERK pathway, SPRED1 protein, and the GTPase-activating protein-related domain of neurofibromin is implicated in Legius syndrome and neurofibromatosis type 1. J Biol Chem. 2016; 291(7): 3124-34.

[40] Stowe IB, Mercado EL, Stowe TR, Bell EL, Oses-Prieto JA, Hernández H, Burlingame AL, McCormick F. A shared molecular mechanism underlies the human rasopathies Legius syndrome and Neurofibromatosis-1. Genes Dev. 2012; 26(13): 1421-6.

[41] Der CJ, Krontiris TG, Cooper GM. Transforming genes of human bladder and lung carcinoma cell lines are homologous to the ras genes of Harvey and Kirsten sarcoma viruses. Proc Natl Acad Sci U S A. 1982; 79(11): 3637-40.

[42] Simanshu DK, Nissley DV, McCormick F. RAS proteins and their regulators in human disease. Cell. 2017; 170(1): 17-33.

[43] McKay MM, Morrison DK. Integrating signals from RTKs to ERK/MAPK. Oncogene. 2007; 26(22): 3113-21.

[44] Johannessen CM, Reczek EE, James MF, Brems H, Legius E, Cichowski K. The NF1 tumor suppressor critically regulates TSC2 and mTOR. Proc Natl Acad Sci U S A. 2005; 102(24): 8573-8.

[45] Malumbres M, Barbacid M. RAS oncogenes: the first 30 years. Nat Rev Cancer. 2003; 3(6): 459-65.

[46] Bos JL. Ras oncogenes in human cancer: a review. Cancer Res. 1989; 49(17): 4682-9.

[47] Mendelsohn J, Baselga J. The EGF receptor family as targets for cancer therapy. Oncogene. 2000; 19(56): 6550-65.

[48] Kan Z, Jaiswal BS, Stinson J, Janakiraman V, Bhatt D, Stern HM, Yue P, Haverty PM, Bourgon R, Zheng J, Moorhead M, Chaudhuri S, Tomsho LP, Peters BA, Pujara K, Cordes S, Davis DP, Carlton VE, Yuan W, Li L, Wang W, Eigenbrot C, Kaminker JS, Eberhard DA, Waring P, Schuster SC, Modrusan Z, Zhang Z, Stokoe D, de Sauvage FJ, Faham M, Seshagiri S. Diverse somatic mutation patterns and pathway alterations in human cancers. Nature. 2010; 466(7308): 869-73.

[49] Kratz CP, Rapisuwon S, Reed H, Hasle H, Rosenberg PS. Cancer in Noonan, Costello, cardiofaciocutaneous and LEOPARD syndromes. Am J Med Genet C Semin Med Genet. 2011; 157C(2): 83-9.

[50] Dasgupta B, Gutmann DH. Neurofibromin regulates neural stem cell proliferation, survival, and astroglial differentiation in vitro and in vivo. J Neurosci. 2005; 25(23): 5584-94.

[51] Costa RM, Federov NB, Kogan JH, Murphy GG, Stern J, Ohno M, Kucherlapati R, Jacks T, Silva AJ. Mechanism for

the learning deficits in a mouse model of neurofibromatosis type 1. Nature. 2002; 415(6871): 526–30.

[52] Li W, Cui Y, Kushner SA, Brown RA, Jentsch JD, Frankland PW, Cannon TD, Silva AJ. The HMG-CoA reductase inhibitor lovastatin reverses the learning and attention deficits in a mouse model of neurofibromatosis type 1. Curr Biol. 2005; 15(21): 1961–7.

[53] Guo HF, The I, Hannan F, Bernards A, Zhong Y. Requirement of Drosophila NF1 for activation of adenylyl cyclase by PACAP38-like neuropeptides. Science. 1997; 276(5313): 795–8.

[54] The I, Hannigan GE, Cowley GS, Reginald S, Zhong Y, Gusella JF, Hariharan IK, Bernards A. Rescue of a Drosophila NF1 mutant phenotype by protein kinase A. Science. 1997; 276(5313): 791–4.

[55] Guo HF, Tong J, Hannan F, Luo L, Zhong Y. A neurofibromatosis-1-regulated pathway is required for learning in Drosophila. Nature. 2000; 403(6772): 895–8.

[56] Tong J, Hannan F, Zhu Y, Bernards A, Zhong Y. Neurofibromin regulates G protein-stimulated adenylyl cyclase activity. Nat Neurosci. 2002; 5(2): 95–6.

[57] Hannan F, Ho I, Tong JJ, Zhu Y, Nurnberg P, Zhong Y. Effect of neurofibromatosis type I mutations on a novel pathway for adenylyl cyclase activation requiring neurofibromin and Ras. Hum Mol Genet. 2006; 15(7): 1087–98.

[58] Brown JA, Gianino SM, Gutmann DH. Defective cAMP generation underlies the sensitivity of CNS neurons to neurofibromatosis-1 heterozygosity. J Neurosci. 2010; 30(16): 5579–89.

[59] Anastasaki C, Gutmann DH. Neuronal NF1/RAS regulation of cyclic AMP requires atypical PKC activation. Hum Mol Genet. 2014; 23(25): 6712–21.

[60] Xu H, Gutmann DH. Mutations in the GAP-related domain impair the ability of neurofibromin to associate with microtubules. Brain Res. 1997; 759(1): 149–52.

第3章 Ⅰ型神经纤维瘤病的分子诊断
Molecular Diagnosis for NF1

Ludwine M. Messiaen

引　言

　　NF1 基因的发现是由两个研究团队使用标准化的定位克隆技术完成的[1,2]，*NF1* 是一个庞大且复杂的基因，分布在染色体 17q11.2，基因长度为 280 kb，其包含 57 个组成型和至少 3 个可变型的外显子，广泛表达于身体各部。*NF1* 中有 3 个双外显子基因（*EVI2B*、*EVI2A* 和 *OMGP*）内嵌在 60 kb 的内含子 36 ［27b］中，它们位于 *NF1* 相反的链上，且转录方向与 *NF1* 相反。

　　在成功且完整地克隆 *NF1* 基因后，有团队在 1995 年[3]报道了一个包含 *NF1* 基因所有外显子、外显子边界区域、侧翼内含子序列的初始外显子编号系统和基因组结构，其中，公布的外显子编号也被称为具有"传统性的"或"历史性的"编号，被广泛使用多年。

　　但是，目前，迫切需要将这些旧编号向符合人类基因组变异协会（Human Genome Variation Society, HGVS; http: //www.hgvs.org/）和国家生物技术信息中心（National Center for Biotechnology Information, NCBI）建议的命名法过渡及转变。因此，2010 年，M. Upadhyaya 教授在英国 Cardiff（卡迪夫）组织的 *NF1* 最高例行会议上展开讨论，倡议并着手创建了 *NF1* 基因座相关遗传学参考记录（Locus Reference Genetic record, LRG）（http: //ftp.ebI.ac.uk/pub/databases/lrgex/LRG_214.xml）[4, 5]。LRG 由 NCBI 和欧洲生物信息学研究所（European Bioinformatics Institute, EBI）创建、编辑和维护。

　　NF1 基因的 LRG_214 至此成为首选参考序列，并依据 HGVS 建议，该序列也被诊断性实验室应用于建设目前最大的 *NF1* 基因专属公共数据库（NF1LOVD：https: //databases.lovd.nl/shared/genes/NF1；截至 2019 年 5 月 15 日，报道了 2 620 种不同的常见变异），众多分析 *NF1* 突变谱、探讨基因型-表型相关性的论文也逐步应用该序列及系统。

　　转录本 NM_000267.3，包含 57 个组成型外显子，但不包含可变剪接的 31 号外显子 ［23a］，共含有 8 457 个核苷酸的开放阅读框，共同编码一个包含 2 818 个氨基酸的蛋白质。由于选择性剪接的 31 号外显子中没有明确的致病变异的报道［23a］，所以该转录本在变异分析中使用最广泛。表 3.1 通过转录本 NM_000267.3 和基因组参考记录

LRG_214 展现了 *NF1* 基因中所有外显子编号、起始和结束位置。在本章中，外显子编号采用 HGVS 的建议，并在方括号中标注其传统编号。

表 3.1　基于转录参考本 NM_000267.3 和基因座相关遗传学参考记录 LRG_214，所有相关外显子的编号、起始和结束位点

外显子编号	传统外显子编号	c. 起始外显子	c. 中止外显子	g. 起始外显子	g. 中止外显子	外显子长度	内含子长度
1	1	−383	60	5 001	5 443	443	60 613
2	2	61	204	66 057	66 200	144	2 883
3	3	205	288	69 084	69 167	84	4 092
4	4a	289	479	73 260	73 450	191	6 514
5	4b	480	586	79 965	80 071	107	11 424
6	4c	587	654	91 496	91 563	68	220
7	5	655	730	91 784	91 859	76	722
8	6	731	888	92 582	92 739	158	17 756
9	7	889	1 062	110 496	110 669	174	441
10	8	1 063	1 185	111 111	111 233	123	251
11	9	1 186	1 260	111 485	111 559	75	4 754
12	10a	1 261	1 392	116 314	116 445	132	8 079
13	10b	1 393	1 527	124 525	124 659	135	4 419
14	10c	1 528	1 641	129 079	129 192	114	2 731
15	11	1 642	1 721	131 924	132 003	80	1 514
16	12a	1 722	1 845	133 518	133 641	124	1 527
17	12b	1 846	2 001	135 169	135 324	156	1 184
18	13	2 002	2 251	136 509	136 758	250	533
19	14	2 252	2 325	137 292	137 365	74	231
20	15	2 326	2 409	137 597	137 680	84	1 418
21	16	2 410	2 850	139 099	139 539	441	369
22	17	2 851	2 990	139 909	140 048	140	285
23	18	2 991	3 113	140 334	140 456	123	459
24	19a	3 114	3 197	140 916	140 999	84	1 147
25	19b	3 198	3 314	142 147	142 263	117	510
26	20	3 315	3 496	142 774	142 955	182	120

（续表）

外显子编号	传统外显子编号	c. 起始外显子	c. 中止外显子	g. 起始外显子	g. 中止外显子	外显子长度	内含子长度
27	21	3 497	3 708	143 076	143 287	212	2 397
28	22	3 709	3 870	145 685	145 846	162	145
29	23-1	3 871	3 974	145 992	146 095	104	12 962
30	23-2	3 975	4 110	159 058	159 193	136	9 224
32	24	4 111	4 269	168 418	168 576	159	529
33	25	4 270	4 367	169 106	169 203	98	1 239
34	26	4 368	4 514	170 443	170 589	147	1 195
35	27a	4 515	4 661	171 785	171 931	147	3 371
36	27b	4 662	4 772	175 303	175 413	111	60 480
37	28	4 773	5 205	235 894	236 326	433	1 246
38	29	5 206	5 546	237 573	237 913	341	2 456
39	30	5 547	5 749	240 370	240 572	203	4 339
40	31	5 750	5 943	244 912	245 105	194	1 301
41	32	5 944	6 084	246 407	246 547	141	161
42	33	6 085	6 364	246 709	246 988	280	453
43	34	6 365	6 579	247 442	247 656	215	236
44	35	6 580	6 641	247 893	247 954	62	144
45	36	6 642	6 756	248 099	248 213	115	564
46	37	6 757	6 858	248 778	248 879	102	1 699
47	38	6 859	6 999	250 579	250 719	141	2 363
48	39	7 000	7 126	253 083	253 209	127	5 984
49	40	7 127	7 258	259 194	259 325	132	931
50	41	7 259	7 394	260 257	260 392	136	1 938
51	42	7 395	7 552	262 331	262 488	158	4 045
52	43	7 553	7 675	266 534	266 656	123	377
53	44	7 676	7 806	267 034	267 164	131	178
54	45	7 807	7 907	267 343	267 443	101	1 110
55	46	7 908	8 050	268 554	268 696	143	346
56	47	8 051	8 097	269 043	269 089	47	1 471
57	48	8 098	8 314	270 561	270 777	217	13 309
58	49	8 315	−3 522	284 087	287 751	3 665	—

分子分析和 *NF1* 基因突变谱

在庞大而复杂的 *NF1* 基因中，致病变异可以涉及整个编码区，也可以位于非编码区。致病变异可包括多种类型，如 *NF1* 基因及其侧翼的微缺失[6]、更小的基因内拷贝数变化（如 1 个至数个外显子的缺失 / 重复[7]）、移码变异、无义和错义变异[8-10]、剪接位点以及影响正常剪接的外显子和深层内含子的变异（占所有突变的 25% ～ 30%，其中大约 1/3 的变异未被检测到、被错误分类或被 gDNA 测序归类为意义不确定的变异[8, 9, 11-16]）、包含 1 个到数个密码子的框内缺失或重复、甲硫氨酸翻译起始密码子替换、复杂的插入 / 删除变异、（平衡）易位和 Alu/LiNE 插入[17]。

医学基因组学实验室对 8 080 名不相关的 *NF1* 变异阳性的个体队列进行了综合变异分析。通过基于 RNA 为核心的分析法，辅以识别 *NF1* 微缺失以及影响 1 个到多个外显子的较小拷贝数变化的方法[8, 9, 18]。我们鉴定出超过 3 200 种不同的（可疑的）致病变异。大约 4.4% 的先证者携带 4 种不同大小的 *NF1* 微缺失（无论是Ⅰ型、Ⅱ型、Ⅲ型或非典型，所有的变异都不局限在 *NF1* 基因本身，还包括了一系列基因侧翼区域[6]）。因此，*NF1* 微小缺失是最常见的致病性 *NF1* 变异类型。除微缺失外，还鉴定出 28 个出现频率 ≥ 0.5% 的不同致病变异（即在 8 080 个患者个体中存在 ≥ 40 个不相关的先证者；表 3.2），共占致病变异总数的 21.3% 左右。另外的 2 700 种不同变异只在 3 310 个不相关的先证者中仅被发现 1 次或 2 次。不同变异类型的频率如图 3.1 所示。按频率降低排序，致病性变异的类型包括剪切（27.6%）、移码（24%）、无义

（21%）、错义、1 ～ 8 个氨基酸缺失 / 重复（19.5%）、微缺失Ⅰ ～ Ⅳ型（4.4%）、基因内部 1 个至多个外显子缺失 / 重复（3.2%）和其他复杂类型（插入、平衡易位、甲硫氨酸起始密码子；<1%）。

鉴于变异类型的多样性，因此，无法通过任何一种单一的分子技术识别出疑似 NF1 的个体中所有可能的 *NF1* 基因致病性变异类型。

基于 RNA 为分析核心，辅以识别 *NF1* 微缺失和较小拷贝数变化的全面的 *NF1* 变异分析方法，在 95% 符合 NIH 诊断标准的非先证者 NF1 患者中识别出了致病性变异[8]。在多个由不同的诊断明确的患者所构成的独立研究中，以 RNA 为基础的分析策略所具有的检测敏感性已经得到证实[9, 14-16, 19]。对于高度保守的 *NF1* 基因，RNA 检测法的有效性和可靠性是基于一套互补技术的应用的，不仅可以检测不同类型的变异，还能检测出典型的 AG/GT 剪接位点的异常剪接缺陷。

另一种 DNA 水平的检测法是一类仅涉及基因组 DNA 变异的检测方案，通过 Sanger 测序或二代测序（Next Generation Sequencing, NGS）对基因组 DNA 的整个 *NF1* 编码区和侧翼剪接位点进行测序，辅之以拷贝数分析来检测整个 *NF1* 基因或 1 个至多个外显子缺失 / 重复。但这些方法的诊断敏感性和特异性较低（表 3.3）[10, 20-23]。与基于 RNA 为核心的分析法相比，仅包含基因组 DNA 变异检测方法的灵敏度和特异性较低，其主要原因是，*NF1* 基因中经常出现异常剪接缺陷，这些缺陷可以深嵌到大型 *NF1* 内含子中并引起错误剪接（图 3.2a），但这些缺陷无法通过仅包含基因组 DNA 的方法检测到。即使在技术层面通过该方法识别，突变如果位于 100% 进化保守的 AG/

GT 剪接位点之外，或 RNA 检测法判定该变异等位基因的正常剪接失效，则仍会被基因组 DNA 检测法归类为意义不确定的变异（图 3.2b），或被错误地归类为无意义、错义或沉默变异（图 3.2c）。基于 RNA 为核心的综合检测法，从本质上提供了任何 *NF1* 基因编码和非编码变异对剪接功能影响的评估。因此，那些提供仅包含基因组 DNA 检测（包括拷贝数分析）的 *NF1* 临床检测实验室应该意识到，与 RNA 的综合检测方法相比，前者的缺点包含：灵敏度降低约 5%（即没有检测到深层内含子变异或外显子侧的内含子序列之外的剪接位点变异）、特异性降低约 10%（即在这些将被检测到的变异中，约 10% 将被分类为 VUS 或由于剪接的未知影响而错误分类）。

表 3.2　本队列中 ≥ 0.5% 的非相关个体所携带的高频致病变异

致病性变异	外显子	类型 / 效果	患者数	8 080 例患者队列中致病变异的百分比
c.4537C>T; p.R1513X	E35 [27a]	无义突变	100	1.24
c.1466A>G; p.Y489*	E13 [10b]	剪接点突变，跳过 E13 后 62 个核苷酸 [10b]	99	1.23
c.1756_1759delACTA	E16 [12a]	移码突变	80	0.99
c.5425C>T; p.R1809C	E38 [29]	错义突变	78	0.97
c.3826C>T; p.R1276X	E28 [22]	无义突变	74	0.92
c.2033dupC	E18 [13]	移码突变	72	0.89
c.2970_2972delAAT; p.991delM	E22 [17]	1 AA 删除	72	0.89
c.6792C>A	E46 [37]	剪接点突变，E46 框内跳跃 [37]	69	0.85
c.499_502delTGTT	E5 [46]	移码突变	68	0.84
c.4084C>T; p.R1362X	E30 [23] −2	无义突变	67	0.83
c.574C>T; p.R192X	E5 [46]	无义突变	64	0.79
c.6709C>T; p.R2237X	E45 [36]	无义突变	63	0.78
c.5839C>T; p.R1947X	E40 [31]	无义突变	62	0.77
c.1541_1542delAG	E14 [10] c	移码突变	58	0.72
c.910C>T; p.R304X	E9 [7]	无义 / 剪接点突变（伴有 E9 框内跳跃的低频转录 [7]）	57	0.71
c.1246C>T; R416X	E11 [9]	无义突变	55	0.68
c.5242C>T; p.R1748X	E38 [29]	无义突变	55	0.68
c.7846C>T; p.R2616X	E54 [45]	无义突变	55	0.68

（续表）

致 病 性 变 异	外显子	类型 / 效果	患者数	8 080 例患者队列中致病变异的百分比
c.2041C>T; p.R681X	E18［13］	无义突变	54	0.67
c.7486C>T; p.R2496X	E51［42］	无义突变	54	0.67
c.1318C>T; p.R440X	E12［10］a	无义突变	50	0.62
c.4267A>G; p.K1423E	E32［24］	无义突变	49	0.61
c.3827G>A; p.R1276Q	E28［22］	无义突变	48	0.59
c.2446C>T; p.R816X	E20［15］	无义突变	47	0.58
c.5546G>A; "p.R1849Q"	E38［29］	E38［29］和 E38+39［29+30］的剪接点突变、框外跳跃	47	0.58
c.1381C>T; p.R461X	E12［10a］	无义突变	44	0.54
c.7285C>T; p.R2429X	E50［41］	无义突变	42	0.52
c.1885G>A	E17［12b］	E17 前 41 个核苷酸的剪接点突变、框外跳跃［12b］	40	0.50
28 种不同的致病变异	E5［46］－E54［45］		1 723	21.32%

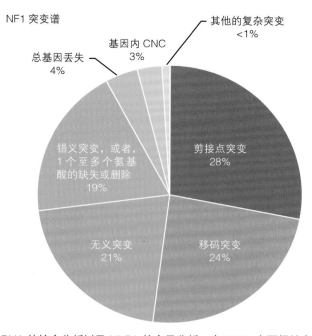

图 3.1　通过基于 RNA 的综合分析以及 MLPA 的定量分析，在 8 080 个不相关个体中鉴定出的突变谱

表 3.3 用于Ⅰ型神经纤维瘤的分子遗传学检测法

基 因	检 测 方 法	使用该方法在非先证者中检测出致病性变异的有效率
NF1	基于 cDNA 和 gDNA 序列分析的多步骤方法，辅以拷贝数分析，如多重连接依赖探针分析	>95%
	所有外显子和侧翼内含子序列的基因组 DNA 序列分析[a]（Sanger 或 NGS）	～ 80% ～ 85%
	MLPA 基因靶向拷贝数分析（包括微缺失和单到多外显子缺失 / 重复）	～ 7%
	染色体微阵列	～ 5%
	细胞遗传学分析	<1%

注：[a] 通过 Sanger 测序或二代测序进行的 gDNA 序列分析可检测出良性、良性可能、意义不确定、可能致病或致病性变异。基于 gDNA 的测序分析通常无法检测到深层内含子致病剪接变异，除非这些变异已被报道而且这些内含子区域已包含在基于 gDNA 的测序分析中。通常，Sanger 和 NGS 测序方法都将分析 / 报道区域限制在每个外显子侧翼 10 ～ 15 nt 的内含子序列。致病性变异，可能包括外显子边界 10 ～ 15 nt 小范围内的基因内缺失 / 插入和错义、无义、剪接位点变异；通常，外显子或全基因的缺失 / 重复不会被检测到。

然而，即使是最全面的 RNA 检测法，再辅以拷贝数分析，也依然存在约 5% 的非先证者中无法检测出致病变异，即使他们已经具有典型 NF1 特征。因此，进一步改进 *NF1* 检测策略显得非常有必要，特别是 5′ 和 3′ 非翻译区（untranslated regions, UTR），这些区域在临床检测中通常不被包含在内。最近有研究报道了 5′UTR 内的一些候选核苷酸，即 c.-272 和 c.-273[16]，但由于这些变异在体外与双等位 RNA 表达相关，尚不清楚它们是否会影响正常 *NF1* 的转录或 *NF1* 变异等位基因的翻译。此外，像倒位变异这样的复杂重排通常是目前使用的分子方法所不能检测到的，应努力开发必要的技术以促进对这种变异的检测。最后，在 <1% 不相关的 NF1 个体中发现了平衡性易位，该变异不能通过 RNA 检测法或基因组 DNA 的 Sanger 或 NGS 测序方法进行检测，也不能通过 MLPA 或染色体微阵列拷贝数分析来识别，而需要进行细胞遗传学分析来检测

这种致病性变异。

分子分析和嵌合体 / 局限性 NF1

多达 30% ～ 50% 的 NF1 患者并非遗传自患病的父母，因此属于"散发性"或"先证者"患者。一部分先证者会因为受精后在特定细胞中出现体细胞 *NF1* 致病性变异而发病；在胚胎发育过程中，这些变异的细胞进一步克隆扩增，因此该"先证者"或"散发性"NF1 患者将仅在身体的一部分亚群细胞中携带这种 *NF1* 致病性"首次打击"变异，但相对地，如果在受精卵中，即在生殖细胞（卵子或精子）中，携带 *NF1* 致病性变异，则所有体细胞中都会携带。此外，根据肿瘤抑制基因的"二次打击 Kundson 假说"，体细胞"二次打击"导致双等位基因 *NF1* 激活。"二次打击"导致的致病性 *NF1* 变异，常见于 *NF1* 相关的肿瘤，包括皮肤

a

深层内含子剪接的致病变异：
c.1260+1604A>G; r.1260_1261ins1260+1605_1260+1646; p.Ser421Leufs*4

在 cDNA 水平上：观察到来自内含子 11［9］的 42 个核苷酸插入到外显子 11［9］和 12［10a］间，r.1260_1261
ins1260+1605_1260+1646，其中包含 1 个过早的终止密码子，因此预计会导致无义介导的 RNA 降解

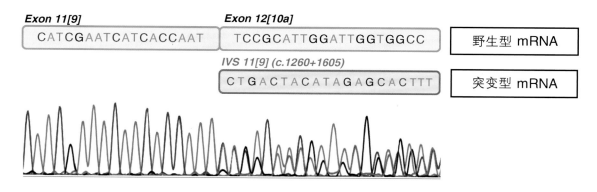

在 gDNA 级别：c.1260+1604A>G 在内含子 11［9］中创建了一个新的"AG"剪接受体位点（参见绿色垂直线，表明
存在计算机预测的剪接受体位点），它与内含子供体序列一起使用下游 42 nt（参见蓝色垂直线，表明存在计算机预测的
剪接供体位点），mRNA 中 42 bp 的内含子序列外显子化 r.1260_1261ins1260+1605_1260+1646 中 42 bp 的内含子序
列被外显子化
由计算机预测剪接位点，Alamut 版本 2.11（SpliceSiteFinder-like, MaxEntScan, NNSPLICE, GeneSplicer）

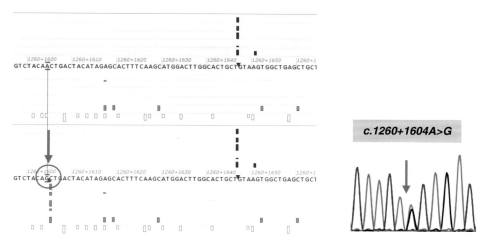

图 3.2　对于任何编码区或非编码区的基因内 *NF1* 变异，理论上都可以通过基于 RNA 的综合方法评估其对剪接
过程的影响。a. 深层内含子 c.1260+1604A>G 在 cDNA 和 gDNA 水平上的影响

b

由于内含子剪接位点变异位于每个外显子两侧的 +/−15 个核苷酸之外，因此，该区域位于 DNA Sanger 测序、NGS 面板或整个外显子测序通常覆盖的区域之外：
c.6579+18A>G; r.6579 _6580ins6579 + 1 _6579 + 17; p.Ala2194Valfs * 2

在 cDNA 水平上：观察到内含子 43［34］的第一个 17 nt 插入 43［34］外显子和 44［35］外显子之间，
r. 6579_6580ins6579+1_6579+17，包含 1 个提前终止密码子，因此预计会导致无义突变介导的 RNA 降解

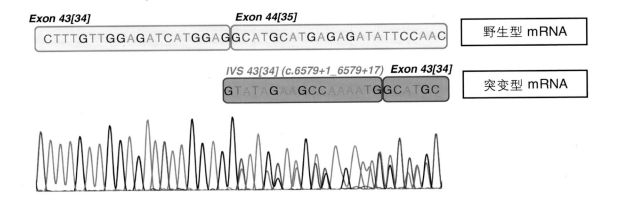

在 gDNA 水平上：c.6579+18A>G 在内含子 43［34］中形成了一个新的内含子剪接位点，该位点可被剪接复合体所识别，从而导致第一个 17 nt 的内含子 43［34］在 mRNA 中得以保留：r. 6579_6580ins6579+1_6579+17 l
由计算机预测的剪接位点，Alamut 版本 2.11（SpliceSiteFinder-like, MaxEntScan, NNSPLICE, GeneSplicer）

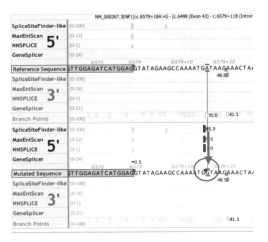
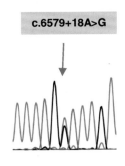

图 3.2（续） 对于任何编码区或非编码区的基因内 *NF1* 变异，理论上都可以通过基于 RNA 的综合方法评估其对剪接过程的影响。b. 内含子 c.6579+18A>G 在 cDNA 和 gDNA 水平上的影响

c

影响正确剪接的外显子"同义"变异
c.2709G>A; r.2707_2850del; p.Cys904_Leu951del（and not p.Val903=）

cDNA 水平：观察到外显子 21［16］最后 144 个核苷酸的框内跳跃；在 DNA 水平上，这种变异模仿了同义变异 p.Val903=

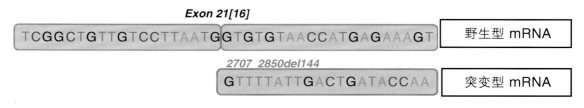

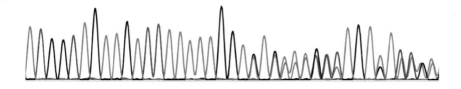

在 gDNA 水平上：c.2709G>A 增加了外显子 21［16］中一个隐秘的外显子剪接供体位点的强度，该位点导致 mRNA 中外显子 21［16］最后 144 nt 的框内跳跃：r.2707_2850del
由计算机预测的剪接位点，Alamut 版本 2.11（SpliceSiteFinder-like, MaxEntScan, NNSPLICE, GeneSplicer）

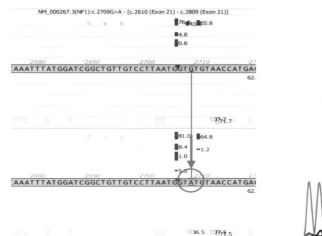
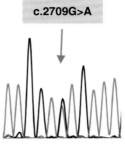

图 3.2（续）　对于任何编码区或非编码区的基因内 *NF1* 变异，理论上都可以通过基于 RNA 的综合方法评估其对剪接过程的影响。c. 外显子同义变异 c. 2709g>A 在 cDNA 和 gDNA 水平上的影响

和丛状神经纤维瘤、胃肠道间质瘤、血管球瘤、嗜铬细胞瘤、幼年骨髓单核细胞白血病、星形细胞瘤[24]以及一些独特的非肿瘤病变组织，如胫骨假关节[25, 26]和牛奶咖啡斑（CALM）[27]。

嵌合体患者的临床表现较轻（通常称为全身性嵌合 NF1），或与 NF1 相关的特征局限于身体的 1 个或多个部分，但通常不跨越中线（通常称为局限嵌合体或局限性 NF1）。目前认为，与局限性症状的 NF1 患者相比，全身性 NF1 患者的体细胞致病变异发生在胚胎发育的早期。然而重要的是，由于 NF1 是一种进行性疾病，嵌合体患者的表现可能随着时间的推移而演变，即随着患者年龄的增长，仍可能出现更多的特征[28]。根据受 *NF1* 致病变异首次打击的体细胞的祖细胞的时间和类型，在嵌合体 NF1 患者中可观察到的表型可能仅包括色素特征、皮肤神经纤维瘤、单纯丛状神经纤维瘤的一种，或色素病变合并（皮肤或丛状）神经纤维瘤[28]。纯性腺嵌合是指体细胞致病性 *NF1* 变异仅存在于个体的性腺中，而该个体完全没有 NF1 的临床特征。纯性腺嵌合的情况非常罕见，这表明至少存在 2 个携带相同致病性 *NF1* 变异的兄弟姐妹，且两者未患病的父母血液中又不存在变异基因。迄今，仅报道了 4 组家庭，其中 3 组是父源性的，1 组是母源性的[29-32]。

检测嵌合体和局限性表型患者的致病变异需要特别注意：① 用于检测极低等位基因频率变异技术的敏感性。② 要分析的细胞类型。在全身性嵌合 NF1 患者中，仍可在血液中检测到致病性 *NF1* 变异，这取决于致病变异的类型、等位基因频率和所使用的分子诊断方法。例如，在一名成年男性被证实为染色体嵌合体，其背部中线上

有 4 个典型的牛奶咖啡斑，这是唯一已知的表现，但却有多个受影响的后代[33]。外显子 5～29［11～23.1］的基因内缺失，存在于 0～10% 的等位基因中，逆转录 PCR（RT-PCR）作为 RNA 检测法的一部分，将优先扩增较短的致病性转录本，因此可检测到以上突变，但多重连接探针扩增技术（MLPA）拷贝数分析和阵列比较基因组学杂交（aCGH）无法实现该检测。同样地，变异等位基因频率（VAF）<10% 的低水平嵌合变异通过 Sanger 测序、aCGH 或 MLPA 经常无法检测。想要全面综合筛查从血液中提取的 DNA 中所包含的低水平 *NF1* 变异类型，则需要多种方法的结合，RT-PCR 对检测低水平嵌合基因内拷贝数变化具有高灵敏度，而 FISH、数字液滴 PCR 或定量 PCR 适用于检测低水平微缺失和深度覆盖（>1 500×）NGS，但如果特定靶向地针对 *NF1* 编码和内含子区域进行检测，即使突变存在于只有 2%～3% 的等位基因，也将检测出所有类型的错义、无义、移码、插入缺失和剪接位点变异（Messiaen，未发表）。尽管广义的嵌合体和局限性 NF1 之间没有明显的表型分界线，但一般而言，在具有明确局限性表现的患者血液中提取的 DNA 中，通常无法检测到致病性 *NF1* 变异，因为这些体细胞中受 *NF1* 首次打击影响的细胞比例太低，甚至完全不存在[34, 35]（Messiaen，未发表）。在这些患者中，需要对病变区域的神经嵴衍生细胞进行全面分析，特别是来自牛奶咖啡斑区域[27, 35]的黑素细胞（但不包含角质形成细胞或成纤维细胞）或来自皮肤神经纤维瘤的 Schwann 细胞[36, 37]。目前，世界上只有少数几个专门的基因实验室可以进行这种神经衍生细胞的临床检测。

嵌合体 / 局限性 NF1 诊断结果的确定，一方面，需满足临床表现出嵌合体 / 局限性 NF1 的症状，且在来自神经纤维瘤的 Schwann 细胞或牛奶咖啡斑的黑素细胞中鉴定出首次打击的 *NF1* 致病性突变；另一方面，在正常的组织中，如血液，未检测出任何致病性变异。如果变异发生在性腺生殖细胞中，将提高下一代获得该病的可能性，这也为遗传学咨询提供了重要信息。当然，除了常见的 *NF1* 首次打击外，通常在每个神经纤维瘤或牛奶咖啡斑中还会鉴定出不同的 *NF1* 二次打击，且由于每个牛奶咖啡斑或神经纤维瘤中的二次打击都是独一无二的，所以每个患者都携带一组完全独特的 *NF1* 突变。图 3.3 中讨论了此类分析的一个示例。

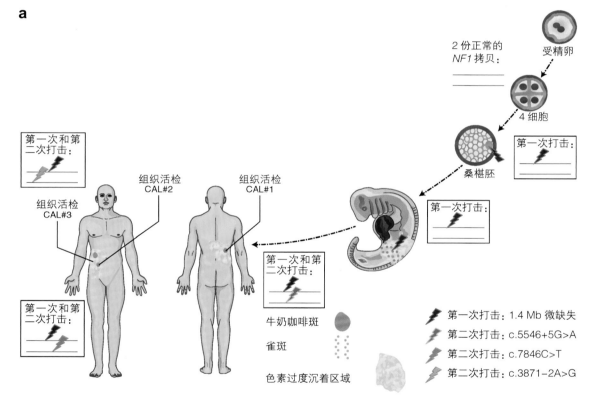

图 3.3　局限性或局部嵌合体 NF1 是由体细胞 *NF1* 致病变异引起的。a. 一例对仅具有色素病变的局限性或局部嵌合体患者进行基因检测，将其转交至 UAB 医学基因组实验室进行基因检测，并由美国纽约市纽约大学朗格尼医学中心的 John G. Pappas 博士为患者进行组织活检。活检组织需在无菌介质中运输传递，活检的解剖位置（3 mm 穿孔活检）需根据医学基因组实验室表型检查清单体图的指示（参见图 S1；Koczkowska et al., 2018）。在实验室接收活检组织后，对黑素细胞进行体外选择性培养。在第 4 代收集黑素细胞培养物，并进行以 RNA 为基础的 *NF1/SPRED1* 综合基因检测。如果在受精后的早期胚胎发育阶段的神经嵴前体细胞中，由错误复制导致体细胞的"首次打击"发生致病性变异，那么这些细胞的进一步分裂发育将导致一个肢体部分的发病。接着，牛奶咖啡斑起源于黑素细胞前体细胞，这些细胞在进一步的细胞分裂过程中发生了体细胞 *NF1* 基因的二次打击。在这例患者中，牛奶咖啡斑中培养的黑素细胞和血细胞的基因检测显示，在所有 3 个活检的牛奶咖啡斑中，都出现了共同的体细胞 *NF1* 首次打击（这里是 1.4 Mb 微缺失），但在血液中不存在此类变异。此外，在每个牛奶咖啡斑的黑素细胞中发现了各自不同的体细胞 *NF1* "二次打击"致病变异，证实了局限性或局部嵌合体 NF1 的诊断

b

组织	NF1 首次打击的致病性突变	NF1 二次打击的致病性突变	mRNA 或蛋白水平二次打击
血液	无	无	NA
CALM 1	1.4 Mb 微缺失	c.5546+5G>A	框外剪接错误： r.［5206_5546del,5206_5749del］； p.［Gly1737Serfs*4,Gly1737Leufs*3］
CALM 2	1.4 Mb 微缺失	c.7846C>T	无意突变：r.7846c>u; p.Arg2616Ter
CALM 3	1.4 Mb 微缺失	c.3871-2A>G	框外剪接错误： r.3871_3974del; p.Tyr1292Argfs*7

图 3.3（续） 局限性或局部嵌合体 NF1 是由体细胞 NF1 致病变异引起的。b. 从 3 种不同牛奶咖啡斑培养的黑素细胞中鉴定的体细胞二次打击的致病变异，以及变异在 mRNA/ 蛋白质水平上的影响

变异的分类

　　早期描述 NF1 变异的论文并没有提供其分类的基本根据，解释也过于简单[38, 39]。多年来，指数级增长的测序工作在正常对照人群中鉴定出了无数的遗传变异［相关变异被提交到基因组聚合数据库（the genome Aggregation Database, gnomAD）、外显子组聚合联盟（the Exome Aggregation Consortium, ExAC）、外显子组变异服务器（the Exome Variant Server, EVS）和其他］，和（或）具有特定遗传疾病或表型特征的个体队列，包括 ClinVar、在线孟德尔人类遗传（the Online Mendelian Inheritance In Man, OMIM）、莱顿开放变异数据库（the Leiden Open Variation Database, LOVD）、人类基因组突变数据库（the Human Genome Mutation Database, HGMD）等。我们对变异的临床意义的理解，从肯定是致病性变异到基本肯定是良性变异，当然，更多的变异类型都介于这两个极端之间。随着 NF1 检测对临床实践越来越重要和实用，创建和实施序列变异分类标准和指南也变得极为重要。美国医学遗传学和基因组学学院（the American College of Medical Genetics and Genomics,

ACMGG）、分子病理学协会（the Association for Molecular pathology, AMP）和美国病理学家学院（the College of American Pathologists, CAP）制定了解释序列变异的标准和指南[40]，这些标准和指南现已在临床分子遗传学检测实验室中得到广泛应用。在导致 Mendelian（孟德尔）疾病的基因中，确定的变异使用标准术语分类为"致病性""可能致病性""不确定性""可能良性"或"良性"。该指南描述了将变异分为这五个类别之一的过程，基于从几种类型的数据得出的证据，如群体数据、计算机预测数据、功能数据、遗传数据（将突变分为父母患有疾病组和父母未患有疾病的散发病例组）、等位基因数据、来自文献或公共数据库的数据以及其他数据。这些指南提供了一个客观分类变异的证据框架，提高了各实验室间分类的一致性，并提供了一套分类标准，如果满足这些标准，则可以将以往不确定的变异重新分类为可能的致病性或致病性。图 3.4a、b 中提供了如何获得对错义或内含子变异的重新分类的示例。这些例子说明了，为了继续推进变异类型的分类，在初步确定"不确定的意义"或"可能致病"变异后进行额外的遗

a

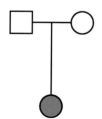

6 岁，散发型病例，携带 >6 处牛奶咖啡斑及腋窝雀斑。c.3317A>G; p.Tyr1106Cys

> c.3317A>G 不在参考数据库（gnomAD, ESP, ExAC）;
> c.3317A>G 可能为首次发生（无亲子鉴定）;
> 大量生物信息学证据支持其可能有致病危害性（c.3317A>G 在进化上高度保守，可上溯至酵母菌；酪氨酸与半胱氨酸之间存在较大的物理化学差异；SIFT and PolyPhen 预测：有危害性的或者可能是有危害性的；CADD 得分 25.7）

Interpretation: VUS

不确定意义的变异（VUS）> 可能致病（LP）

• 如果通过亲子鉴定（需知情同意）确认生物学关系，这将更有利于证明该变异是首次发生，证据等级 > 无亲子鉴定且父母双方都没有 NF1 特征 > 不确定意义的变异 > 可能致病

或者

• 如果 NF1 症状不是高度特异性的（例如，个体有牛奶咖啡斑 +/- 雀斑，这可能表明患者为 NF1 或 Legius 综合征），*SPRED1*-基因检测阴性（测序和拷贝数分析），则考虑将 *NF1* 变异作为"支持"证据：VUS>LP

可能致病性（LP）> 致病性（P）

• 如果发现其他具有 NF1 相关特征的独立个体，与正常对照组患病率相比，其患病率将显著增加（例如，非相关 NF1 个体 3/8 000，gnomAD 对照个体 0/120 000）：LP>P

或者

• 如果一个完善的功能研究已经支持其存在有危害性的影响因素，但需要临床中仍需尝试和应用更多的验证与检测：LP>P

b

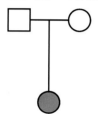

18 岁，散发型病例，携带 >6 处牛奶咖啡斑、双侧腋窝雀斑及 5 处皮肤神经纤维瘤，父母双方均无 NF1 特征：c.2410−14A>G

> c.2410−14A>G 在 120 594 例对照组样本（gnomAD）中观察到 1 例，且从未在文献中报道
> c.2410−14A>G 可能为首次发现（无亲子鉴定）
> 生物信息学证据支持其可能在剪接方面有致病危害性
> 患者临床表现在单一遗传病因（即 NF1）的疾病中具有高度特异性

Interpretation: VUS

不确定意义的变异（VUS）> 可能致病（LP）

• 如果通过亲子鉴定（需知情同意）确认生物学关系，这将更有利于证明该变异是首次发生，证据等级 > 无亲子鉴定且父母双方都没有 NF1 特征 > 不确定意义的变异 > 可能致病

可能致病性（LP）> 致病性（P）

• 如果一个完善的功能研究已经支持其存在有危害性的影响因素：基于 RNA 的综合分析表明，c.2410−14A>G 导致 *NF1* 基因 r.2409_2410ins2410-13_2410-1 的框外剪接错误，引入了一个提前终止密码子，转录后可能会导致无义突变介导的 RNA 降解

图 3.4　a、b. 对于错义变异（c.3317A>G; p.Tyr1106Cys）及内含子变异（c.2410−14A>G）的解释和再分类示例。明确变异致病性通常是一个多步骤过程，需要临床实验室、医务人员和家庭的共同努力

传、临床（详细表型）或功能检查，以及临床实验室、卫生部门之间密切合作，乃至医疗提供者和家庭之间的合作都是重要且不可分割的。然而，有时最终分类仍需要依赖来自其他携带相同变异患者的数据，要描绘复杂的 *NF1* 突变谱仍极具挑战性，因为许多家庭携带着独有的变异类型，有些甚至到目前为止只观察到 1 例。

分子诊断与基因型−表型相关性

NF1 是一种常见的神经皮肤疾病，发病率约为 1/2 000[41]。NF1 的临床诊断标准最初制定于 1987 年的 NIH 共识会议[42]，目前仍在修订和更新，以囊括不断更新的分子学和临床研究报道，其中一个新的标准是存在致病性 *NF1* 变异。

NF1 变异的检测方法必须可靠、特异且敏感：首先，如果有必要，可以协助辅助生殖治疗的开展，包括产前或受精卵植入前的诊断；第二，在患有严重肿瘤（如高度视神经胶质瘤、横纹肌肉瘤等）的幼儿中建立 NF1 的即刻诊断，因为该肿瘤可能与 NF1 或不同的癌症易感综合征相关。常染色体隐性遗传的错配修复缺陷综合

征（constitutional mismatch repair deficiency syndrome, CMMRD）患者，也经常表现出 NF1 的非恶性体征（尤其是牛奶咖啡班和雀斑），这两种疾病的鉴别对于治疗、患者和亲属的癌症监测以及兄弟姐妹的复发风险至关重要[43, 44]；第三，解决不符合 NIH 诊断标准的诊断困境，特别是仅表现出色素性病损的儿童或非典型患者，如脊柱神经纤维瘤病、NF-Noonan 综合征或局限性 NF 的个体，因为只有大约一半的散发性 NF1 患者（即先证者）在 1 岁时符合 NIH 的诊断标准。随着年龄的增长，NF1 的特征表现将更加明显，但仍有 5% 的先证者在 8 岁时不能满足这些诊断标准[45]。牛奶咖啡斑几乎总是 NF1 的第一个表现，在患者出生后的最初几年，斑块数量会随年龄逐步增加。但是通过无干预的长时间等待和观察，以期通过更多症状以明确 NF1 的临床诊断，对患者家庭来说是一种巨大煎熬。此外，对于罹患多发牛奶咖啡斑伴有（或不伴有）雀斑、无神经纤维瘤或其他Ⅰ型神经纤维瘤典型表现的个体，诊断可以是 NF1 或 Legius 综合征，后者是由 SPRED1 发生致病性变异引起的[46, 47]。根据色素特征，满足 NIH 的 NF1 诊断标准的患者中，约有 2% 携带 SPRED1 致病性变异而非 NF1 相关致病性变异[47, 48]。考虑到 Legius 综合征总体病状偏良性，没有周围和中枢神经系统肿瘤，因此，通过分子检测来鉴别 NF1 或 Legius 综合征，对后期遗传咨询和疾病治疗有着重要影响。越早明确诊断，就越早能向父母和亲属提供遗传咨询，也越早能对患儿的学习或发育问题进行干预。同时，如果未来有了更多的治疗选择，早期诊断也将会变得更加重要。

此外，临床相关基因型−表型相关性的报道逐渐增多。首先，与普通 NF1 患者人群相比，全身性 NF1 微缺失（即 NF1 基因和侧翼区域 / 基因全部缺失）的患者，通常表现出更严重的临床表型。携带 NF1 微缺失（MIM：613675）的患者，通常在较年轻时就表现为较多的神经纤维瘤，面部畸形，包括下斜睑裂、眶距增宽、低耳位、宽鼻梁、小颌畸形、面部不对称、恶性周围神经鞘瘤（malignant peripheral nerve sheath tumors, MPNST）患病风险增加，并可能有更严重的发育迟缓和（或）智力障碍。在 UAB 队列中，约 5% 的 NF1 患者携带这种微缺失。最近有文献对与 NF1 微缺失相关的基因型−表型相关性进行了综述[6]。

我们最近描述了另一个与更严重表型相关的 NF1 区域：该个体携带全身性错义变异，影响 5 个相邻的 NF1 密码子之一，包括 Leu844、Cys845、Ala846、Leu847 和 Gly848，相关密码子参与编译中央 GAP 相关功能域，该功能域可将 Ras-GTP 下调至 Ras-GDP。相关变异在症状严重的患者中有着较高的携带率，包括丛状和症状性脊髓神经纤维瘤、症状性视神经胶质瘤、恶性肿瘤以及骨异常[39]。在 UAB 队列中，约 0.8%（67/8 400）无相关性 NF1 个体中发现了这类致病变异的其中一种。

在鉴定与轻度症状相关的 NF1 基因型方面也取得了重大进展，NF1 的轻度症状类似于 Legius 综合征，即存在多发性牛奶咖啡斑伴或不伴皮肤雀斑，但无 NF1 神经纤维瘤或其他肿瘤表现。在符合 NIH 基于色素特征的诊断标准的患者中，Legius 综合征约占 2%[47, 48]。在 UAB 队列中，所有非相关的 NF1 阳性个体中，约 0.9%（74/8 400）会携带 992 号甲硫氨酸密码子缺失（c.2970_2972del; p.Met992del）：这些患者及其同样患病的亲属，以及来自一项独立研究的欧洲队列的患者，都会表现为较轻的表型[49,50]，但是，在 p.Met992del 阳性队列中观察到良性脑肿瘤发生（4.8%），而在 Legius 综合征并不存在[50]。此外，在 UAB 队列中，约 1.2% 无相关性 NF1 个体中，发现影响 1 809 位精氨酸密码子的 NF1 错义突变，这些个体同样没有与 NF1 肿瘤相关的表现，然而，与普通 NF1 人群相比，肺动脉狭窄和 Noonan 样特征却变得更加明显和普遍[51,52]。认知障碍和（或）学习障碍与 p.Met992del 或 p.Arg1809 致病性错义变异也密切相关。另外，还有 2 个致病性错义变异，即 p.Leu1390Phe 和 p.Arg1038Gly，所有携带该类变异的患者都有色素斑的报道，但没有任何个体表现出皮肤神经纤维瘤（来自 5 代人家庭的 6 个成年患者，p.Leu1390Phe 阳性，19～63 岁；来自 2 个家庭的 5 个成年患者，p.Arg1038Gly 阳性，年龄在 30～72 岁）[53,54]。当然，是否存在基因型–表型密切相关的其他高频变异还有待报道。但是，这也需要大量具有准确的、标准化的表型信息，且携带相同 NF1 致病性变异的患者，来提供具有统计学意义的证据。

尽管，迄今所报道的每例与基因型–表型密切相关的 NF1 变异，仅影响一小部分 NF1 个体，但它们已经影响了近 10% 的 NF1 人群的遗传咨询和治疗。

虽然，大多数患者的临床病程仍然无法预测，尤其是那些携带截断性致病性变异的患者，但特定的致病性 NF1 变异显然是存在的。如果在个体中发现这些变异，我们可以较为精确地预测 NF1 的病程和症状发生与否。随着更多基因型–表型相关性的揭示，具有敏感性和特异性的 NF1 基因检测策略，将能够促进早期确诊、疾病监测以及对 NF1 患者进行有效的分层管理，推动个性化诊断与治疗。

（刘嘉靓　译）

参考文献

［1］Wallace MR, Andersen LB, Saulino AM, Gregory PE, Glover TW, Collins FS. A de novo Alu insertion results in neurofibromatosis type 1. Nature. 1991; 353(6347): 864–6.

［2］Viskochil D, Buchberg AM, Xu G, Cawthon RM, Stevens J, Wolff RK, et al. Deletions and a translocation interrupt a cloned gene at the neurofibromatosis type 1 locus. Cell. 1990; 62(1): 187–92.

［3］Li Y, O'Connell P, Breidenbach HH, Cawthon R, Stevens J, Xu G, Neil S, et al. Genomic organization of the neurofibromatosis 1 gene (NF1). Genomics. 1995; 25(1): 9–18.

［4］MacArthur JA, Morales J, Tully RE, Astashyn A, Gil L, Bruford EA, et al. Locus reference genomic: reference sequences for the reporting of clinically relevant sequence variants. Nucleic Acids Res. 2014; 42(Database issue): D873–8.

［5］Dalgleish R, Flicek P, Cunningham F, Astashyn A, Tully RE, Proctor G, et al. Locus reference genomic sequences: an improved basis for describing human DNA variants. Genome Med. 2010; 2(4): 24.

［6］Kehrer-Sawatzki H, Mautner VF, Cooper DN. Emerging genotype-phenotype correlations in patients with large NF1 deletions. Hum Genet. 2017; 136(4): 349–76.

［7］Hsiao MC, Piotrowski A, Callens T, Fu C, Wimmer K, Claes KB, et al. Decoding NF1 intragenic copy-number variations. Am J Hum Genet. 2015; 97(2): 238–49.

［8］Messiaen LM, Callens T, Mortier G, Beysen D, Vandenbroucke I, Van Roy N, et al. Exhaustive mutation analysis of the NF1 gene allows identification of 95% of mutations and reveals a high frequency of unusual splicing defects. Hum Mutat. 2000; 15(6): 541–55.

［9］Messiaen LM, Wimmer K. NF1 mutational spectrum. In: Kaufmann D, editor. Neurofibromatoses. Monographs in Human Genetics, vol. 16. Basel: Karger; 2008. p. 63–77.

［10］van Minkelen R, van Bever Y, Kromosoeto JN, Withagen-Hermans CJ, Nieuwlaat A, Halley DJ, et al. A clinical and genetic overview of 18 years neurofibromatosis type 1 molecular diagnostics in the Netherlands. Clin Genet. 2014; 85(4): 318–27.

［11］Ars E, Serra E, García J, Kruyer H, Gaona A, Lázaro C, et al. Mutations affecting mRNA splicing are the most common molecular defects in patients with neurofibromatosis type 1. Hum Mol Genet. 2000; 9(2): 237–47. Erratum in: Hum Mol Genet 2000; 9(4): 659.

［12］Zatkova A, Messiaen L, Vandenbroucke I, Wieser R, Fonatsch C, Krainer AR, Wimmer K. Disruption of exonic splicing enhancer elements is the principal cause of exon skipping associated with seven nonsense or missense alleles of *NF1*. Hum Mutat. 2004; 24(6): 491−501.

[13] Pros E, Gómez C, Martín T, Fábregas P, Serra E, Lázaro C. Nature and mRNA effect of 282 different *NF1* point mutations: focus on splicing alterations. Hum Mutat. 2008; 29(9): E173−93.

[14] Valero MC, Martín Y, Hernández-Imaz E, Marina Hernández A, Meleán G, Valero AM, et al. A highly sensitive genetic protocol to detect *NF1* mutations. J Mol Diagn. 2011; 13(2): 113−22.

[15] Sabbagh A, Pasmant E, Imbard A, Luscan A, Soares M, Blanché H, et al. *NF1* molecular characterization and neurofibromatosis type I genotype-phenotype correlation: the French experience. Hum Mutat. 2013; 34(11): 1510−8.

[16] Evans DG, Bowers N, Burkitt-Wright E, Miles E, Garg S, Scott-Kitching V, Penman-Splitt M, et al. Comprehensive RNA analysis of the *NF1* gene in classically affected *NF1* affected individuals meeting NIH criteria has high sensitivity and mutation negative testing is reassuring in isolated cases with pigmentary features only. EBioMedicine. 2016; 7: 212−20.

[17] Wimmer K, Callens T, Wernstedt A, Messiaen L. The *NF1* gene contains hotspots for L1 endonuclease-dependent de novo insertion. PLoS Genet. 2011; 7(11): e1002371.

[18] Messiaen L, Wimmer K. Mutation analysis of the *NF1* gene by cDNA-based sequencing of the coding region. In: KSG C, Geller M, editors. Advances in neurofibromatosis research. New York: Nova Science Publishers; 2012. p. 89−108.

[19] Wimmer K, Roca X, Beiglböck H, Callens T, Etzler J, Rao AR, et al. Extensive in silico analysis of *NF1* splicing defects uncovers determinants for splicing outcome upon 5′ splice-site disruption. Hum Mutat. 2007; 28(6): 599−612.

[20] Maruoka R, Takenouchi T, Torii C, Shimizu A, Misu K, Higasa K, et al. The use of next-generation sequencing in molecular diagnosis of neurofibromatosis type 1: a validation study. Genet Test Mol Biomarkers. 2014; 18(11): 722−35.

[21] Pasmant E, Parfait B, Luscan A, Goussard P, Briand-Suleau A, Laurendeau I, et al. Neurofibromatosis type 1 molecular diagnosis: what can NGS do for you when you have a large gene with loss of function mutations? Eur J Hum Genet. 2015; 23(5): 596−601.

[22] Zhang J, Tong H, Fu X, Zhang Y, Liu J, Cheng R, et al. Molecular characterization of *NF1* and neurofibromatosis type 1 genotype-phenotype correlations in a Chinese population. Sci Rep. 2015; 5: 11291.

[23] Calì F, Chiavetta V, Ruggeri G, Piccione M, Selicorni A, Palazzo D, Bonsignore M, Cereda A, et al. Mutation spectrum of *NF1* gene in Italian patients with neurofibromatosis type 1 using Ion Torrent PGM™ platform. Eur J Med Genet. 2017; 60(2): 93−9.

[24] De Raedt T, Maertens O, Serra E. Legius E. In: Kaufmann D, editor. Neurofibromatoses. Monographs in Human Genetics, vol. 16. Basel: Karger; 2008. p. 142−53.

[25] Stevenson DA, Zhou H, Ashrafi S, Messiaen LM, Carey JC, D'Astous JL, et al. Double inactivation of *NF1* in tibial pseudarthrosis. Am J Hum Genet. 2006; 79(1): 143−8.

[26] Brekelmans C, Hollants S, De Groote C, Sohier N, Maréchal M, Geris L, Luyten FP, et al. Neurofibromatosis type 1-related pseudarthrosis: beyond the pseudarthrosis site. Hum Mutat. 2019; 40(10): 1760; [Epub ahead of print].

[27] De Schepper S, Maertens O, Callens T, Naeyaert JM, Lambert J, Messiaen L. Somatic mutation analysis in *NF1* café au lait spots reveals two *NF1* hits in the melanocytes. J Invest Dermatol. 2007; 128(4): 1050−3.

[28] Ruggieri M, Huson S. The clinical and diagnostic implications of mosaicism in the neurofibromatoses. Neurology. 2001; 56(11): 1433−43.

[29] Lázaro C, Ravella A, Gaona A, Volpini V, Estivill X. Neurofibromatosis type 1 due to germline mosaicism in a clinically normal father. N Engl J Med. 1994; 331(21): 1403−7.

[30] Bottillo I, Torrente I, Lanari V, Pinna V, Giustini S, Divona L, et al. Germline mosaicism in neurofibromatosis type 1 due to a paternally derived multi-exon deletion. Am J Med Genet A. 2010; 152A(6): 1467−73.

[31] Trevisson E, Forzan M, Salviati L, Clementi M. Neurofibromatosis type 1 in two siblings due to maternal germline mosaicism. Clin Genet. 2014; 85(4): 386−9.

[32] Wernstedt A, Schatz UA, Laccone F, Krogsdam A, Tinschert S, Zschocke J, et al. Third case of genetically confirmed paternal *NF1* germ cell mosaicism. Abstractbook 2018 Joint Global Neurofibromatosis Conference Paris, November 2−6, 2018.

[33] Callum P, Messiaen LM, Bower PV, Skovby F, Iger J, Timshel S, et al. Gonosomal mosaicism for an *NF1* deletion in a sperm donor: evidence of the need for coordinated, long-term communication of health information among relevant parties. Hum Reprod. 2012; 27(4): 1223−6.

[34] Tinschert S, Naumann I, Stegmann E, Buske A, Kaufmann D, Thiel G, et al. Segmental neurofibromatosis is caused by somatic mutation of the neurofibromatosis type 1 (*NF1*) gene. Eur J Hum Genet. 2000; 8(6): 455−9.

[35] Maertens O, De Schepper S, Vandesompele J, Brems H, Heyns I, Janssens S, et al. Molecular dissection of isolated disease features in mosaic neurofibromatosis type 1. Am J Hum Genet. 2007; 81(2): 243−51.

[36] Serra E, Rosenbaum T, Winner U, Aledo R, Ars E, Estivill X, et al. Schwann cells harbor the somatic *NF1* mutation in neurofibromas: evidence of two different Schwann cell subpopulations. Hum Mol Genet. 2000; 9(20): 3055−64.

[37] Maertens O, Brems H, Vandesompele J, De Raedt T, Heyns I, Rosenbaum T, et al. Comprehensive *NF1* screening on cultured Schwann cells from neurofibromas. Hum Mutat. 2006; 27(10): 1030−40.

[38] Messiaen LM, Wimmer K. Pitfalls of automated comparative sequence analysis as a single platform for routine clinical testing for *NF1*. J Med Genet. 2005; 42(5): e25.

[39] Koczkowska M, Chen Y, Callens T, Gomes A, Sharp A, Johnson S, et al. Genotype-phenotype correlation in *NF1*: evidence for a more severe phenotype associated with missense mutations affecting *NF1* codons 844−848. Am J Hum Genet. 2018; 102(1): 69−87.

[40] Richards S, Aziz N, Bale S, Bick D, Das S, Gastier-Foster J, et al. Standards and guidelines for the interpretation of sequence variants: a joint consensus recommendation of the American College of Medical Genetics and Genomics and

the Association for Molecular Pathology. Genet Med. 2015; 17(5): 405−24.

[41] Uusitalo E, Leppävirta J, Koffert A, Suominen S, Vahtera J, Vahlberg T, et al. Incidence and mortality of neurofibromatosis: a total population study in Finland. J Investig Dermatol. 2015; 135(3): 904−6.

[42] Neurofibromatosis: conference statement: National Institutes of Health Consensus Development Conference. Arch Neurol. 1988; 45(5): 575−8.

[43] Wimmer K, Rosenbaum T, Messiaen L. Connections between constitutional mismatch repair deficiency syndrome and neurofibromatosis type 1. Clin Genet. 2017; 91(4): 507−19.

[44] Guerrini-Rousseau L, Suerink M, Grill J, Legius E, Wimmer K, Brugières L. Patients with high-grade gliomas and café-au-lait macules: is neurofibromatosis type 1 the only diagnosis? Am J Neuroradiol. 2019; 40(6): E30.

[45] DeBella K, Szudek J, Friedman JM. Use of the National Institutes of Health criteria for diagnosis of neurofibromatosis 1 in children. Pediatrics. 2000; 105(3 Pt 1): 608−14.

[46] Brems H, Chmara M, Sahbatou M, Denayer E, Taniguchi K, Kato R, et al. Germline loss-of-function mutations in SPRED1 cause a neurofibromatosis 1-like phenotype. Nat Genet. 2007; 39(9): 1120−6.

[47] Messiaen L, Yao S, Brems H, Callens T, Sathienkijkanchai A, Denayer E, et al. Clinical and mutational spectrum of neurofibromatosis type 1-like syndrome. JAMA. 2009; 302(19): 2111−8. Erratum in: JAMA. 2010; 303(24): 2477.

[48] Muram-Zborovski TM, Stevenson DA, Viskochil DH, Dries DC, Wilson AR, Mao R. SPRED1 mutations in a neurofibromatosis clinic. J Child Neurol. 2010; 25(10): 1203−9.

[49] Upadhyaya M, Huson SM, Davies M, Thomas N, Chuzhanova N, Giovannini S, et al. An absence of cutaneous neurofibromas associated with a 3-bp inframe deletion in exon 17 of the NF1 gene (c.2970−2972 delAAT): evidence of a clinically significant NF1 genotype-phenotype correlation. Am. J Hum Genet. 2007; 80(1): 140−51.

[50] Koczkowska M, Callens T, Gomes A, Sharp A, Chen Y, Hicks AD, et al. Expanding the clinical phenotype of individuals with a 3-bp in-frame deletion of the NF1 gene (c.2970_2972del): an update of genotype-phenotype correlation. Genet med. 2019; 21(4): 867−76. Erratum in: Genet Med 2019; 21(3): 764−765.

[51] Pinna V, Lanari V, Daniele P, Consoli F, Agolini E, Margiotti K, et al. p.Arg1809Cys substitution in neurofibromin is associated with a distinctive NF1 phenotype without neurofibromas. Eur J Hum Genet. 2015; 23(8): 1068−71.

[52] Rojnueangnit K, Xie J, Gomes A, Sharp A, Callens T, Chen Y, et al. High incidence of Noonan syndrome features including short stature and pulmonic stenosis in patients carrying NF1 missense mutations affecting p.Arg1809: genotype-phenotype correlation. Hum Mutat. 2015; 36(11): 1052−63.

[53] Nyström AM, Ekvall S, Allanson J, Edeby C, Elinder M, Holmström G, et al. Noonan syndrome and neurofibromatosis type I in a family with a novel mutation in NF1. Clin Genet. 2009; 76(6): 524−34.

[54] Trevisson E, Morbidoni V, Forzan M, Daolio C, Fumini V, Parrozzani R, et al. The Arg1038Gly missense variant in the NF1 gene causes a mild phenotype without neurofibromas. Mol Genet Genomic Med. 2019; 7(5): e616.

第4章

Ⅰ型神经纤维瘤病诊断的过去与现状
Diagnosis in NF1, Old and New

Gianluca Tadini

Ⅰ型神经纤维瘤病（NF1）是一种显性遗传的"RAS 信号通路相关综合征"，由神经纤维蛋白基因突变引起。自 1988 年 NIH 共识会议结果发表以来[1]，尤其是在过去几年中，在分子学和临床方面关于该疾病的认识与了解都有了显著提高[2, 3]。

由于 NF1 是一种较常见的遗传病（1/2 500 ～ 1/3 000；参见第 1 章），因此，在过去的 20 年中，笔者逐步建立了专门的诊断和随访中心，以便临床医师获取值得关注的临床经验[4]。此外，现有的诊断实验室也能够对 NF1 患者提供分子学分析，检测率可达到 95%[5]。

因此，对这种神经皮肤遗传性疾病的诊断方法进行系统性综述与回顾，变得越来越有必要，从而促使对 NIH 诊断标准进行更新与修订，并将新的临床特征[6-9]以及应用新一代分子学方法进行检测的可行性考虑在内[10, 11]。

我们尝试对Ⅰ型神经纤维瘤病"旧的"以及已经明确的诊断标准和分类进行讨论，并将它们与"新的"认识进行比较。

旧的诊断标准

建议医师将符合表 4.1 中所列体征的患者诊断为疑似 NF1，而符合表 4.1 中列出的 2 个或多个特征的原发患者即可确诊。

根据表 4.1，50% 的散发病例及接近 100% 的有 NF1 阳性家族史的患者，在出生后的第 1 年内即可确诊。

在散发病例中，几乎所有患者都只能在 8 岁以内才能确诊[12]。这些数据意味着，对于多数患者而言，确诊时间被大大延迟了。

Friedman 在最近的一篇综述[2]中提出，这种延迟诊断的原因是，NF1 的许多特征会随着年龄的增长而增加，NF1 相关不同临床体征的发病年龄不同，换句话说，它们与年龄有关。这些陈述表达了 2 个截然不同的概念，只有第 2 个是正确的，即 NF1 的每个临床体征的发作频率并不是随年龄增加而增加，而是有其特定的发病年龄（图 4.1 和图 4.2）。在这一点上我们必须提醒，临床医师要习惯于处理与年龄相关的临床症状和体征。很明显，在此提出

表 4.1 NIH 1988 年共识会议——NF1 的临床诊断标准[1]

NF1 的诊断标准
下列 2 种或 2 种以上：
至少 6 个牛奶咖啡斑（在青春期前患者中，最大直径 >5 mm，在青春期后患者中，最大直径 >15 mm）
腋窝或腹股沟区域的雀斑
视神经胶质瘤
2 个或多个 Lisch 结节（虹膜错构瘤）
2 个或多个任何类型的神经纤维瘤或 1 个丛状神经纤维瘤
独特的骨病变，如蝶骨发育不良或长骨皮质变薄，伴或不伴假性关节炎
符合上述标准的、具有 NF1 的一级亲属（父母、兄弟姐妹或后代）

结节性硬化症的临床体征与"年龄相关"，该说法已被广泛接受[13, 14]。从实践的角度来看，将"年龄相关性"很好地整合到 NF1 的发病特点中非常具有意义，例如，在检查新生儿牛奶咖啡斑时，可不去寻找 Lisch 结节或神经纤维瘤。

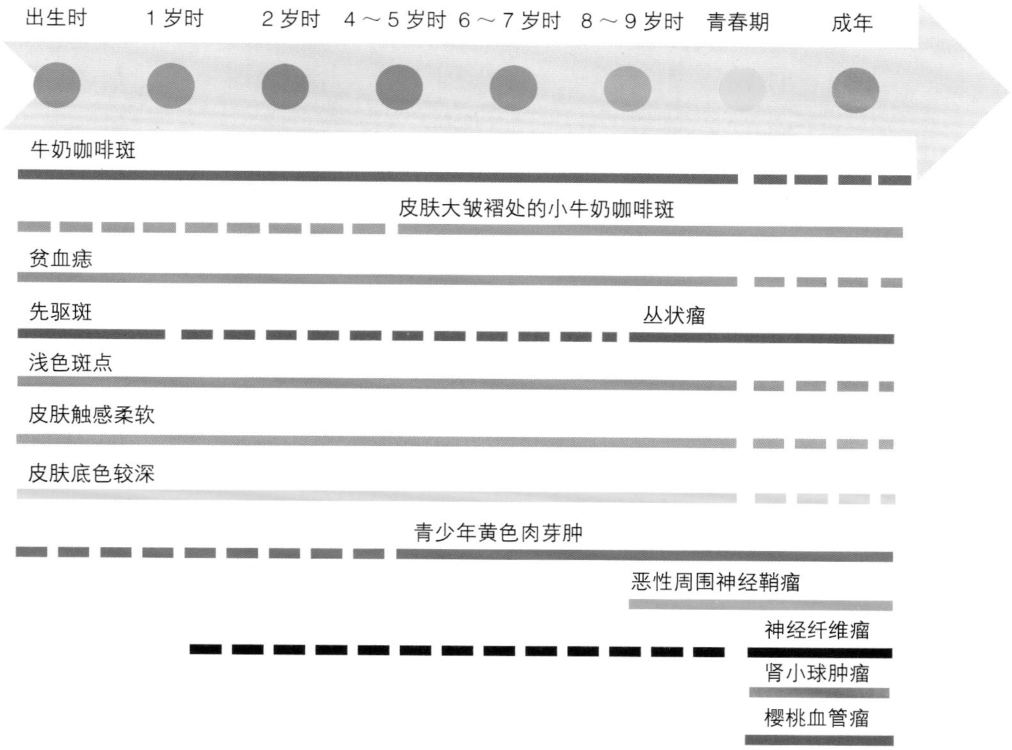

图 4.1 年龄相关性皮肤体征

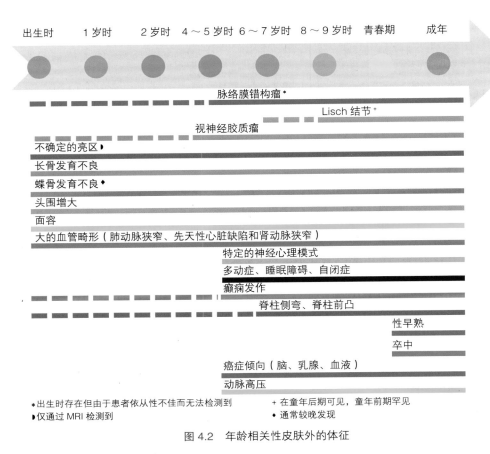

图 4.2 年龄相关性皮肤外的体征

表 4.2 Riccardi 的 NF 临床亚型[15]

分　型	临　床　表　现
NF1	经典型 Von Recklinghausen 病
NF2	伴有听神经瘤和颅内肿瘤（神经鞘瘤）
NF3	NF1 和 NF2 亚型之间的混合型
NF4	弥漫性神经纤维瘤和牛奶咖啡色素沉着，但无其他临床特征
NF5	节段型
NF6	仅表现为凸起的牛奶咖啡色素沉着
NF7	迟发型
NF8	混杂组，无法归于其他分类

　　这种分类看起来很简单，以致很少招致批评。36 年前，有关 NF 的临床和分子学知识还很基础，以任何方式对这一复杂疾病进行分类的努力都应得到肯定（表 4.2）。

然而，我们必须对此列表中的每个亚型进行分析：

- NF1 仍然是我们现在处理的、经典的Ⅰ型神经纤维瘤病，而 NF2 是一种公认的、在临床和分子学上与 NF1 不同的疾病。

- NF3、NF7 以及 NF8 显然已经不复存在。后者与 NF4 和 NF6 一起仅反映Ⅰ型神经纤维瘤病极端的临床变异性。特别是 NF6 可能代表当时患有 Legius 综合征（参见第 16 章）或症状缺乏型 NF1 或嵌合体型 NF1 的患者，这些患者目前已经基本属于广义的 NF1（参见第 15 章）。

- 众所周知，NF5 已经被明确归属于嵌合体型 NF1（参见第 15 章）。

综上所述，应考虑放弃这种对神经纤维瘤病的整体分类。

新的诊断标准

我们试图在下面的表格和段落中表述现代对 NF1 的认识。

在表 4.3 和表 4.4 中将介绍所有 NF1 的皮肤和皮肤之外的临床体征。图 4.1 和图 4.2 包含过去几年出现的每个体征和症状的发病年龄，以便整合"经典"体征，旨在帮助早期诊断。皮肤相关和皮肤外的每种体征和症状，将在以下专门章节中讨论。

需对 30 年前，即 1988 年 NIH 共识会议所列的内容进行更深入的探讨：

（1）之前包括的唯一遗传因素是："具有上述标准定义的 NF1 的一级亲属。"仅仅几年之后，1990 年 Viskochil 小组在 17 号染色体上克隆了 *NF1* 基因[13]，如今分子诊断的准确率已达到约 95%（参见第 3 章和第 15 章）。Viskochil 小组提议就像鱼鳞病[16]、大疱性表皮松解症[17]等其他皮肤遗传病一样，应将分子诊断作为 NF1 的诊断标准。

（2）我们很清楚，在不同国家广泛推行分子学诊断会存在不同的障碍，但我们不能否认这个检测手段与早期诊断的相关性。

（3）"牛奶咖啡斑"和"雀斑"的定位不同。"雀斑"的组织学和分子特征表明，

表 4.3　皮肤体征（参见第 5 章）

色素异常	神经纤维瘤（80%）	血管病变	其他皮肤异常
– 牛奶咖啡斑（CALM）（几乎100%） – 大褶皱处的"较小"CALM（以前的"雀斑"）（接近90%） – 与健康家庭成员或正常人群相比，皮肤颜色较深（50%） – 色素减退的椭圆形或圆形斑点（10%～15%） – 柔软的皮肤触感（在儿童期接近50%，在成年期较少见） – 丛状神经纤维瘤的"前驱斑"（10%～20%） – 一些病例（约5%）具有弥漫性小雀斑样形态，累及整个皮肤，与经典的 CALM 混合	– 无蒂 – 带蒂的"纽扣孔"病变（20%） – 丛状神经纤维瘤（50%） – MPNST	– 贫血痣（20%～50%） – 蓝红斑（5%） – 早熟或异位樱桃样血管瘤（5%） – 血管球瘤（3%）	– 幼年性黄色肉芽肿（10%～15%） – 瘙痒（30%） – 皮肤附件疾病（罕见，如少汗症和脱发） – 黏膜病变（罕见，神经纤维瘤和丛状神经纤维瘤）

表 4.4　皮外体征

眼部表现	– 虹膜错构瘤（成年期 90%，但儿童晚期仅 50%） – 脉络膜错构瘤（总体 >50%～70%，但在 4～5 岁时可见） – 视神经胶质瘤（高达 10%） – 视网膜血管增生性肿瘤（Hood，Parozzani）（罕见） – 新生血管性青光眼（罕见） – 巩膜 CALM（罕见） – 流泪减少（罕见）
神经系统表现	– 学习障碍和（或）行为问题，包括社交能力（50%～80%）（Lehtonen） – 智力障碍（5%～7%）（Pride 和 North） – 自闭症（高达 30%） – 阅读障碍、计算障碍、其他语言和记忆障碍（20%） – 过度活动、运动和执行功能，包括视觉空间表现 – 睡眠障碍 – 多发性神经病变（与多发性神经根肿瘤有关）和相关疼痛 – 发展为 MPNST 的风险（5%～7%） – 癫痫（高达 10%） – 头痛和偏头痛（20%） – MRI 中的"不明高信号区"（UBO）
骨骼和结构异常	– 低水平 25-羟基维生素 D（高达 40%） – 骨吸收增加 – 骨量减少和骨质疏松症 – 长骨发育不良（1%～4%） – 蝶骨翼发育不良（3%～7%） – 脊柱侧弯、脊柱前凸过度（10%） – 头围增加（以及相关的眶距过宽） – 肌肉力量减弱
血管特征	– 动脉高血压 – 大中型动脉畸形、动脉瘤或狭窄（主动脉、肾动脉、冠状动脉、脑动脉） – 卒中 – "Moya-Moya 病"（烟雾病）
心脏受累	– 肺动脉狭窄 – 其他先天性心脏缺陷 – 心内神经纤维瘤（罕见）
癌症相关特征	– MPNST（10%） – 视神经胶质瘤（5%～20%） – 脑肿瘤（良性或恶性） – 白血病、骨髓发育不良、淋巴瘤 – 嗜铬细胞瘤 – 横纹肌肉瘤 – 癌症倾向（风险增加，尤其是乳腺癌）
内分泌特征	– 性早熟（主要或更频繁地与视交叉肿瘤相关）（2%～5%） – 维生素 25-OH 缺乏症

其与牛奶咖啡斑[18]没有区别，因此不应将它们视为不同的实体和单独的诊断标准。"雀斑"是出生时异常出现的"较小"的牛奶咖啡斑，通常出现在童年后期（在 4 岁或 5 岁之后），位于大褶皱处，由于解剖位置因素，可能具有特殊的临床表现（范围较小）。临床医师很清楚，许多皮肤病（如银屑病）在位于大褶皱处时也具有不同的临床表现。

（4）总而言之，在约 3% 的新生儿和约 28% 的儿童中，可见孤立型 CALM；它们可能在 1% 的儿童和高达 10% 的成人中呈现多发型。这不是 NF1 的特征性体征，但却是 NF1 的标志。据估计，至少有 5% 的具有多发 CALM 的个体可能没有 NF1（参见第 5 章中的表 5.1）。此外，大量患者的临床经验清楚地表明，将牛奶咖啡斑的大小作

为诊断标准，对其进一步规范没有很大的统计学意义。出于同样的原因，考虑到存在 NF1 基因突变的患者 CALM 的数量可能低于 6 个，至少对于 2 岁以下的患者而言，作为诊断标准，CALM 的数量可能并不那么重要[18]。

（5）为了整合和改进 NIHCC 诊断标准，Ben-Schachar 等于 2017 年提出了一个简单的算法（参见图 4.3，基于典型和非典型 CALM 之间的差异），该算法能够在进行分子诊断之前，对携带孤立性 CALM 的儿童进行评估，判断其将来发展为先天性 NF1 的风险[19]。

（6）10% ～ 15% NF1 患者的皮肤存在低色素性斑块，是进一步诊断的重要指征，它们常从儿童时代即与 CALM 混合存在于皮肤的任何部位。

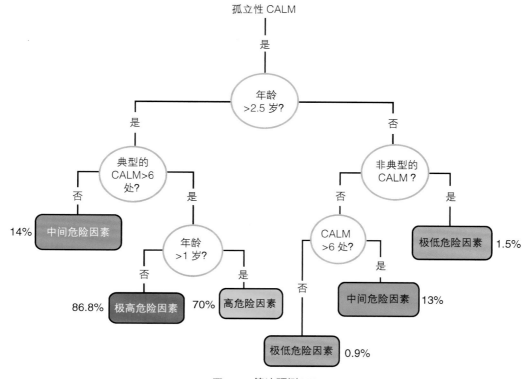

图 4.3　算法预测 NF1

（7）最近的临床研究[20-23]增加了贫血痣作为 NF1 新的潜在和有价值的诊断标准。该体征通常出现在出生或儿童早期，20%～40% 的 NF1 患者可发现贫血痣，在健康对照人群中罕见。初步数据表明，它通常与 NF1 基因检测阳性相关。

（8）同样地，10%～15% 的 CALM 儿童患者会携带幼年黄色肉芽肿，而正常人群为 1%～2%，因此，幼年黄色肉芽肿也可以作为早期诊断的新线索。

（9）可能是由于黑素细胞中的"一次打击"突变导致皮肤色素沉着的趋势增加，皮肤触感更为柔软，这些新的皮肤表征也有助于早期诊断。

（10）神经纤维瘤、虹膜错构瘤和视神经胶质瘤是该疾病相对较晚的甚至是特异性的体征，在儿童早期的患者中罕见[2, 20, 24]。

（11）相反，骨病变，如蝶骨发育不良和长骨发育不良（主要是胫骨），似乎是 NF1 的特征性表现。后者在出生时即可出现，代表骨本身的异常，而前者很少在出生时或出生后最初几年被确诊，通常会与丛状神经纤维瘤和硬脑膜扩张相关[25, 26]。

（12）众所周知，超过 90% 的成年 NF1 患者会存在虹膜错构瘤，但在儿童时期却检测不到。因此，最近描述的脉络膜结节这一眼科体征，可能在患儿出生后的初期更具有诊断意义。最近的一项研究表明，在同一组 NF1 儿童患者中，利用近红外反射检测到的脉络膜结节的患病率为 71%，远高于虹膜错构瘤 43% 的患病率[7, 8]。

（13）43%～93% 的 NF1 患者脑内显示出高信号的焦点区域［脑磁共振上所谓的不明高信号区（unidentified bright objects, UBO）］。DeBella 在 2000 年提议将这一发现作为 NF1 新的诊断标准[27]（参见第

13 章）。

（14）新出现的数据显示，儿童 NF1 患者有一种特殊的神经心理模式。近 40% 的患儿，在学龄前和学龄期可能会出现认知和执行功能、注意力、情感和社交能力的缺陷[28]（参见第 14 章）。

（15）在 NF1 患者中观察到的结构异常中，头围增加和相关的眶距过宽很常见，约 50% 的病例有此体征[29-31]。在 NF1 患者中也可能注意到一种特殊的"面容"，其特征是面上份为面部主体和外貌"粗犷"。

最后，NIH 共识会议提出的诊断标准已经应用了至少 20 年，并在全世界达成了广泛共识，我们非常感谢 Vincent Riccardi 及其同事的卓越工作。我们相信，在新发现的支持下，我们能够更早地针对 NF1 做出诊断。如果仅考虑采取 Riccardi 和其同事在 1988 年制定的诊断标准，早期准确诊断是完全不可能的。

与患儿父母进行诊断方面的沟通，目前也变得越来越困难，因为：① 该疾病的临床表现多样，从单纯的皮肤受累到不同器官受累的体征及表现，病程变得不可预测，预后也难以确定。② 由于现在患者可以轻松和方便地访问医疗网站，这些网站通常倾向用最糟糕的表征和预后来描述 NF1，因此，患者及其家属会对疾病预后感到焦虑，也会更加急切地要求去尽快明确诊断。

此外，只有在医师完全了解疾病的特征、病程和预后的情况下，才能进行正确的沟通，但是，除了在专科诊断中心工作的临床医师，如何对 NF1 进行早期诊断并判断预后的问题，会让相当多的医师感到"困惑"。

（赵泽亮　译）

参考文献

［1］National Institute of Health Consensus Development Conference Statement. Neurofibromatosis. Arch Neurol (Chic). 1988; 45: 575–8.

［2］Friedman JM. Neurofibromatosis 1. In: Adam MP, Ardinger HH, Pagon RA, Wallace SE, LJH B, Stephens K, Amemiya A, editors. GeneReviews® [Internet]. Seattle: University of Washington; 1998. p. 1993–2020.

［3］Sabbagh A, Pasmant E, Imbard A, Luscan A, Soares M, Blanché H, Laureandeau I, Ferkal S, Vidau M, Pinson S, Bellané-Chantelot C, Vidau D, Parfait B, Wolkestein P. NF1 molecular characterization and neurofibromatosis type I genotype-phenotype correlation: the French experience. Hum Mutat. 2013; 34: 1510–8.

［4］Nunley KS, Gao F, Albers AC, Bayliss SJ, Gutmann DH. Predictive value of café au lait macules at initial consultation in the diagnosis of neurofibromatosis type 1. Arch Dermatol. 2009; 145: 883–7.

［5］Curless RG, Siatkowski M, Glaser JS, Shatz NJ. MRI diagnosis of NF-1 in children without café-au-lait skin lesions. Pediatr Neurol. 1998; 18: 269–71.

［6］Tadini G, Milani D, Menni F, Pezzani L, Sabatini C, Esposito S. Is it time to change the neurofibromatosis 1 diagnostic criteria? Eur J Intern Med. 2014; 25: 506–10.

［7］Viola F, Villani E, Natacci F, Selicorni A, Melloni G, Vezzola D, et al. Choroidal abnormalities detected by near-infrared reflectance imaging as a new diagnostic criterion for neurofibromatosis 1. Ophthalmogy. 2012; 119: 369–75.

［8］Parrozzani R, Clementi M, Frizziero L, Miglionico G, Perrini P, Caverzan F, Kotsafti O, Comacchio F, Trevisson E, Convento E, Fusetti S, Midena E. In vivo detection of chroidal abnormalities related to NF1: feasibility and comparison with standard NIH diagnosis criteria in pediatric patients. Invest Ophthalmol Vis Sci. 2015; 56: 6036–42.

［9］Evans DG, Bowers N, Burkitt-Wright E, Miles E, Garg S, Scott-Kitching V, Penman-Splitt M, Dobbie A, Howard E, Ealing J, Vassalo G, Wallace AJ, Newman W, Northen UK, NF1 Research Network, Huson SM. Comprehensive RNA analysis of the NF1 gene in classically affected NF1 affected individuals meeting NIH criteria has high sensitivity and mutation negative testing is reassuring in isolated cases with pigmentary features only. EBioMedicine. 2016; 7: 212–20.

［10］Koczkowska M, Chen Y, Callens T, Gomes A, Sharp A, Johnson S, Hsiao MC, Chen Z, Balasubramanian M, Barnett CP, Becker TA, Ben-Shachar S, Bertola DR, Blakeley JO, Burkitt-Wright EMM, Callaway A, Crenshaw M, Cunha KS, Cunningham M, D'Agostino MD, Dahan K, De Luca A, Destrée A, Dhamija R, Eoli M, Evans DGR, Galvin-Parton P, George-Abraham JK, Gripp KW, Guevara-Campos J, Hanchard NA, Hernández-Chico C, Immken L, Janssens S, Jones KJ, Keena BA, Kochhar A, Liebelt J, Martir-Negron A, Mahoney MJ, Maystadt I, McDougall C, McEntagart M, Mendelsohn N, Miller DT, Mortier G, Morton J, Pappas J, Plotkin SR, Pond D, Rosenbaum K, Rubin K, Russell L, Rutledge LS, Saletti V, Schonberg R, Schreiber A, Seidel M, Siqveland E, Stockton DW, Trevisson E, Ullrich NJ, Upadhyaya M, van Minkelen R, Verhelst H, Wallace MR, Yap YS, Zackai E, Zonana J, Zurcher V, Claes K, Martin Y, Korf BR, Legius E, Messiaen LM. Genotype-phenotype correlation in NF1: evidence for a more severe phenotype associated with missense mutations affecting NF1 CODONS 844–848. Am J Hum Genet. 2018; 102(1): 69–87.

［11］DeBella K, Szudek J, Friedman JM. Use of the national institutes of health criteria for diagnosis of neurofibromatosis 1 in children. Pediatrics. 2000; 105(3 Pt 1): 608–14.

［12］Tadini G, Brena M, Gelmetti C, Pezzeni L. Atlas of genodermatoses. Second ed. Boca Raton: CRC Press, Taylor & Francis Group; 2015. ISBN 9781466598355.

［13］Viskochil D, Buchberg AM, Xu G, Cawthon RM, Stevens J, Wolff RK, Culver M, Carey JC, Copeland NG, Jenkins NA, et al. Deletions and a translocation interrupt a cloned gene at the neurofibromatosis type 1 locus. Cell. 1990; 62(1): 187–92.

［14］Oji V, Tadini G, Akiyama M, et al. Revised nomenclature and classification of inherited ichthyoses: results of the first ichthyoses consensus in Sorèze 2009. J Am Acad Dermatol. 2010; 63(4): 607–41.

［15］Riccardi VM. Neurofibromatosis: clinical heterogeneity. Curr Probl Cancer. 1982; 7(2): 1–34.

［16］Fine JD, Bruckner-Tuderman L, Eady RA, et al. Inherited epidermolysis bullosa: updated recommendations on diagnosis and classification. J Am Acad Dermatol. 2014; 70(6): 1103–26.

［17］Maertens O, De Schepper S, Vandesompele J, Brems H, Heyns I, Janssen S, Speleman F, Legius E, Messiaen L. Molecular dissection of isolated features in mosaic neurofibromatosis type 1. Am J Hum Genet. 2007; 81: 243–51.

［18］Tadini G, Personal observations. Unpublished.

［19］Ben-Shachar S, Constantini S, Hallevi H, Sach EK, Upadhyaya M, Evans GD, Huson SM. Increased rate of missense/in-frame mutations in individuals with NF1-related pulmonary stenosis: a novel genotype-phenotype correlation. Eur J Hum Genet. 2013; 21: 535–9.

［20］Tadini G, Brena M, Pezzani L, et al. Nevus anemicus in neurofibromatosis type 1: a potential new diagnostic criterion. J Am Acad Dermatol. 2013; 69: 768–75.

［21］Ferrari F, Masurel A, Olivier-Faivre L, et al. Juvenile xanthogranuloma and nevus anemicus in the diagnosis of neurofibromatosis type 1. JAMA Dermatol. 2014; 150: 42–6.

［22］Hernández-Martín A, García-Martínez FJ, Duat A, López-Martín I, Noguera-Morel L, Torrelo A. Nevus anemicus: a distinctive cutaneous finding in neurofibromatosis type 1. Pediatr Dermatol. 2015; 32: 342–7.

［23］Tadini G, Brena M. Anemic nevus is a new diagnostic criterion for neurofibromatosis type 1. G Ital Dermatol Venereol. 2017; 152(5): 548–549.

［24］Ragge NK, Falk RE, Cohen WE, Murphree AL. Images of Lisch nodules across the spectrum. Eye (Lond). 1993; 7: 95–101.

［25］ Arrington DK, Danehy AR, Peleggi A, Proctor MR, Irons MB, Ullrich NJ. Calvarial defects and skeletal dysplasia in patients with neurofibromatosis type 1. J Neurosurg Pediatr. 2013; 11: 410−6.

［26］ Hu Z, Liu Z, Qiu Y, Xu L, Yan H, Zhu Z. Morphological differences in the vertebrae of scoliosis secondary to neurofibromatosis type I are caused by mutations in the NF1 gene. Am J Med Genet A. 2006; 140: 2749−56.

［27］ DeBella K, Poskitt K, Szudek J, Friedman JM. Use of "unidentified bright objects" on MRI for diagnosis of neurofibromatosis 1 in children. Neurology. 2000; 54(8): 1646−51.

［28］ Lehtonen A, Howie E, Trump D, Huson SM. Behaviour in children with neurofibromatosis type 1: cognition, executive function, attention, emotion, and social competence. Dev Med Child Neurol. 2013; 55: 111−25.

［29］ Steen RG, Taylor JS, Langston JW, Glass JO, Brewer VR, Reddick WE, Mages R, Pivnick EK. Prospective evaluation of the brain in asymptomatic children with neurofibromatosis type 1: relationship of macrocephaly to T1 relaxation changes and structural brain abnormalities. AJNR Am J Neuroradiol. 2001; 22(5): 810−7.

［30］ Margariti PN, Blekas K, Katzioti FG, Zikou AK, Tzoufi M, Argyropoulou MI. Magnetization transfer ratio and volumetric analysis of the brain in macrocephalic patients with neurofibromatosis type 1. Eur Radiol. 2007; 17(2): 433−8.

［31］ Gutmann DH, Parada LF, Silva AJ, Ratner N. Neurofibromatosis type 1: modeling CNS dysfunction. J Neurosci. 2012; 32(41): 14087−93.

第5章

I 型神经纤维瘤病的皮肤表现
Clinical Features of NF1 in the Skin

Michela Brena, Francesca Besagni, Angela Hernandez-Martin, and Gianluca Tadini

牛奶咖啡斑（CALM）[1]

CALM 可能是儿童 NF1 患者最重要的临床症状，几乎所有 NF1 患者都会出现该症状，而且一般是第一个可见症状。CALM 通常在患儿出生时即出现，或者在患儿出生后不久变得明显。尽管在常规体格检查时很容易将 CALM 诊断出来，但在发病初期这种症状可能会被忽视；在少数皮肤整体颜色较为白皙的患儿中，也会很难识别[2]。多个 CALM 的出现可能是 NF1 的早期症状，这提醒医师应密切随访，并进一步检查患者是否有患 NF1 的可能。

典型的 CALM 颜色多变，色调均匀，边界光滑规则（图 5.1 和图 5.2）。它们的大小可以有很大的差别，从几毫米到几厘米不等。其大小一般随着患儿的成长而成比例增大，并且在童年时呈现出较暗的色调，在成年后再次变亮。虽然它们可以在身体的任何地方被发现，但在躯干、臀部和下肢部位更常见，面部较少见，这种分布提示日光照射

与 CALM 发生可能无关[3]。非典型 CALM 可以有锯齿状的轮廓或者呈现更加不规则的形状（图 5.3 和图 5.4），类似于"缅因州海岸线"[2]。

组织学上，CALM 表现为黑素细胞和基底角质形成细胞中黑色素增多，但黑素细胞本身无明显增殖。切片中能观察到大黑素体的存在，同时 NF1 患者的 CALM 中黑素浓度高于 NF1 无关的 CALM。从分子的角度看，已有证据证明，在 CALM 的黑素细胞中，另一条等位基因上的 *NF1* 基因会二次突变[4]。

然而，虽然 CALM 对诊断 NF1 非常有提示意义，但并不能代替病理诊断；约 3% 的新生儿和约 28% 的小学龄儿童中可见非 NF1 相关的 CALM，1% 的儿童和高达 10% 的成人中也可能有混合情况。我们据此推测，CALM 的高携带率，可能与针对 *NF1* 基因的检测率整体较低有关。CALM 的形态越典型，NF1 被证实的可能性就越大，而 CALM 的数量与 NF1 的严重程度之间没有关联[2, 3]。

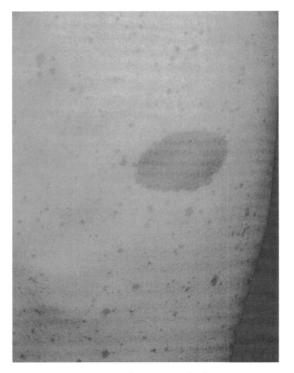

图 5.1　典型 CALM（1）

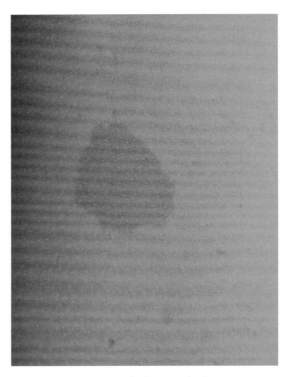

图 5.2　典型 CALM（2）

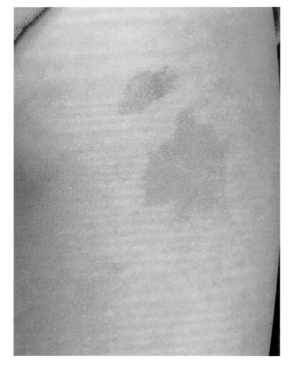

图 5.3　非典型 CALM（1）

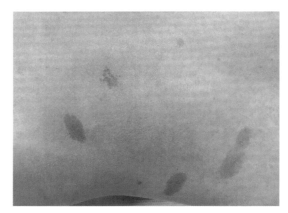

图 5.4　非典型 CALM（2）

小的 CALM 可表现为浅棕色的小的色素病变（1～2 mm），最多见于大的皮肤皱褶上，通常在出生时未出现，而在儿童期（从 2 岁开始）出现并发展（图 5.5 和图 5.6）。传统上这一现象被称为"雀斑"或者"Crowe 征"，但组织学和超微结构观察结果显示，其与 CALM 呈现相同的组织学特点，提示两者可能属于同一疾病。因此，雀斑不应被视为一种单独的临床表现，而应被视为出现在儿童时期的"小牛奶咖啡斑点"（CALM 通常在 4～5 岁以后出现），而这种特殊的临床表现可能和其分布的部位相关[5]。在某些情况下（约 5% 的患者中），病损呈

弥漫的雀斑样，累及整块皮肤，与更典型的 CALM 混合。

CALM 通常是 NF1 唯一的临床表现，约 99% 的 NF1 患者在 1 岁时就会出现这种情况[6]。

区段性着色斑病的特点是马赛克状（棋盘格样）的小色素斑，尤其是位于身体上部，有或没有合并牛奶咖啡斑；黑素细胞痣可能与节段性着色斑病有关（图 5.7），详见第 15 章。嵌合型着色斑病和马赛克型Ⅰ型神经纤维瘤病之间的区别，仍有待于分子水平的解释和阐明[7]。与其他相似病变的鉴别非常重要，比如色素沉着痣、色素嵌合体、先天性黑素细胞痣、棘状痣、黄斑性荨麻疹、炎症后色素沉着。

有几种疾病可能与 CALM 相关，其中最主要的是 Legius 综合征，这是一种由 *SPRED1*（Sprouty-Related，EVH1 domain containing Ⅰ）基因突变引起的常染色体显性遗传病，其与 NF1 的部分临床特征重叠（表 5.1）（参见第 16 章）。

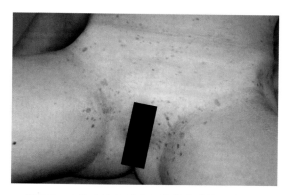

图 5.5　小的 CALM 分布于大的皮肤皱褶处（1）

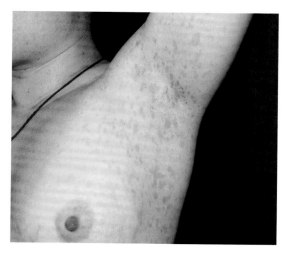

图 5.6　小的 CALM 分布于大的皮肤皱褶处（2）

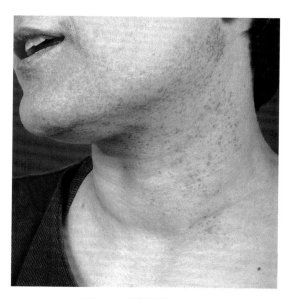

图 5.7　区段性着色斑病

表5.1　其他伴有 CALM 表现的主要疾病

Legius 综合征

McCune-Albright 综合征

Noonan-CFC 综合征

LEOPARD 综合征

Ⅱ型纤维瘤病

共济失调–毛细血管扩张

环状染色体瘤

Mismatch-repair 综合征

结节性硬化

Turner 综合征

Gorlin 综合征

Bloom 综合征

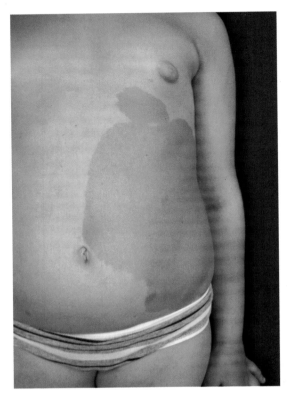

图 5.8　嵌合体型 NF1（1）

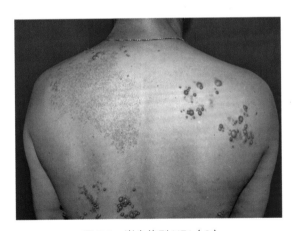

图 5.9　嵌合体型 NF1（2）

区段性 NF1 是 NF1 的一种变异，由 *NF1* 基因在形成受精卵后发生突变造成体细胞嵌合而引起，该病仅出现在部分体段。因此，应称为嵌合体型 NF1（MNF1）（参见第15章）。受累区域可以是身体的1个或多个部分，甚至一半，可呈对称或不对称分布，主要取决于嵌合突变的时间及其影响的细胞谱系[8, 9]（图 5.8 和图 5.9）。据近期 Vàzquez-Osorio 等的综述报道，暂无 MNF1 并发幼年黄色肉芽肿的患者，只报道过1例 MNF1 合并贫血性痣[10]。与全身性 NF1 患者相比，MNF1 患者的表型更温和，临床表现和并发症更少，也由此可能导致对 MNF1 的认知不充分[11-13]。

一般人群中 MNF1 的患病率为 1/36 000～1/40 000（0.000 6%～0.002 7%），但仍可能存在被低估的情况[13]。MNF1 患者也有性腺嵌合体的风险，因此其后代存在患完全 NF1 及其相关并发症的风险[12, 13]。这种突变也有发生恶性肿瘤的风险。尽管其风险低于完全性 NF1，但仍有一些 MNF1 相关恶性肿瘤患者的病例报道[14, 15]。MNF1 患者应接受适当的遗传咨询，因为他们可能有性腺嵌合情况，即使他们仅有轻微的局部表现，甚至仅有色素沉着，也可能生育出全身性 NF1 的后代。

很少有 MNF1 患者接受基因检测，但这对进一步加深对该病的认知非常重要。为了发现体细胞突变并提高疾病的诊断率，应该对患者血液、皮肤组织活检样本（病变皮肤和未受影响皮肤）进行基因检测[10]。

弥漫性色素沉着

NF1 患者常有广泛的散在性皮肤色素沉着，对比其他未受疾病影响家庭成员的肤色，NF1 患者肤色明显加深。这种肤色改变也可以解释区段型 NF1 患者中常见的皮下色素沉着现象[5]。

研究表明，一些 NF1 患者的 CALM 和非 CALM 中的黑素细胞含有巨大的色素颗粒，被称为大黑素体[16]。最近有报道称，来自健康患者的黑素细胞的人原代培养物中，神经纤维蛋白表达的缺失导致黑素小体的亚细胞定位异常[17]。Jennifer Allouche 等强调神经纤维蛋白表达减少对黑素成熟及功能有很大影响。他们认为，在黑素细胞中，神经纤维蛋白的表达减少，导致 MEK/MAPK 和 cAMP 介导的 PKA 通路激活，导致黑素合成酶过度分泌，参与黑素的过度生物合成、黑素小体沉积[18]。

神经纤维瘤[1]

神经纤维瘤是起源于周围神经鞘的良性肿瘤，由 Schwann 细胞、成纤维细胞、神经周细胞、肥大细胞、神经元轴突、内皮细胞和丰富的细胞外基质组成。起始增殖的细胞可能是 Schwann 细胞，这些 Schwann 细胞的 2 个 *NF1* 等位基因上都发生了突变[3]。

神经纤维瘤进一步分为皮肤（真皮）、皮下和丛状 3 种类型。

皮肤型神经纤维瘤表现为橡胶样、外生的软性丘疹和结节，大小在 2 ～ 3 mm 至 1 ～ 2 cm 不等，颜色较浅，随机分布于身体任何部位，沿周围神经走行（图 5.10）。较少见的是发生于皮下的小的质软肿块，皮肤略微凸出呈穹顶状，易触及，边界清晰（纽扣孔状神经纤维瘤）（图 5.11）。这些病

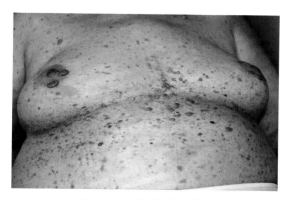

图 5.10 皮肤型神经纤维瘤

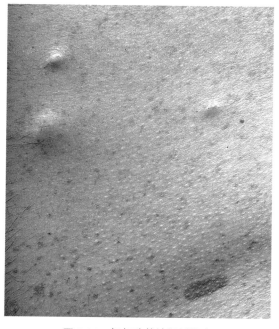

图 5.11 纽扣孔状神经纤维瘤

变通常在青春期出现，患者成年时数量增加；可明显影响患者容貌，并出现局部瘙痒不适（可能由于大量的肥大细胞浸润造成）[2, 3]。肿瘤的发展有两个关键时期，即青春期和妊娠期，因此神经纤维瘤被认为存在激素依赖性，且已经有证据表明，肿瘤细胞表面表达孕酮受体[19, 20]。尽管皮肤神经纤维瘤很少发生恶变，但其数量、大小影响患者美观或造成功能障碍时，仍然需要手术予以切除。然而，即使是完全手术切除，约20%的病例仍会复发[21]。从组织学的观点来看，皮肤神经纤维瘤是一种无包膜的肿瘤，其特征是 Schwann 细胞、成纤维细胞、肥大细胞和神经周细胞共同混嵌在具有可变黏液成分的胶原基质中。

皮下神经纤维瘤表现为皮下橡胶样肿块：皮下肿块常呈弥漫性表现，大小不等，边界模糊，弹性不一。这种情况常可引起疼痛，累及脊髓背根神经节的肿瘤可能导致脊髓受压迫症状。皮下神经纤维瘤触诊可呈结节状或弥漫性，相对较深的病变通常不可触及，需要影像学检查才能观察到（图5.12）。Riccardi 最近的一项研究表明，通过从婴儿期开始，近30年口服酮替芬治疗 NF1，显示可以在肿瘤发展的早期阶段控制神经纤维瘤的增长。这些数据表明，在皮肤神经纤维瘤出现临床症状之前，使用肥大细胞脱颗粒抑制剂治疗 NF1 具有一定的疗效[22]。然而，要证实这一观察结果，还需要进一步的研究。

丛状神经纤维瘤（plexiforms neurofibromas, PN）通常在出生时表现为色素沉着和多毛病变（"母斑"；图5.13 和图5.14），可能在儿童或成年期才出现相应临床症状，逐渐发展为大的皮下软组织肿瘤，并呈镶嵌分布，具有特殊的满袋状，位于皮肤的其他

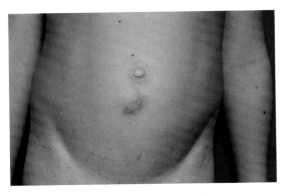

图5.12　皮下神经纤维瘤

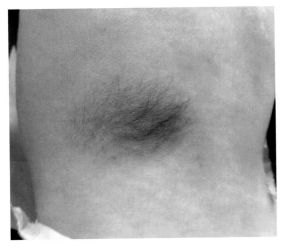

图5.13　丛状神经纤维瘤的"母斑"表现

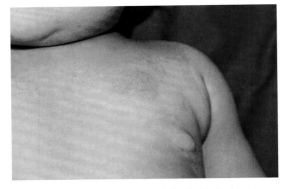

图5.14　丛状神经纤维瘤的"母斑"表现

部位，可能达到巨大的尺寸，成为所谓的"tumeurs royales"（图5.15 和图5.16）。丛状神经纤维瘤起源于 NF1 双等位基因失活

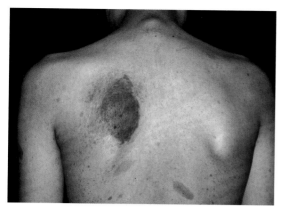

图 5.15　丛状神经纤维瘤（1）

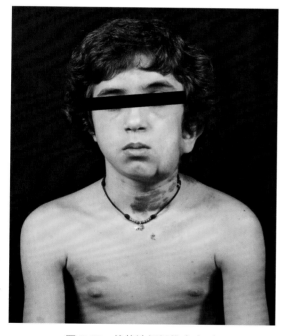

图 5.16　丛状神经纤维瘤（2）

（杂合性缺失，LOH）。组织学上，PN 与孤立性神经纤维瘤相似，由黏液样基质和细胞组成；在神经纤维瘤中，Schwann 细胞是原发性肿瘤细胞，也是唯一 NF1 基因遭受二次打击的细胞。NF1 的失活似乎足以导致丛状神经纤维瘤的发生，而随后的恶性转化可能需要一系列的突变[23]。累及软组织和骨骼的过度生长综合征，在少数情况下也可表

现为丛状神经纤维瘤[1, 3]。从青春期开始，肿瘤增大明显；尽管这种变化在女性中更为明显，但尚未发现任何激素标志物以解释这种变化[19, 24]。一些研究表明，PN 在儿童中的患病率约为 10%，在成年 NF1 患者中则高达 30% ～ 50%[25-27]。

大型弥漫性丛状神经纤维瘤可引起明显疼痛，以及皮肤、皮下组织及相关脏器的变形和受压。这些肿瘤与恶性周围神经鞘瘤（MPNST）的发生有关，MPNST 是一种侵袭性软组织肉瘤（参见第 9 章），对化疗和放疗相对不敏感，治疗预后不佳。虽然丛状神经纤维瘤常在儿童期生长，但是，若肿瘤生长突然加速、疼痛症状出现或加重、发生神经功能障碍，则提示肿瘤有恶性转化的可能。

巨大的生长中的神经纤维瘤，手术治疗有较大局限性，这可能也是 NF1 患病率高的原因之一。目前，针对 MEK1/2 抑制剂在神经纤维瘤中的疗效，一方面，大量临床试验正在进行，同时，结合动物模型的研究也在开展中[28]。

蓝红色斑点是神经纤维瘤病的特征性皮肤病变，虽然很少被提及，但可能在青春期之前或青春期出现。最初病变为黄斑状，随后可能变为隆起或穹顶状，而上覆皮肤保持蓝红色（图 5.17 和图 5.18）。这些病变由位于真皮上部的增生的小血管组成，当血液淤滞或温度过低时，这些血管会使皮肤呈现红色或蓝色。蓝红色斑点的组织学检查提示，厚壁血管主要分布于真皮层上部，且经常上覆皮下神经纤维瘤组织。

假性萎缩性黄斑可在出生或儿童早期出现，呈轻度凹陷，大致呈卵圆形，范围为 5 ～ 10 cm，较正常皮肤质软。触诊时，皮下组织部分缺失。病变与身体发育生长

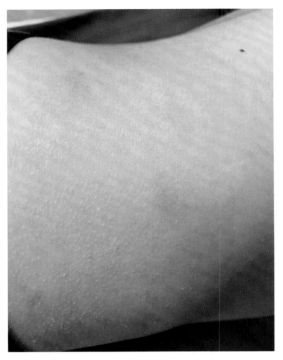

图 5.17　蓝红色斑点（1）

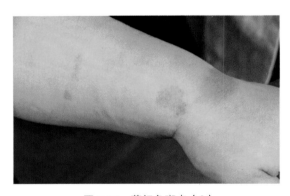

图 5.18　蓝红色斑点（2）

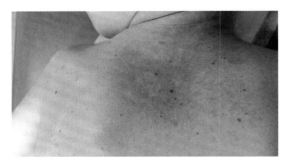

图 5.19　贫血痣

一致，萎缩可能是由于血管周围神经样组织增生导致网状真皮中正常胶原减少所致。假性萎缩性黄斑的组织学特征显示，网状真皮胶原减少，神经样组织弥漫性替代。这些临床症状代表了神经纤维瘤的特殊类型，可以在疾病的早期被发现，并有助于早期诊断[29，30]。

贫　血　痣

贫 血 痣（anemic nevus, AN）是一种先天性、非进行性、血管性皮肤异常，由 Voerner 在 1906 年首先描述[31]。其特点是色泽苍白、有明显的边缘、明确的黄斑区域，常伴有由血管收缩引起的多环状边缘，同时周围皮肤呈红斑状（图 5.19）。AN 可以单发或多发，可能表现为融合性病变，在情绪或温度应激下可见，或通过摩擦皮肤而诱发（图 5.20）。一般来说，这种无症状的病变往往在出生时或儿童早期出现（图 5.21）。受影响皮肤的组织学检查显示表皮正常，真皮血管的大小和结构均无异常。

NF1 和 AN 之间的联系在 1915 年首次被提出[32]，之后才被证实[33，34]。根据这些早期的参考资料，高达 15% 的 NF1 患者中可以出现 AN。直到 2013 年，经过 4 组专家对大量 NF1 患者进行评估后，证明 AN 与 NF1 相关，AN 才在文献中得到进一步的关注[35-39]。回顾性研究得出的发病比例较前瞻性评估低得多，分别为 8.85% 和 51%，可能原因是 AN 在临床上不易察觉，除非有目的地寻找，否则很容易被忽视。此外，第一项研究显示，AN 最常局限于躯体上半部的背部和颈部，后一项研究中则表示，AN 最常见的位置是前胸壁，尤其是胸骨或胸骨旁区域，很少位于面部或其他

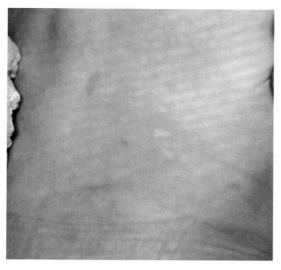

图 5.20　多发贫血痣

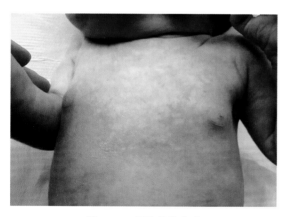

图 5.21　新生儿贫血痣

区域。在两种性别中有相同的发病率，18
岁以下 NF1 患者的发病率比成人高，分别
为 59% 和 36%[36]，年轻人的发病率越来
越高，平均为 7 ～ 10 岁。不能排除 AN 随
年龄增长而自然退化的可能性[37]。

　　乳头状真皮内血管的 α_1 肾上腺素能受
体对儿茶酚胺局部敏感，可使血管呈持续收
缩状态，揭示了 AN 的发病机制[40, 41]。对
该假说的进一步证实来自对服用安非他明
AN 患者的组织学、药理学和交换移植的研
究。移植到正常皮肤上的 AN 保留了苍白的

外观，而转移到 AN 中的正常皮肤仍然是粉
红色的，在苍白的背景下很容易区别，显示
出所有交换移植物中供体占据优势地位[42]。

　　α_1 肾上腺素能受体属于 G 蛋白偶联受
体的跨膜域受体超家族 -7，主要与 Gq/11
家族有关[43]。有研究针对性分析了神经纤
维蛋白（NF1 编码的蛋白质）的额外功能，
即调节 G 蛋白介导的腺苷酸环化酶 / 环磷
酸腺苷途径的能力，这一过程可直接通过
鸟苷三磷酸酶激活蛋白相关结构域，或
间接通过哺乳动物和苍蝇中的其他信号介
质[44]。神经纤维蛋白诱导的腺苷酸环化酶
和（或）与 G 蛋白偶联受体 -α_1 相关的环
磷酸腺苷活性调节缺陷，可能导致 α 肾上
腺素能信号的永久激活，继而皮肤血管收
缩增强。AN 的局限性和多灶性皮肤分布，
也可由体细胞或二次突变来解释，类似于
在 CALM、血管球瘤或神经纤维瘤中观察
到的情况[45]。

幼年黄色肉芽肿

　　幼年黄色肉芽肿（juvenile xanthogranuloma,
JXG）是最常见的非 langerhans（朗格汉斯）
细胞组织细胞增生症，最初表现为无症状的
红棕色橡胶状丘疹，迅速变成黄橙色丘疹或
结节，通常为孤立性，多见于头颈部（图
5.22）。它出现在儿童早期，45% ～ 70% 的
病例发生在出生后的第 1 年，高达 35% 的
患者出生时即存在该病变[46]。病灶自发愈
合，有些伴有萎缩性瘢痕。5% ～ 10% 的
NF1 患者会发生 JXG，常见于 2 岁以下的
儿童[47]。1937 年 Lamb 和 Lain 首次报道
了它与 NF1 的联系[48]，之后又有多个病
例报道[49-56]。其中男性发病率高（性别
比 =2.5），NF1 患者中可有多处病变，多见

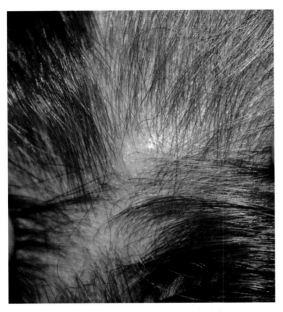

图 5.22　黄色细胞瘤

于生殖器区域，而单纯 JXG 病变通常为孤立性丘疹或结节。

　　JXG 和 NF1 之间的关系尚不明确。尽管有研究发现，在 Erdheim-Chester 病（也是一种非朗格汉斯细胞组织细胞增生症）中存在 Ras 突变[57]，但 JXG 中 Ras 通路的改变尚未被证实。JXG 可能与 NF1 基因的杂合性缺失有关，就像 NF1 的其他皮肤表现一样[58]。

　　NF1 患者中 JXG 的存在被认为是远期罹患青少年慢性粒单核细胞白血病（juvenile chronic myelomonocytic leukemia, JCMML）的危险信号[59-65]。

　　NF1、JXG 和 JCMML 的同时发病相对罕见，文献报道约有 20 例，第一例于 1958 年报道[66]。1995 年，Zvulunov 等得出的结论是，这种三联征发生率可能是预期的 30 ~ 40 倍。患有 NF1 和 JXG 的儿童发生 JCMML 的风险可能是单患 NF1 儿童的 20 ~ 32 倍[67]。然而，方法和统计上的局限

性可能会导致对这种关联的高估[63]。在至少 2 项针对伴发 JXG 的 NF1 患者的回顾性研究中，未发现 JCMML 发病率增加。在 20 名 2 岁以下的 NF1 患儿中，30% 发现 JXG，但 NF1 和 JXG 患者在诊断时或随访期间均未发现 JCMML[37, 47]。这些作者认为，先前关于 JXG 与 JCMML 相关性的文章可能包括具有 NF1 特征的患者，他们实际上可能患有与错配修复基因（如 MSH6）缺失相关的癌症易感综合征[58]。最近，另一项回顾性病例对照研究，比较了罹患 NF1 及恶性肿瘤的患儿、性别和年龄匹配的 NF1 但无恶性证据的患儿：该研究未发现Ⅰ型神经纤维瘤病患儿与 JXG 相关的恶性肿瘤风险增加。因为 JXG 和恶性肿瘤都与 NF1 相关，它们在同一个患者身上共存可能是一种巧合。无论是否存在 JXG，NF1 患者都应监测其恶性转变进程[68]。

血 管 球 瘤

　　血管球瘤是一种良性肿瘤，起源于血管球体，而血管球体是一种特殊的温度调节器官，主要分布在手指和脚趾位置（图 5.23）[69]。病变通常位于肢端，尤其是指

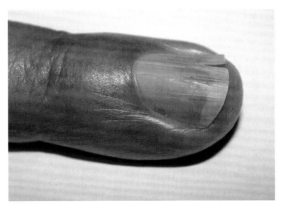

图 5.23　血管球瘤

甲下方，其特征是施加压力或温度变化时出现阵发性疼痛。血管球体是一个受高度神经支配的病变结构，包括一个入球小动脉、一个动静脉吻合（Suquet-Hoyer canal）和一个出球小静脉。周围有同心圆状排列、可收缩的 α-平滑肌肌动蛋白（α-SMA）阳性血管球细胞。局部升温可引起的血管球体收缩，导致动静脉吻合关闭，迫使血液通过远端指骨的毛细血管网循环散热[70]。低温则导致血管球体迅速松弛，开放动静脉交通以保温。NF1 与血管球瘤相关的第一篇文献，由 Klaber R. 等于 1938 年发表[71]。Brems H. 等则最先提供了在手指和脚趾血管球瘤与 NF1 相关的遗传和分子证据[72]。

NF1 双等位基因失活是 NF1 相关肿瘤的常见致病机制；这些机制导致 MAPK 通路的激活，这与其他 *NF1* 双等位基因失活相关的肿瘤细胞中所观察到的现象一样[73, 74]。在 NF1 患者中，血管球瘤通常是多发性和复发性的，但在儿童中很少见，据估计，在成人 NF1 患者中的患病率为 5% 左右[75]。

其他皮肤表现

瘙痒影响了 20% 的 NF1 患者的生活质量。瘙痒被认为是由于皮肤中的肥大细胞增多所致，但事实并非如此。与普通人群相比，瘙痒患者的血浆组胺水平似乎没有任何差异。然而，许多患者的瘙痒局限于神经纤维瘤处，在该区域可以检测到肥大细胞的增多；应用酮替芬能有效抑制局部瘙痒症状[76]。

在 10% 的患者中可以发现类似于结节性硬化症的低色素卵圆形斑点，但到目

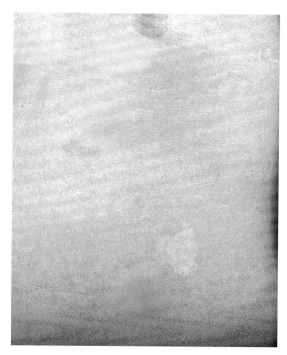

图 5.24　结节性硬化症的低色素卵圆形斑点

前，还没有研究描述其患病率、数量和形态（图 5.24）[77]。

NF1 患者的皮肤柔软是一种主观感觉，而超过 40% 的患者都有此体征[5]。

牙龈肿大，是指由于细胞数量增加而导致附着龈过度生长，是 NF1 患者尤其是儿童患者的常见表现。患者通常表现为牙龈单侧无压痛性肿胀，无嵌合迹象。患者可能出现缺牙、阻生牙和（或）错位牙。在极少数情况下，NF1 患者可能出现牙龈黑色素沉着。色素沉着是对称性的、持久的，可以发生在所有种族的任何年龄，年龄、种族和性别之间没有相关性[78]。

NF1 患者可罹患口腔和口周软组织神经纤维瘤、继发性牙周炎、阻生牙和多生牙、牙槽突增厚、牙间距改变、牙齿形态变化和Ⅲ类磨牙关系等（图 5.25）。若病变是位于口腔软组织、上颌骨和下颌骨中的

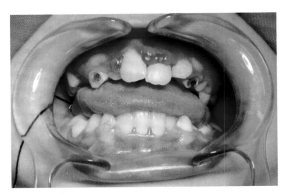

图 5.25 口腔软组织的神经纤维瘤

丛状神经纤维瘤，则其中 8% ~ 13% 的患者有恶性转化的可能性[79]。除了舌肌组织内存在神经纤维瘤外，还报道了丛状神经纤维瘤引起的巨舌和菌状乳头增大[80, 81]。面部骨骼异常，则包括下颌骨神经管增粗，冠突、乙状切迹增大和下颌骨后缘压迹也有报道。龋齿与 NF1 之间的关系尚不清楚，但肯定与这些患者牙齿异常导致的口腔卫生不良有关[78]。

据 Koplon BS 等、Kwon IH 等和 Sandoval Tress C 报道，3 名患者的脊髓灰质炎与孤立性神经纤维瘤可能存在关联[82-84]，组织学表现为毛囊内黑素细胞数量和黑色素均明显减少的神经纤维瘤。有人提出，头皮神经纤维瘤患者的头发白化是自身免疫机制引起的，在这种机制中，神经纤维瘤的细胞毒性 T 细胞可能与神经纤维瘤上毛囊的黑素细胞发生交叉反应，从而导致毛囊破坏[83]。Neri 等最近报道了一个家族性病例，其中两兄弟患有 NF1 和头皮丛状神经纤维瘤上白发症；这些病例的特点是白发症的相似度和位置相同[85]。

Madeira LG 等在一项研究发现，NF1 患者的体温调节能力显著降低，这可能导

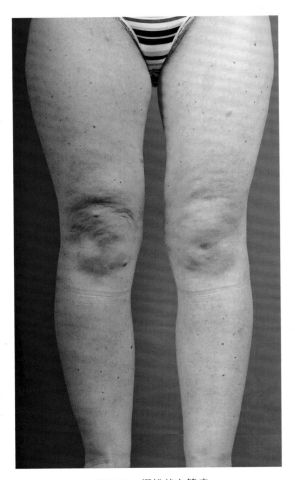

图 5.26 樱桃状血管瘤

致患者的有氧运动能力减弱、日常体育活动减少，增加热损伤及相关疾病的风险。上述结果提示，自主神经病变可能是 NF1 患者产生热耐受和运动耐受降低的主要机制[86]。

樱桃状血管瘤，通常有过早发育的外观，在手臂和腿部异位分布（图 5.26），相较于未受影响的亲属或普通人群，该体征在 NF1 患者中更为常见（个人观察结果，尚未发表）[1]。

（田卓炜　译）

参考文献

［1］ Tadini G, Brena M, Gelmetti C, Pezzani L. Chapter 11: Neurocutaneous syndromes. In: Atlas of genodermatoses. 2nd ed. Boca Raton: CRC Press/Taylor & Francis Group; 2015. ISBN 9781466598355.

［2］ Shah KN. The diagnostic and clinical significance of café-au-lait macules. Pediatr Clin N Am. 2010; 57(5): 1131−53.

［3］ Hernández-Martín A, Duat-Rodríguez A. An update on neurofibromatosis type 1: not just Café-au-Lait spots, freckling, and neurofibromas. An update. Part I. dermatological clinical criteria diagnostic of the disease. Actas Dermosifiliogr. 2016; 107(6): 454−64.

［4］ Maertens O, de Schepper S, Vandesompele J, Brems H, Heyns I, Janssens S, et al. Molecular dissection of isolated disease features in mosaic neurofibromatosis type 1. Am J Hum Genet. 2007; 81: 243−51.

［5］ Tadini G, Milani D, Menni F, Pezzani L, Sabatini C, Esposito S. Is it time to change the neurofibromatosis 1 diagnostic criteria? Eur J Intern Med. 2014; 25(6): 506−10.

［6］ Yao R, Wang L, Yu Y, Wang J, Shen Y. Diagnostic value of multiple café-au-lait macules for neurofibromatosis 1 in Chinese children. J Dermatol. 2016; 43(5): 537−42.

［7］ Tadini G, Brena M, Gelmetti C, Pezzani L. Chapter 17 disorders of pigmentation. In: Atlas of genodermatoses. 2nd ed. Boca Raton: CRC Press/Taylor & Francis Group; 2015. ISBN 9781466598355.

［8］ Ruggieri M, Huson SM. The clinical and diagnostic implications of mosaicism in the neurofibromatoses. Neurology. 2001; 56: 1433−43.

［9］ Ruggieri M, Pavone P, Polizzi A, et al. Ophthalmological manifestations in segmental neurofibromatosis type 1. Br J Ophthalmol. 2004; 88: 1429−33.

［10］ Vázquez-Osorio I, Duat-Rodríguez A, García-Martínez FJ, Torrelo A, Noguera-Morel L, Hernández-Martín A. Cutaneous and systemic findings in mosaic neurofibromatosis type 1. Pediatr Dermatol. 2017; 34(3): 271−6.

［11］ Adigun CG, Stein J. Segmental neurofibromatosis. Dermatol Online J. 2011; 17: 25. 14.

［12］ Moss C, Green SH. What is segmental neurofibromatosis? Br J Dermatol. 1994; 130: 106−10.

［13］ García-Romero MT, Parkin P, Lara-Corrales I. Mosaic neurofibromatosis type 1: a systematic review. Pediatr Dermatol. 2016; 33(1): 9−17.

［14］ Dang JD, Cohen PR. Segmental neurofibromatosis of the distal arm in a man who developed Hodgkin lymphoma. Int J Dermatol. 2009; 48: 1105−9.

［15］ Kajimoto A, Oiso N, Fukai K, et al. Bilateral segmental neurofibromatosis with gastric carcinoma. Clin Exp Dermatol. 2007; 32: 43−4.

［16］ Martuza RL, Philippe I, Fitzpatrick TB, Zwaan J, Seki Y, Lederman J. Melanin macroglobules as a cellular marker of neurofibromatosis: a quantitative study. J Invest Dermatol. 1985; 85(4): 347−50.

［17］ De Schepper S, Boucneau JM, Westbroek W, Mommaas M, Onderwater J, Messiaen L, Naeyaert JM, Lambert JL. Neurofibromatosis type 1 protein and amyloid precursor protein interact in normal human melanocytes and colocalize with melanosomes. J Invest Dermatol. 2006; 126(3): 653−9.

［18］ Allouche J, Bellon N, Saidani M, Stanchina-Chatrousse L, Masson Y, Patwardhan A, et al. In vitro modeling of hyperpigmentation associated to neurofibromatosis type 1 using melanocytes derived from human embryonic stem cells. Proc Natl Acad Sci U S A. 2015; 112(29): 9034−9.

［19］ Tucker T, Friedman JM, Friedrich RE, Wenzel R, Funsterer C, Mautner VF. Longitudinal study of neurofibromatosis 1 associated plexiform neurofibromas. J Med Genet. 2009; 46: 81−5.

［20］ McLaughlin ME, Jacks T. Neurofibromatosis type 1. Methods Mol Biol. 2003; 222: 223−37.

［21］ Haworth KB, Arnold MA, Pierson CR, Choi K, Yeager ND, Ratner N, Roberts RD, Finlay JL, Cripe TP. Immune profiling of NF1-associated tumors reveals histologic subtype distinctions and heterogeneity: implications for immunotherapy. Oncotarget. 2017; 8(47): 82037−48.

［22］ Riccardi VM. Ketotifen suppression of NF1 neurofibroma growth over 30 years. Am J Med Genet A. 2015; 167(7): 1570−7.

［23］ Pemov A, Li H, Patidar R, Hansen NF, Sindiri S, Hartley SW, Wei JS, Elkahloun A, Chandrasekharappa SC, Boland JF, Bass S, Mullikin JC, Khan J, Wideman BC, Wallace MR, Stewart DR, NISC Comparative Sequencing Program, CI DCEG Cancer Genomics Research Laboratory. The primacy of NF1 loss as the driver of tumorigenesis in neurofibromatosis type 1-associated plexiform neurofibromas. Oncogene. 2017; 36(22): 3168−77.

［24］ Dagalakis U, Lodish M, Dombi E, Sinaii N, Sabo J, Baldwin A, et al. Puberty and plexiform neurofibroma tumor growth in patients with neurofibromatosis type I. J Pediatr. 2014; 164: 620−4.

［25］ Duat Rodriguez A, Martos Moreno GA, Martin Santo-Domingo Y, Hernandez Martin A, Espejo-Saavedra Roca JM, Ruiz-Falco Rojas ML, et al. Phenotypic and genetic features in neurofibromatosis type 1 in children. An Pediatr (Barc). 2015; 83: 173−82.

［26］ Duong TA, Bastuji-Garin S, Valeyrie-Allanore L, Sbidian E, Ferkal S, Wolkenstein P. Evolving pattern with age of cutaneous signs in neurofibromatosis type 1: a cross-sectional study of 728 patients. Dermatology. 2011; 222: 269−73.

［27］ Hirbe AC, Gutmann DH. Neurofibromatosis type 1: a multidisciplinary approach to care. Lancet Neurol. 2014 Aug; 13(8): 834−43.

［28］ Rauen KA, Huson SM, Burkitt-Wright E, Evans DG, Farschtschi S, Ferner RE, et al. Recent developments in neurofibromatoses and RASopathies: management, diagnosis and current and future therapeutic avenues. Am J Med Genet A. 2015; 167A: 1−10.

［29］ Westerhof W, Konrad K. Blue-red macules and pseudoatrophic macules: additional cutaneous signs in neurofibromatosis. Arch Dermatol. 1982; 118: 577−81.

［30］ Zeller J, Wechsler J, Revuz J, Wolkenstein P. Blue-red macules and pseudoatrophic macules in neurofibromatosis 1. Ann Dermatol Venereol. 2002; 129(2): 180−1.

［31］Voerner H. Über Naevus anaemicus. Arch Dermatol Syph. 1906; 82: 391–8.

［32］Naegeli O. Naevi anaemici und Reckinghausensche Krankheit. Arch Dermatol Syph. 1915; 121: 742–5.

［33］Fleisher TL, Zeligman I. Nevus anemicus. Arch Dermatol. 1969; 100: 750–5.

［34］Degos R, Schnitzler L, Barrau-Fusade C. Anemic nevus and Recklinghausen's neurofibromatosis. Apropos of a case. Bull Soc Fr Dermatol Syphiligr. 1970; 77: 800–2.

［35］Tadini G, Brena M, Pezzani L, et al. Anemic nevus in neurofibromatosis type 1. Dermatology. 2013; 226: 115–8.

［36］Marque M, Roubertie A, Jaussent A, et al. Nevus anemicus in neurofibromatosis type 1: a potential new diagnostic criterion. J Am Acad Dermatol. 2013; 69: 768–75.

［37］Ferrari F, Masurel A, Olivier-Faivre L, et al. Juvenile xanthogranuloma and nevus anemicus in the diagnosis of neurofibromatosis type 1. JAMA Dermatol. 2014; 150: 42–6.

［38］Hernández-Martín A, García-Martínez FJ, Duat A, López-Martín I, Noguera-Morel L, Torrelo A. Nevus anemicus: a distinctive cutaneous finding in neurofibromatosis type 1. Pediatr Dermatol. 2015; 32(3): 342–7.

［39］Tadini G, Brena M. Anemic nevus is a new diagnostic criterion for neurofibromatosis type 1. G Ital Dermatol Venereol. 2017; 152(5): 548–549.

［40］Greaves MW, Birkett D, Johnson C. Nevus anemicus: a unique catecholamine-dependent nevus. Arch Dermatol. 1970; 102: 172–6.

［41］Mountcastle EA, Diestelmeier MR, Lupton GP. Nevus anemicus. J Am Acad Dermatol. 1986; 14: 628–32.

［42］Daniel RH, Hubler WR Jr, Wolf JE Jr, Holer WR. Nevus anemicus: donor-dominant defect. Arch Dermatol. 1977; 113: 53–6.

［43］Graham RM, Perez DM, Hwa J, Piascik MT. Alpha 1-adrenergic receptor subtypes: molecular structure, function and signaling. Cir Res. 1996; 78: 737–49.

［44］Tong J, Hannan F, Zhu Y, Bernards A, Zhong Y. Neurofibromin regulates G protein-stimulated adenylyl cyclase activity. Nat Neurosci. 2002; 5: 95–6.

［45］Jouhilahti EM, Peltonen S, Heape AM, Peltonen J. The pathoetiology of neurofibromatosis 1. Am J Pathol. 2011; 178: 1932–9.

［46］Jansen D. Juvenile xanthogranuloma in childhood and adolescence: a clinicopathologic study of 129 patients from the Kiel pediatric tumor registry. Am J Surg Pathol. 2005; 29(8): 1118.

［47］Cambiaghi S, Restano L, Caputo R. Juvenile xanthogranuloma associated with neurofibromatosis 1: 14 patients without evidence of hematologic malignancies. Pediatr Dermatol. 2004; 21(2): 97–101.

［48］Lamb JH, Lain ES. Nevo xanthoendothelioma: its relationship to juvenile xanthoma. South Med J. 1937; 30: 585–94.

［49］Nomland R. Nevo xanthro-endothelioma; a benign xanthromatous disease of infants and children. J Invest Dermatol. 1954; 22(3): 207–15.

［50］Marten R. Naevo xanthoendothelioma with pigmentary abnormalities. Br J Dermatol. 1960; 72: 308.

［51］Jensen NE, Sabharwal S, Walker AE. Naevoxanthoendothelioma and neurofibromatosis. Br J Dermatol. 1971; 85(4): 326–30.

［52］Sourreil P, Beylot C, Bioulac P. Xanthogranulome juvénile associé à la maladie de Recklinhausen: a propos de 3 cas. J Med Lyon. 1972; 53(232): 1165–71.

［53］Newell GB, Stone OJ, Mullins JF. Juvenile xanthogranuloma and neurofibromatosis. Arch Dermatol. 1973; 107(2): 262.

［54］Smitt JH. Juvenile xanthogranuloma in neurofibromatosis type I. Br J Dermatol. 1991; 125(4): 390.

［55］Ackerman CD, Cohen BA. Juvenile xanthogranuloma and neurofibromatosis. Pediatr Dermatol. 1991; 8(4): 339–40.

［56］Tan HH, Tay YK. Juvenile xanthogranuloma and neurofibromatosis 1. Dermatology. 1998; 197(1): 43–4.

［57］Emile JF, Diamond EL, Helias-Rodzewicz Z, et al. Recurrent RAS and PIK3CA mutations in Erdheim-Chester disease. Blood. 2014; 124: 3016–9.

［58］Paulus S, Koronowska S, Folster-Holst R. Association between juvenile myelomonocytic leukemia, juvenile xanthogranulomas and neurofibromatosis type 1: case report and review of the literature. Pediatr Dermatol. 2017; 34(2): 114–8.

［59］Dehen L, Zeller J, Cosnes A, Bernaudin F, Roujeau JC, Revuz J. Xanthogranulomes, neurofibromatose de type 1 et leucémie myélomonocytaire spontanément résolutive. Ann Dermatol Venereol. 1990; 117(11): 812–4.

［60］Morier P, Mérot Y, Paccaud D, Beck D, Frenk E. Juvenile chronic granulocytic leukemia, juvenile xanthogranulomas, and neurofibromatosis: case report and review of the literature. J Am Acad Dermatol. 1990; 22(5, pt 2): 962–5.

［61］Song M, Gheeraert P, Jonckheer T, Otten J, Achten G. Xanthomes, neurofibromatose et leucémie chez l'enfant. Dermatologica. 1984; 168(3): 138–40.

［62］Raygada M, Arthur DC, Wayne AS, Rennert OM, Toretsky JA, Stratakis CA. Juvenile xanthogranuloma in a child with previously unsuspected neurofibromatosis type 1 and juvenile myelomonocytic leukemia. Pediatr Blood Cancer. 2010; 54(1): 173–5.

［63］Gutmann DH, Gurney JG, Shannon KM. Juvenile xanthogranuloma, neurofibromatosis 1 and juvenile chronic myeloid leukemia. Arch Dermatol. 1996; 132(11): 1390–1.

［64］Benessahraoui M, Aubin F, Paratte F, Plouvier E, Humbert P. Leucémie myélomonocytaire ju-vénile, xanthomes et neurofibromatose de type 1. Arch Pediatr. 2003; 10(10): 891–4.

［65］Shin HT, Harris MB, Orlow SJ. Juvenile myelomonocytic leukemia presenting with features of hemophagocytic lymphohistiocytosis in association with neurofibromatosis and juvenile xanthogranulomas. J Pediatr Hematol Oncol. 2004; 26(9): 591–5.

［66］Royer P, Blondet C, Guihard J. Xantho-leukemia in infants & Recklinghausen's neurofibromatosis. Sem Hop. 1958; 34: 1504–13.

［67］Zvulunov A, Barak Y, Metzker A. Juvenile xanthogranuloma, neurofibromatosis, and juvenile chronic myelogenous leukemia. World statistical analysis. Arch Dermatol. 1995; 131(8): 904–8.

［68］Liy-Wong C, Mohammed J, Carleton A, Pope E, Parkin P, Lara-Corrales I. The relationship between neurofibromatosis type 1, juvenile xanthogranuloma, and malignancy: a retrospective case-control study. J Am Acad Dermatol. 2017; 76(6): 1084–7.

［69］Rettig AC, Strickland JW. Glomus tumor of the digits. J

Hand Surg [Am]. 1977; 2: 261−5.

[70] McDermott EM, Weiss AP. Glomus tumors. J Hand Surg [Am]. 2006; 31: 1397−400.

[71] Klaber R. Morbus Recklinghausen with glomoid tumors. Proc Roy Soc Med. 1938; 31: 347.

[72] Brems H, Park C, Maertens O, Pemov A, Messiaen L, Upadhyaya M, et al. Glomus tumors in neurofibromatosis type 1: genetic, functional, and clinical evidence of a novel association. Cancer Res. 2009; 69: 7393−401.

[73] Maertens O, Prenen H, Debiec-Rychter M, et al. Molecular pathogenesis of multiple gastrointestinal stromal tumors in NF1 patients. Hum Mol Genet. 2006; 15: 1015−23.

[74] Cichowski K, Santiago S, Jardim M, Johnson BW, Jacks T. Dynamic regulation of the Ras pathway via proteolysis of the NF1 tumor suppressor. Genes Dev. 2003; 17: 449−54.

[75] Kumar MG, Emnett RJ, Bayliss SJ, Gutmann DH. Glomus tumors in individuals with neurofibromatosis type 1. J Am Acad Dermatol. 2014; 71: 44−8.

[76] Yoshida Y, Adachi K, Yamamoto O. Local mast cell histamine and plasma histamine levels in neurofibromatosis type 1. Acta Derm Venereol. 2010; 90(6): 637−9.

[77] Hernández-Martín A, Duat-Rodríguez A. An update on neurofibromatosis type 1: not just Café-au-Lait spots and freckling. part II. Other skin manifestations characteristic of NF1. NF1 and Cancer. Actas Dermosifiliogr. 2016; 107(6): 465−73.

[78] Javed F, Ramalingam S, Ahmed HB, Gupta B, Sundar C, Qadri T, Al-Hezaimi K, Romanos GE. Oral manifestations in patients with neurofibromatosis type-1: a comprehensive literature review. Crit Rev Oncol Hematol. 2014; 91(2): 123−9.

[79] Evans DG, Baser ME, McGaughran J, Sharif S, Howard E, Moran A. Malignant peripheral nerve sheath tumours in neurofibromatosis 1. JMed Genet. 2002; 39: 311−4.

[80] Neville BW, Damm DD, Allen CM, Bouquot JE. Oral and maxillofacialpathology. 2nd ed. Philadelphia: Elsevier; 2002. p. 457−61.

[81] Kumar CA, Jagat Reddy RC, Gupta S, Laller S. Oral hamartomas with von Recklinghausen disease. Ann Saudi Med. 2011; 31: 428−30.

[82] Koplon BS, Shapiro L. Poliosis overlying a neurofibroma. Arch Dermatol. 1968; 98: 631−3.

[83] Kwon IH, Cho YJ, Lee SH, Lee JH, Cho KH, Kim JA, Moon SE. Poliosis circumscripta associated with neurofibroma. J. Dermatol. 2005; 32: 446−9. 14.

[84] Sandoval-Tress C, Nava-Jiménez G. Poliosis circumscripta associated with neurofibromatosis 1. Australas J Dermatol. 2008; 49(3): 167−8.

[85] Neri I, Liberati G, Piraccini BM, Patrizi A. Poliosis and neurofibromatosis type 1: two familiar cases and review of the literature. Skin Appendage Disord. 2017; 3(4): 219−21.

[86] Madeira LG, Passos RL, Souza JF, Rezende NA, Rodrigues LO. Autonomic thermoregulatory dysfunction in neurofibromatosis type 1. Arq Neuropsiquiatr. 2016; 74(10): 796−802.

第 6 章

I 型神经纤维瘤病的眼部表现
Ocular Manifestations in Neurofibromatosis Type 1

Maura Di Nicola and Francesco Viola

引　言

I 型神经纤维瘤病（NF1），也称为 von Recklinghausen 病，是一种由编码神经纤维瘤蛋白的单基因缺陷引起的遗传病。神经纤维瘤蛋白是一种参与细胞周期调控的细胞质蛋白[1-3]，作为 Ras 原癌基因的负调控因子，对细胞生长起关键作用[4, 5]。

NF1 具有典型的 Mendelian（孟德尔）遗传模式，为常染色体显性遗传，具有完全外显率，但表达可变[2]。全世界发病率为 1/2 500～1/3 500，没有性别或种族差异[1-3]。考虑到 NF1 基因的自发突变率较高（约 1∶10 000），大约 50% 的病例是由散发性突变引起的[1]。偶可发生体细胞嵌合突变，也可导致节段性 NF1，其疾病特征仅在身体某些部位显示，包括眼部[6]。目前，基因检测可用来识别 NF1 基因的特定突变并明确诊断。然而，由于基因检测的复杂性、缺陷的多样性和缺乏聚类性以及假基因的存在，诊断仍然需要结合临床[1]。

为规范临床医师对该病的认识，1998 年美国国立卫生研究院（NIH）制定了以下临床诊断标准[7]：

（1）6 个或以上的牛奶咖啡斑，青春期前最大直径 5 mm 以上，青春期后 15 mm 以上。

（2）2 个或以上任意类型神经纤维瘤或 1 个丛状神经纤维瘤。

（3）腋窝或腹股沟褐色雀斑。

（4）视神经胶质瘤。

（5）2 个或以上 Lisch 结节。

（6）明显的骨骼病变（蝶骨、长骨）。

（7）一级亲属中有确诊 NF1 的患者。

上述标准满足 2 条或以上者便可确诊。这些临床表现多与年龄相关，95% 左右的患者在 8 岁时达到诊断标准，20 岁时基本全部达到诊断标准[8]。最常见的眼部表现为 Lisch 结节（50%～90%）[9]，其次为视神经胶质瘤（15% 左右）[10] 和丛状神经纤维瘤（10% 以下）[11]，这些 NF1 的特征性病变表明眼科医师在该疾病的诊断中的重要作用。

眼 附 属 器

NF1 最常见的眼附属器表现是丛状神经纤维瘤（plexiform neurofibromas, PN），尽管其总体发病率如前所述相当低（低于 10% 儿童 NF1 患者）[11]。PN 是一种复杂的神经鞘肿瘤，可沿多种神经分支走行，有发生恶变的风险。相反，弥散性神经纤维瘤（真皮或皮下）起源于小神经或神经末梢，多在老年出现，没有恶变的风险[11]。

大多数 PN 是在儿童早期（通常在 5 岁之前）发现的，在这一时期以及青春期和妊娠期间疾病可迅速发展。临床上通常表现为上睑下垂（上睑外侧浸润为主的"S 形下垂"）、眼球凸出、眼睑肿胀、眼眶畸形和斜视[1, 11, 12]。PN 可累及上睑、眉毛、眼眶和颞部，可发展至毁容的程度[1, 11]。除了影响外观，50% 的儿童还可能会出现视力下降和视力丧失、屈光或斜视性弱视（少见）[13]。

PN 罕见的继发并发症之一是蝶骨翼发育不良，定义为构成眶后外侧壁的蝶骨缺失或明显变薄。1% ～ 6% 的儿童 NF1 患者中发现此种并发症，通常于丛状神经纤维瘤的同侧发现[14]。前颞叶经此骨缺失处凸入眼眶，引起眼球凸出、搏动性眼球凸出、斜视和视神经受压[11]。

NF1 患者通常不需要活检进行诊断。然而所有新诊断为 PN 的儿童，无论是否诊断为 NF1，都应进行脑和眼眶 MRI 检查[11]。

手术是 PN 主要的治疗方法，但本章不做具体描述。需要强调的是，该无包膜、血管源性肿瘤具有一定的浸润性，这增加了术后复发和术中出血等并发症的风险[1, 15]。部分学者认为，在一些特定病例中，只需要通过 MRI 进行密切观察随访[11]。手术的主要适应证包括肿瘤引起解剖和功能损伤（弱

视、视神经病变、角膜暴露）的临床进展及面部畸形等[15]。

关于治疗时机和方式的选择，一个由三级护理中心专家组成的多学科工作组提出了一份关于 PN 眼科监测和管理的共识声明，如下所述[11]：

（1）对于涉及眼睑、眼眶、眶周组织和面部结构的丛状神经纤维瘤，采用统一的术语"眶周丛状神经纤维瘤"或 OPPN。

（2）8 岁前儿童 OPPN 快速生长的风险最高。建议每 6 个月进行一次全面的眼科评估，直到视觉发育成熟。之后检查频率视临床进程决定。

（3）OPPN 局限于上眼睑的患者可能不需要神经影像学检查。对于眼眶、眶周或面部受累的患者，应进行有或无眼眶、面部和海绵窦对比的高分辨率 MRI 扫描。

（4）上睑下垂、泪道受累或弱视等眼科问题应进行治疗，除斜视手术外，其他建议早期干预。对于眼眶或眶周肿瘤引起的斜视，当肿瘤处于快速生长期时，斜视手术后复发的风险很高。弱视和屈光不正等相关问题应积极处理，如果临床条件允许，应推迟手术，直到肿瘤生长稳定。

（5）减瘤手术的指征为以下几点：

a. 视力下降。

b. 进行性生长的肿瘤累及重要结构。

c. 进行性外观损害或功能下降。

对于老年和成年患者，手术效果较好。而年轻患者复发风险高，需要多次手术治疗。

（6）生物制剂（即 MEK 抑制剂）的临床试验正在进行中，暂时没有明确结论。

眼 前 节

Lisch 结节（图 6.1）是 NF1 最常见的

眼前节表现，是该疾病特有的，因此被认为是 NF1 标志性表现之一[1]。Lisch 结节属于虹膜黑素细胞错构瘤，由梭形细胞在虹膜前表面凝聚而成[16]。偶尔可以肉眼观察到结节，但通常需要裂隙灯检查来评估结节的确切数量和位置。成人 Lisch 结节缺乏固有的血管系统，表现为多发性双侧虹膜隆起结节，位于虹膜的下半部，颜色可为白色、黄色或棕色[8, 9, 17]。

Lisch 结节在早期可能不明显，但随着年龄增大逐渐变得明显，因此其与年龄相关，但与疾病严重程度、牛奶咖啡斑数量或神经纤维瘤的数量不相关[1, 17]。将不同年龄组 Lisch 结节的患病率纳入研究，Beauchamp 发现，所有确诊的成人 NF1 患者都罹患 Lisch 结节，而其在儿童中的患病率较低（在 10 岁以下患者中约为 53%）[9]。在 Lubs 及其同事的另一项研究中，Lisch 结节的患病率按年龄分组后发现，3 岁以下儿童患病率仅为 5%，3～4 岁儿童为 42%（年龄细分中增幅最大），5～6 岁为 55%，21 岁以上的成年人为 100%[17]。另外，除最年轻年龄组（3 岁以下）外，Lisch 结节的患病率均高于神经纤维瘤[17]。这些研究表明，在幼儿中未发现结节并不能排除 NF1，因为它们可以随着年龄增大而出现。

Lisch 结节与眼部并发症、视力损害或任何种类眼部病变的发病无关，不需要任何治疗[1, 17]。然而需要与虹膜痣和虹膜乳头鉴别，前者通常表现为平坦或不同程度隆起的、边界不清的黑色素性病变，后者与眼黑素细胞增生症相关，表现为在深色虹膜前部

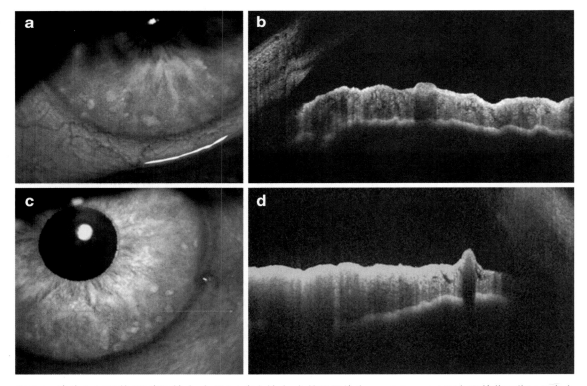

图 6.1　确诊为 NF1 的 53 岁男性（a）和 64 岁女性（c）的近红外（near infrared, NIR）眼前节图像显示多个 Lisch 结节。AS-OCT（眼前段 OCT）扫描显示虹膜病变后方呈现阴影（b、d）

均匀分布的乳头样凸起[1, 17]。

幼年黄色肉芽肿（JXG）是一种良性组织细胞增生，多发于幼儿皮肤，但也可出现于眼部。眼附属器受累最常见，表现为局限性虹膜结节，偶尔可导致前房积血和眼压升高，很少表现为弥漫性虹膜浸润[18]。有报道显示，NF1 与 JXG 具有一定关联，后者为 NF1 的最初临床特征之一。在一项包含 288 例 NF1 患者的研究中，77 例 3 岁以下患者中有 17 例患有 JXG[19]，并描述了 JXG 与 NF1 以及一种特殊的白血病——幼粒细胞白血病（juvenile myelomonocytic leukemia, JMML）的关系。具体来说，NF1 和 JXG 同时发病后发生 JMML 的风险比单独 NF1 发生 JMML 的风险高 20 ～ 30 倍[20]。但在最近的一项研究中，这种关联仍有争议[21]。因此，诊断为 NF1 并具有 JXG 临床特征的儿童，是否能通过血液学检查排除 JMML 是值得怀疑的。

文献报道的其他非常少见的眼前节表现包括结膜神经纤维瘤和角膜基质神经弥漫性肥大（lignes grise）[1, 8]。

视　网　膜

与 NF1 相关的视网膜病变并不常见，包括视网膜血管异常（retinal vascular abnormalities, RVA）和若干种视网膜良性肿瘤。

RVA 最早报道于 2002 年，32 例 NF1 患者中有 12 例出现（37.5%）[22]该症状，病变从单个血管受累（forme fruste）到全部累及（complete form）。最常见的表现为微小的第二或第三级扭曲的静脉，称为"螺旋管"，1 ～ 2 个视乳头直径，孤立，常位于颞侧。荧光素血管造影（fluorescein angiography, FA）

较好地显示这些病变，但无渗漏。较少见的血管异常包括 1 例患者鼻侧视网膜内发现静脉-静脉沟通，另 1 例患者发现与视网膜前膜相关的广泛动静脉畸形[22]。

最近文献报道 17 例 NF1 患者，其中 6 例（35%）表现出明显的微血管异常，包括小的迂曲的"螺旋"或"螺旋状"血管，常位于脉络膜上方，可由近红外反射检查（NIR）发现[23]。

但在另一较大规模的病例研究中，294 例 NF1 患者中仅 18 例（6.1%）出现 RVA，表现为起源于视网膜静脉小分支的细小迂曲的视网膜血管，具有螺旋/开瓶器外观[24]。RVA 多为单侧（94%）和单发（83%），其中 2/3 位于颞侧血管弓，1/3 位于后极部。在 FA 上，RVA 首先在动静脉期可见，并没有出现晚期渗漏。在光学相干断层扫描血管造影（optical coherence tomography angiography, OCTA）中，所有病例的 RVA 均位于浅层血管丛中，与深层血管丛中局部异常充血的毛细血管网相关[24]，但 RVA 与 NF1 的其他特征性眼部或全身特征无相关性[24]。

NF1 相关的视网膜良性肿瘤有如下几种[25]。星形细胞错构瘤呈白色至淡黄色小肿块，外观呈"桑椹状"，通常累及视神经，与结节性硬化视网膜病变类似。视网膜及视网膜色素上皮合并的错构瘤的和视网膜毛细血管瘤也已被证实与 NF1 相关。这些病变可能会发生影响视力的并发症，如大量渗出、视网膜脱离、新生血管性青光眼和玻璃体积血[25]。最近在 275 例视网膜血管增殖性肿瘤病例中，发现 6 例（2.2%）确诊为 NF1[26]。肿瘤均位于赤道和锯齿缘之间，与视网膜下液和渗出、视网膜前膜、视网膜和玻璃体出血、视网膜新生血管和黄斑囊样变性有不同程度的联系[26]。

脉　络　膜

脉络膜神经纤维瘤病曾被认为是 NF1 的一种罕见变异，但目前认为是该病的一种特征性表现。吲哚菁绿眼底血管造影和红外共聚焦显微镜可以穿透视网膜色素上皮（retinal pigment epithelium, RPE），从而可以获得脉络膜成像[1, 27, 28]。脉络膜神经纤维瘤病的组织病理学检查发现，脉络膜增厚伴卵圆体，结缔组织增生伴色素细胞和神经节样细胞，与脉络膜神经节细胞瘤特征一致[29]。

1998 年，Rescaldani 等首次应用吲哚菁绿血管造影（Indocyanine-green angiography, ICGA）对 2 例 NF1 患者的脉络膜特征进行了研究[30]，这 2 例患者在检查早期均表现为多个广泛的低荧光区，后期逐渐变小。作者推测早期低荧光可能是由于该病引起脉络膜小动脉管壁改变，导致脉络膜充盈缓慢所致。晚期低荧光区被认为是脉络膜毛细血管的持续性非灌注区，或是脉络膜结节[30]。

随后，Yasunari 等对 17 例 NF1 患者的 33 只眼进行了共聚焦扫描激光检眼镜（confocal scanning laser ophthalmoscope, cSLO）红外单色光检查[27]，在受检查的 33 只眼后极部及周围发现了多个亮斑区，以及对应 ICGA 上的低荧光区。在常规检眼镜检查或 FA 下，相应区域未见异常[27]，作者指出，红外光下亮斑区可能提示脉络膜存在折射组织或物质，即脉络膜神经纤维瘤，因其被认为具有天然的折射能力。

2012 年的另一项研究使用 cSLO 检查了 95 例成人和儿童患者（190 只眼）[28]，79 例（82%）患者近红外检测到亮斑状脉络膜结节（图 6.2），其中儿童 15 例（71%）。而常规眼底镜检查、眼底自动荧光、无红成像未发现相应区域的异常。病变多位于后极，但在整个眼底弥漫性分布。光学相干断层扫描（OCT）显示位于 RPE 下的不规则高反射病灶，对应于近红外成像所检测到的改变[28]。有趣的是，作者发现 Lisch 结节与脉络膜结节无明显相关性，但与患者年龄的增长和眼底病变的扩散程度有关[28]，NIR 在 NF1 人群中检测到脉络膜结节的患病率（82%）与 NIH 最常见的 4 个诊断标准（牛奶咖啡斑、雀斑、Lisch 结节和神经纤维瘤）的平均患病率相似。在儿童患者中，脉络膜结节的出现频率（71%）远高于 NIH 虹膜

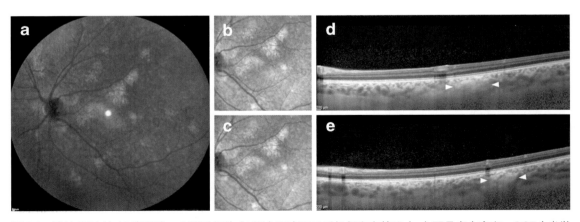

图 6.2　确诊 NF1 的 16 岁男孩，左眼近红外（NIR）眼底图示后极部和血管弓（a）可见多个亮斑，OCT（光学相干断层扫描）通过其中 2 个病灶扫描显示亮斑处对应脉络膜结节（b～e，箭头）

Lisch 结节的诊断标准（43%）[28]，因此，作者建议将 NIR 成像检测到的脉络膜病变作为 NF1 的附加诊断标准。

此后，Parrozzani 等评估了通过 NIR 检测到的 NF1 相关脉络膜异常作为诊断标准在儿童人群的诊断准确性[31]，他们对 140 例 0 ～ 16 岁的患者进行了评估，发现脉络膜异常 72 例（61%），可疑 1 例（2%）。与 NIH 标准相比，NIR 检出脉络膜异常是阳性预测值的第 3 个参数，敏感性、特异性和阴性预测值的第 4 个参数。与 Lisch 结节相比，该标准具有更高的特异性和阳性预测值[31]。

Vagge 等的一项类似研究，通过 NIR 检测 NF1 患儿脉络膜异常，记录了类似的发现[32]，54 例（69%）患儿发现脉络膜异常，最常位于后极，且受累区域的数量与患者年龄相关[32]。

最后，NIR 和 OCT 对发现脉络膜其他病变也有一定的帮助。在 17 例 NF1 和典型脉络膜结节患者的 34 只眼中，4 例患者用 NIR 观察到双侧异常脉络膜血管。增强深度成像（enhanced depth imaging，EDI）-OCT 显示脉络膜血管异常扩张，扩张血管上方没有脉络膜毛细血管或 Sattler 层[33]。在另一项研究中，EDI-OCT 能够鉴别近红外成像所检测到的两种不同形态的脉络膜结节，即"圆顶状"或"板状"[34]。在同一研究中，作者报道了 NF1 患者脉络膜平均厚度以及神经上皮、光感受器-视网膜色素上皮和外核层厚度的减少[34]。

视　神　经

15% ～ 20% 的患者会发生视神经通路胶质瘤（optic pathway gliomas，OPG），这是

NF1 最常见的眼眶和颅内表现，也是 NF1 患儿最常见的中枢神经系统肿瘤[35]，可影响视交叉前到视交叉-下丘脑区至后视神经通路的任何部分（图 6.3）[1, 36]。极少数脑干胶质瘤也可能发生于 NF1 患儿[1]。根据世界卫生组织，组织学上将其分为Ⅰ级星形细胞瘤或少年毛细胞星形细胞瘤[37]。

OPG 通常发生于 10 岁前，6 岁或更小的儿童发病风险最大，但也有较晚发病案例的报道[35]。通常为单侧发病，约有 1/3 病例为双侧发病[10]。约 60% 的病例确诊时已有临床症状，临床表现因肿瘤部位而异[38]，OPG 的临床表现具有高度的变异性[35]。对于位于视神经的肿瘤，典型表现为渐进性无痛性单侧视力下降，视力可从 20/20 到无光感。临床检查可发现色觉障碍，视野（visual field，VF）检查有中央暗点和（或）相对瞳孔传入阻滞。视神经可表现正常、肿胀或萎缩。上睑下垂、眼球震颤或斜视也可发生。其他罕见的临床表现包括颅内高压引起的头痛和视乳头水肿，见于散发的较大的视交叉-下丘脑胶质瘤病例[1, 2, 39-41]。如果肿瘤位于视交叉，则可能出现双侧视力丧失、双侧视神经肿胀或萎缩、VF 上的双颞侧偏盲[42]。如果下丘脑受到侵犯，40% 的年龄大于 6 岁的患者可出现性早熟。这一发现可以代表疾病的现有症状或进展的第一征象[35]。

根据自然病程，OPG 通常是良性的，与散发病例相比，病程进展缓慢。然而，1/3 的病例有高患病率、视力丧失和内分泌异常的危险演变[36, 38, 43]。在最近对 414 例 6 岁前 NF1 患者的研究中，52 例（13%）患者在随访过程中出现 OPG，其中女性患者更常见[36]。与接受 MRI 筛查的患者相比，临床症状明显的患者更容易发现 OPG。

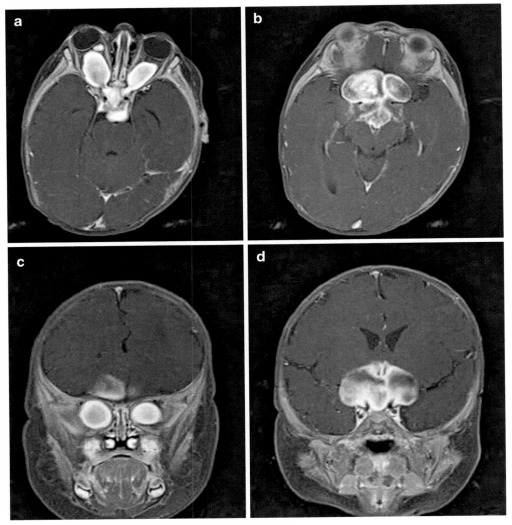

图6.3　头颅和眼眶 MRI 轴位扫描（a、b）和冠状位扫描（c、d）显示双侧大梭形视神经肿物，延伸至鞍上区，后方延伸至视交叉和下丘脑。病变与 NF1 的视神经通路胶质瘤相符

大多数患者不需要治疗，仅有 8 例（2%）因视力恶化需要治疗[36]。本研究与以往研究的发现一致，当确诊时即存在症状，是 OPG 需要治疗的最佳预测因素，无症状儿童很少需要治疗[2, 38]。

对于无眼科症状的 NF1 患儿，首选筛查方案尚有争议。一些中心倾向于 1 岁内相对频繁的检查，然后逐渐增加复查间隔[35, 40, 41]。美国儿科学会（American Academy of Pediatrics, AAP）建议 1～7 岁每年进行眼科检查，8～18 岁每 2 年进行眼科检查[44]。有文献表明，视力恶化被认为是评估 OPG 存在或进展的最佳指标，因此，每次复查都应进行视力评估[35, 39]。当排除其他原因出现视力恶化（视力下降 2 行）时，应及时行脑和眼眶 MRI 检查[35]。

利用 MRI 系统筛查 OPG 在 NF1 患儿中的作用已在文献中广泛探讨。1997 年

OPG 工作组明确指出，没有确凿证据表明早期无症状的胶质瘤会导致视力下降[40]。同时考虑到儿童反复镇静的潜在神经毒性作用，AAP 不建议对无症状 NF1 患者进行常规 MRI 检查。Prada 等最近对 826 例 NF1 患者的研究发现，视交叉和视交叉后的 OPG 是病情进展和视力丧失风险最高的部位，在无症状的病例中早期进行 MRI 筛查可改善视力预后[45]。然而，一旦眼科检查有异常，脑部和眼眶 MRI 将作为首选的影像学检查以明确 OPG 诊断。神经放射学表现相当典型：OPG 在视神经和视交叉区域呈梭形肿块，T1 图像呈低信号或等信号，T2 图像呈高信号[46]。

对年龄较大和合作程度较好的儿童，进行 OPG 筛查的方法包括 VF 和 OCT。动态（Goldmann）VF 检查对较小的儿童更容易进行，但 VF 的可重复性和可靠性较差[35]。NF1 和 OPG 患者 OCT 检查发现，视网膜神经纤维层（retinal nerve fiber layer，RNFL）较薄[47]。Parrozzani 等发现使用频域 OCT 进行 RNFL 评估，优于视功能评估和视神经评估，可以作为 OPG 的筛查工具[48]。

如前所述，OPG 的临床病程可多种多样且不可预测，使其治疗颇具挑战性。在 2003 年的一项大型研究中，没有发现能够预测未来需要治疗的单一特定流行病学因素[41]。而且，关于治疗的最佳方案和时机仍存在争议。通常认为临床进展和（或）影像学进展是治疗的主要指征[35,38,40,42]。临床进展，包括视力或色觉减退、VF 视野缺损进展、进行性上睑下垂或内分泌改变以及神经功能障碍[38,42]。影像学进展定义为肿瘤增大、增强改变或后视路进行性受累[35]。大约一半 OPG 不会引起临床症状，早期需要密切观察。

NF1 患者的 OPG 的治疗方案本章暂不讨论。但值得一提的是，化疗是目前所有年龄组的一线治疗方案[35,42]。标准方案包括长春新碱和卡铂。该方案总体耐受性良好，不具有明显的长期毒性，对新诊断和复发的 OPG 均有效[49]，但存在急性毒性（骨髓抑制）的风险。放疗曾被认为是 6 岁以上儿童的一线治疗方法，但存在继发恶性肿瘤和其他并发症的风险[35,42]。对于 NF1 患者，这一点尤其危险，因为 NF1 既可发生良性病变也可发生恶性病变。手术对于 NF1 的 OPG 的作用非常有限，只适用于非典型病例的活检，或当肿块导致角膜暴露引起相关的疼痛和严重的上睑下垂时[35,39,42]。

青 光 眼

NF1 患者很少发生青光眼（1% ～ 2%），但由于多种原因，这些患者发生眼压升高的风险增加[1]。NF1 和眶面受累（主要是上睑的丛状神经纤维瘤）的患者青光眼发病率较高，高达 23%[50]。在此类 NF1 患者中，青光眼与视力预后较差有关，往往需要手术干预。更具体地说，NF1 和同侧上睑丛状神经纤维瘤的患者中可发现单侧先天性青光眼[51]。单侧先天性青光眼、同侧丛状神经纤维瘤和同侧半面肥大相关，称为 François 综合征[1]。

眼压升高的潜在机制，包括虹膜凸起丰富、房角前移、色素紊乱、虹膜粘连继发房角关闭、Lisch 结节或神经纤维瘤房角浸润等[52]。

因此，建议对 NF1 患者进行青光眼的评估，包括前房角镜、眼压、视野以及视神经检测[8]。

（贾仁兵　王业飞　译）

参考文献

[1] Kinori M, Hodgson N, Zeid JL. Ophthalmic manifestations in neurofibromatosis type 1. Surv Ophthalmol. 2018; 63: 518.

[2] Savar A, Cestari DM. Neurofibromatosis type I: genetics and clinical manifestations. Semin Ophthalmol. 2008; 23(1): 45–51.

[3] Friedman JM. Neurofibromatosis: phenotype, natural history, and pathogenesis. Baltimore: Johns Hopkins University Press; 1999.

[4] DeClue JE, Cohen BD, Lowy DR. Identification and characterization of the neurofibromatosis type 1 protein product. Proc Natl Acad Sci U S A. 1991; 88(22): 9914–8.

[5] Gutmann DH, Collins FS. The neurofibromatosis type 1 gene and its protein product, neurofibromin. Neuron. 1993; 10(3): 335–43.

[6] Tinschert S, Naumann I, Stegmann E, Buske A, Kaufmann D, Thiel G, et al. Segmental neurofibromatosis is caused by somatic mutation of the neurofibromatosis type 1 (NF1) gene. Eur J Hum Genet. 2000; 8(6): 455–9.

[7] National Institutes of Health Consensus Development Conference Statement: neurofibromatosis. Bethesda, Md., USA, July 13–15, 1987. Neurofibromatosis. 1988; 1(3): 172–8.

[8] Abdolrahimzadeh B, Piraino DC, Albanese G, Cruciani F, Rahimi S. Neurofibromatosis: an update of ophthalmic characteristics and applications of optical coherence tomography. Clin Ophthalmol. 2016; 10: 851–60.

[9] Beauchamp GR. Neurofibromatosis type 1 in children. Trans Am Ophthalmol Soc. 1995; 93: 445–72.

[10] Listernick R, Charrow J, Greenwald MJ, Esterly NB. Optic gliomas in children with neurofibromatosis type 1. J Pediatr. 1989; 114(5): 788–92.

[11] Avery RA, Katowitz JA, Fisher MJ, Heidary G, Dombi E, Packer RJ, et al. Orbital/periorbital plexiform neurofibromas in children with neurofibromatosis type 1: multidisciplinary recommendations for care. Ophthalmology. 2017; 124(1): 123–32.

[12] Chaudhry IA, Morales J, Shamsi FA, Al-Rashed W, Elzaridi E, Arat YO, et al. Orbitofacial neurofibromatosis: clinical characteristics and treatment outcome. Eye. 2012; 26(4): 583–92.

[13] Oystreck DT, Morales J, Chaudhry I, Alorainy IA, Elkhamary SM, Pasha TM, et al. Visual loss in orbitofacial neurofibromatosis type 1. Ophthalmology. 2012; 119(10): 2168–73.

[14] Hirbe AC, Gutmann DH. Neurofibromatosis type 1: a multidisciplinary approach to care. Lancet Neurol. 2014; 13(8): 834–43.

[15] Keren S, Dotan G, Ben-Cnaan R, Leibovitch L, Leibovitch I. A combined one-stage surgical approach of orbital tumor debulking, lid reconstruction, and ptosis repair in children with orbitotemporal neurofibromatosis. J Plast Reconstr Aesthet Surg. 2017; 70(3): 336–40.

[16] Williamson TH, Garner A, Moore AT. Structure of Lisch nodules in neurofibromatosis type 1. Ophthalmic Paediatr Genet. 1991; 12(1): 11–7.

[17] Lubs ML, Bauer MS, Formas ME, Djokic B. Lisch nodules in neurofibromatosis type 1. N Engl J Med. 1991; 324(18): 1264–6.

[18] Sanders TE. Intraocular juvenile xanthogranuloma (nevoxanthogranuloma): a survey of 20 cases. Trans Am Ophthalmol Soc. 1960; 58: 59–74.

[19] Cambiaghi S, Restano L, Caputo R. Juvenile xanthogranuloma associated with neurofibromatosis 1: 14 patients without evidence of hematologic malignancies. Pediatr Dermatol. 2004; 21(2): 97–101.

[20] Zvulunov A, Barak Y, Metzker A. Juvenile xanthogranuloma, neurofibromatosis, and juvenile chronic myelogenous leukemia. World statistical analysis. Arch Dermatol. 1995; 131(8): 904–8.

[21] Liy-Wong C, Mohammed J, Carleton A, Pope E, Parkin P, Lara-Corrales I. The relationship between neurofibromatosis type 1, juvenile xanthogranuloma, and malignancy: a retrospective case-control study. J Am Acad Dermatol. 2017; 76(6): 1084–7.

[22] Muci-Mendoza R, Ramella M, Fuenmayor-Rivera D. Corkscrew retinal vessels in neurofibromatosis type 1: report of 12 cases. Br J Ophthalmol. 2002; 86(3): 282–4.

[23] Abdolrahimzadeh S, Felli L, Piraino DC, Mollo R, Calvieri S, Recupero SM. Retinal microvascular abnormalities overlying choroidal nodules in neurofibromatosis type 1. BMC Ophthalmol. 2014; 14: 146.

[24] Parrozzani R, Pilotto E, Clementi M, Frizziero L, Leonardi F, Convento E, et al. Retinal vascular abnormalities in a large cohort of patients affected by neurofibromatosis type 1: a study using optical coherence tomography angiography. Retina. 2018; 38(3): 585.

[25] Destro M, D'Amico DJ, Gragoudas ES, Brockhurst RJ, Pinnolis MK, Albert DM, et al. Retinal manifestations of neurofibromatosis. Diagnosis and management. Arch Ophthalmol. 1991; 109(5): 662–6.

[26] Shields JA, Pellegrini M, Kaliki S, Mashayekhi A, Shields CL. Retinal vasoproliferative tumors in 6 patients with neurofibromatosis type 1. JAMA Ophthalmol. 2014; 132(2): 190–6.

[27] Yasunari T, Shiraki K, Hattori H, Miki T. Frequency of choroidal abnormalities in neurofibromatosis type 1. Lancet. 2000; 356(9234): 988–92.

[28] Viola F, Villani E, Natacci F, Selicorni A, Melloni G, Vezzola D, et al. Choroidal abnormalities detected by near-infrared reflectance imaging as a new diagnostic criterion for neurofibromatosis 1. Ophthalmology. 2012; 119(2): 369–75.

[29] Woog JJ, Albert DM, Craft J, Silberman N, Horns D. Choroidal ganglioneuroma in neurofibromatosis. Graefes Arch Clin Exp Ophthalmol. 1983; 220(1): 25–31.

[30] Rescaldani C, Nicolini P, Fatigati G, Bottoni FG. Clinical application of digital indocyanine green angiography in choroidal neurofibromatosis. Ophthalmologica. 1998; 212(2): 99–104.

[31] Parrozzani R, Clementi M, Frizziero L, Miglionico G, Perrini P, Cavarzeran F, et al. In vivo detection of choroidal abnormalities related to NF1: feasibility and comparison with standard NIH diagnostic criteria in pediatric patients.

Invest Ophthalmol Vis Sci. 2015; 56(10): 6036−42.

[32] Vagge A, Camicione P, Capris C, Sburlati C, Panarello S, Calevo MG, et al. Choroidal abnormalities in neurofibromatosis type 1 detected by near-infrared reflectance imaging in paediatric population. Acta Ophthalmol. 2015; 93(8): e667−71.

[33] Abdolrahimzadeh S, Parisi F, Abdolrahimzadeh B, Cruciani F. Unusual choroidal vessels in neurofibromatosis type 1 observed with near-infrared reflectance and spectral domain optical coherence tomography. Acta Ophthalmol. 2016; 94(8): e815−e6.

[34] Abdolrahimzadeh S, Felli L, Plateroti R, Plateroti AM, Giustini S, Calvieri S, et al. Morphologic and vasculature features of the choroid and associated choroid-retinal thickness alterations in neurofibromatosis type 1. Br J Ophthalmol. 2015; 99(6): 789−93.

[35] Listernick R, Ferner RE, Liu GT, Gutmann DH. Optic pathway gliomas in neurofibromatosis-1: controversies and recommendations. Ann Neurol. 2007; 61(3): 189−98.

[36] Trevisson E, Cassina M, Opocher E, Vicenzi V, Lucchetta M, Parrozzani R, et al. Natural history of optic pathway gliomas in a cohort of unselected patients affected by Neurofibromatosis 1. J Neuro-Oncol. 2017; 134(2): 279−87.

[37] Kleihues P, Louis DN, Scheithauer BW, Rorke LB, Reifenberger G, Burger PC, et al. The WHO classification of tumors of the nervous system. J Neuropathol Exp Neurol. 2002; 61(3): 215−25; discussion 26−9.

[38] Thiagalingam S, Flaherty M, Billson F, North K. Neurofibromatosis type 1 and optic pathway gliomas: follow-up of 54 patients. Ophthalmology. 2004; 111(3): 568−77.

[39] Avery RA, Fisher MJ, Liu GT. Optic pathway gliomas. J Neuroophthalmol. 2011; 31(3): 269−78.

[40] Listernick R, Louis DN, Packer RJ, Gutmann DH. Optic pathway gliomas in children with neurofibromatosis 1: consensus statement from the NF1 Optic Pathway Glioma Task Force. Ann Neurol. 1997; 41(2): 143−9.

[41] King A, Listernick R, Charrow J, Piersall L, Gutmann DH. Optic pathway gliomas in neurofibromatosis type 1: the effect of presenting symptoms on outcome. Am J Med Genet A. 2003; 122A(2): 95−9.

[42] Liu GT. Optic gliomas of the anterior visual pathway. Curr Opin Ophthalmol. 2006; 17(5): 427−31.

[43] Listernick R, Darling C, Greenwald M, Strauss L, Charrow J. Optic pathway tumors in children: the effect of neurofibromatosis type 1 on clinical manifestations and natural history. J Pediatr. 1995; 127(5): 718−22.

[44] Hersh JH. Health supervision for children with neurofibromatosis. Pediatrics. 2008; 121(3): 633−42.

[45] Prada CE, Hufnagel RB, Hummel TR, Lovell AM, Hopkin RJ, Saal HM, et al. The use of magnetic resonance imaging screening for optic pathway gliomas in children with neurofibromatosis type 1. J Pediatr. 2015; 167(4): 851−6.e1.

[46] Mentzel HJ, Seidel J, Fitzek C, Eichhorn A, Vogt S, Reichenbach JR, et al. Pediatric brain MRI in neurofibromatosis type I. Eur Radiol. 2005; 15(4): 814−22.

[47] Chang L, El-Dairi MA, Frempong TA, Burner EL, Bhatti MT, Young TL, et al. Optical coherence tomography in the evaluation of neurofibromatosis type-1 subjects with optic pathway gliomas. J AAPOS. 2010; 14(6): 511−7.

[48] Parrozzani R, Clementi M, Kotsafti O, Miglionico G, Trevisson E, Orlando G, et al. Optical coherence tomography in the diagnosis of optic pathway gliomas. Invest Ophthalmol Vis Sci. 2013; 54(13): 8112−8.

[49] Packer RJ, Lange B, Ater J, Nicholson HS, Allen J, Walker R, et al. Carboplatin and vincristine for recurrent and newly diagnosed low-grade gliomas of childhood. J Clin Oncol. 1993; 11(5): 850−6.

[50] Morales J, Chaudhry IA, Bosley TM. Glaucoma and globe enlargement associated with neurofibromatosis type 1. Ophthalmology. 2009; 116(9): 1725−30.

[51] Greenwald MJ, Paller AS. Ocular and dermatologic manifestation of neurocutaneous syndromes. Dermatol Clin. 1992; 10(3): 623−39.

[52] Grant WM, Walton DS. Distinctive gonioscopic findings in glaucoma due to neurofibromatosis. Arch Ophthalmol. 1968; 79(2): 127−34.

第7章

Ⅰ型神经纤维瘤病的骨骼表现
Skeletal Manifestations in NF1

David H. Viskochil and David A. Stevenson

引　言

一直以来，骨骼异常被认为是Ⅰ型神经纤维瘤病（NF1）的一种临床表现[1-5]，超过 50% 的患者会出现骨骼相关表现。1991年在 NF 研究中心，一项由 Vincent Riccardi 博士开展的涉及 950 名 NF1 患者的临床实验研究，对各种类型骨骼异常的发生率做了详细阐述[6]；每个分组根据患者是否有如下临床表现进行详细评分，这些表现包括：身材矮小（716 例）12%；巨颅症（726 例）29%；颅颌面发育不良（470 例）12%；椎体发育不良（370 例）11%；脊柱侧弯（752例）25%；腰椎扇形切迹（404 例）10%；胫骨假关节形成（909 例）3%；漏斗胸（675例）31%。因此，在 1988 年 NIH 专家共识会议制定颁布 NF1 临床诊断标准时，将具有特征性骨性病变列为七大诊断标准之一[1]。骨性病变可提示经验丰富的放射科医师与骨科医师去寻找其他 NF1 的特征性临床表现。NF1 最具特征性的骨骼表现为胫骨假关节形成以及蝶骨翼发育不良，当出现两者任何其

一时，都需要高度警惕 NF1 的可能性。

有关 NF1 的研究曾经主要集中在非骨骼异常表现，这导致我们相对缺乏对神经纤维瘤蛋白在骨骼发育过程所起作用的认识，以及相关治疗措施的缺乏[7]。目前，已经明确神经纤维瘤蛋白作为 *NF1* 基因表达产物，可通过 Ras/MAPK 信号转导通路对骨骼内环境稳态以及骨骼发育过程起到重要的调控作用。这已被进一步证实，在一些其他遗传背景中，由于基因突变的编码肽与该途径相互作用，也产生了一些相似的肌肉骨骼表型[8]。在有些 NF1 患者中，特征性骨骼异常的周围缺乏相关肿瘤组织，这一表现进一步支持了 1961 年由 James Hunt 在《神经纤维瘤的骨性病变》[5]一文中提出的观点，他认为许多 NF1 相关骨骼发育异常发病机制的关键可能是中胚层发育不良。由于缺乏细胞材料来研究 *NF1* 基因的状态和（或）通过 Ras/MAPK 信号通路起的作用，进而限制了在人类实验中评估此类调控机制在 NF1 相关骨骼发育不良过程中的潜在调控作用。但是，许多条件基因敲除动物模型上的

研究也为神经纤维瘤蛋白针对维持骨骼内环境稳态及调控骨骼发育的重要作用提供了有力的证据[9-23]。动物模型为骨骼畸形发生发展的病理生理学提供了一定见解；然而，目前临床上治疗措施仅限于外科手术治疗。迄今，针对 Ras/MAPK 通路的药物治疗主要关注的是肿瘤反应，而不是骨骼。在本章中，我们将概述 NF1 的骨骼表现。

颅　骨　畸　形

在 NF1 患者中，颅骨发育不良的类型主要包括颅骨缺陷和颅骨发育不良。颅骨发源于胚胎时期的神经嵴。因此，在颅骨神经嵴中 NF1 相关的 Ras/MAPK 通路信号转导作用失调，从而对颅骨的发育具有一定影响，这就不足为奇了。长期以来，学者们一直认为涉及人字缝的颅骨缺陷与 NF1 具有一定关联[24]。触诊可发现没有任何临床症状的颅骨缺陷，这通常不需要临床干预。颅骨缺损面积大小与脑膜疝的发生需密切关注，但是其发生率极低。在 NF1 患者中最常见的颅骨缺陷类型是蝶骨翼发育不良，其发生率在 10% 以上。由于蝶骨参与构成眼眶，所以任何蝶骨发育不良都会造成两侧眼眶不对称（图 7.1）。最常见的类型是蝶骨大翼缺陷，且常发生在单侧，因此，面部视诊即可发现其不对称，不需要借助影像学检查。蝶骨翼发育不良与同侧丛状神经纤维瘤发生密切相关（超过 50% 的病例），因此，当高度怀疑患者存在蝶骨翼发育不良时，临床医师必须尽可能寻找是否存在软组织肿瘤。软组织不对称可能发生于眼睑、额部、颞部和其他面部内部骨骼结构，并且这种不对称可能不明显。如果患者患有神经纤维瘤病，通过对其颧部和颞部的触诊，可能发现

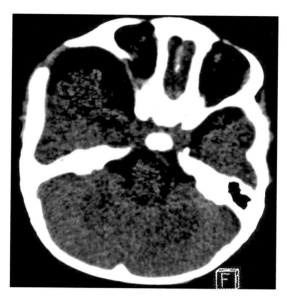

图 7.1　头颅 CT 平扫显示右侧蝶骨缺损

皮下小结节状肿物，强烈建议对那些存在面部眼眶不对称的患者进行面部和头颅 MRI 检查。有些情况下，蝶骨缺陷会导致脑部血管搏动传递至眼球。

然而对于面部神经纤维瘤与骨骼缺陷之间是否存在病理生理学联系仍存在争议。许多学者发现某些患有颅骨发育不良的患者邻近组织并不存在神经纤维瘤，因而认为颅骨发育不良是主要的原发性临床表现[5]。然而，其他学者指出，邻近组织无神经纤维瘤而发生蝶骨发育不良的情况实为罕见，因而，他们认为骨骼发育不良为次要的继发性临床表现[26, 27]。那些患有先天巨大颅面部丛状神经纤维瘤的患者，骨质会进行性减少，这表明肿瘤组织本身会对正常骨骼重塑产生一定的干扰破坏作用，这主要由于肿瘤组织的盗血现象或者旁分泌部分细胞因子，进而干扰破坏膜内成骨内环境稳态。除了颅骨缺损与丛状神经纤维瘤有关外，下颌骨也可发生骨质溶解[28]，进而引发潜在的咀嚼功能障碍。

外科手术治疗颅骨缺陷和蝶骨翼发育不良也存在诸多的手术并发症[27、29]。某些患者可见到丛状神经纤维瘤隐匿在破坏的骨质中，这需要手术完全切除肿瘤，但很难实现。目前，MEK 抑制剂治疗可延缓许多神经纤维瘤患者的病情发展并且可使丛状神经纤维瘤体积缩小，某些情况下会减轻对骨骼组织的侵蚀破坏[30]。在没有肿瘤发生的情况下，通过外科手术结合非生物材料修补成人的骨缺损可能有所帮助。

巨颅畸形在 NF1 患者中非常常见，大约有 25% 患者的枕额头围大于 98% 的普通人群。巨颅畸形无须医疗干预。虽然巨颅畸形可为 NF1 的临床诊断提供潜在线索，但是，它既不能提示其他潜在的病变异常，也不能为预后判断与干预提供指导。

长骨发育不良

过去，胫骨假关节形成是大多数医师描述 NF1 特征性骨表现的一个术语。胫骨假关节形成是特指胫骨骨不连的特殊临床表现。然而并不是每一位合并胫骨前外侧弓形畸形的 NF1 患者都会发生骨折和骨不连。此外，许多其他长骨都曾报道骨骼发育不良和假关节形成的情况。因而，长骨发育不良可能是更加准确的术语，用以描述 NF1 特殊骨骼表型，并且，根据胫骨是否存在骨不连，或者仅因发育不良而发生弓形畸形但未发生骨折情况的不同，其治疗措施也有所不同。

在 NF1 患者中，胫骨是最常受累的长骨（占比为 3% ～ 4%），但其原因不明[25]。其典型临床表现是，合并有胫骨前外侧弓形的短腿畸形，影像学表现为胫骨远端 1/3 弓形尖端位置骨皮质增生伴髓腔狭窄[31]（图 7.2）。在婴儿期，虽然病理性胫骨弓大多表现为典型的外侧弓形，而前侧弓形少见，但仍与生理性骨骼弓形难以区分。发育不良的胫骨常发生骨折，并且多数会最终发展成骨不连（如假关节形成）。一项研究发现发生骨折的平均年龄为 4.6 岁，并且有超过半数的骨折发生于 2 岁之前，同时，半数以上的骨骼畸形在婴儿期就被发现[32]。一旦有骨不连发

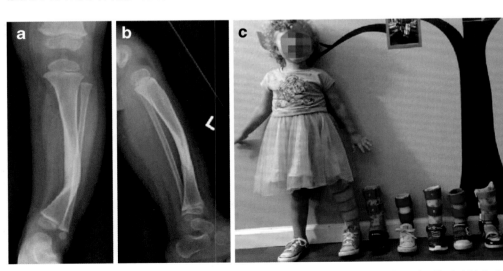

图 7.2　胫骨发育不良 X 线片检查显示胫骨前外侧弓形畸形尖顶部位存在骨皮质增生伴髓腔狭窄（a、b）。下肢支具常用于保护发育不良的骨骼以防产生骨折进而形成假关节（c）

生，胫骨骨折部分逐步发展成为"吸糖样"的特殊表现，表现为骨折末端逐渐缩窄，这表明骨骼重塑过程受到干扰破坏。临床组织标本研究显示，骨折两断端之间存在大量纤维软骨样组织，其中富含缺乏神经纤维瘤特异性标志物的细胞成分[33-35]。Heerve 教授等研究表明在假关节部位的组织中存在大量多核破骨细胞[36]。

长骨发育不良常随机发生于单侧肢体的局部。多项对假关节形成部位的组织样本的研究表明，存在 NF1 基因体细胞二次打击的情况[34, 37]。这说明除先天发病外，NF1 相关长骨发育不良的重要病因可能是骨祖细胞 NF1 基因的早期发生体细胞突变。

在不同患者之间，影像学表现可能千差万别，因其表现会随时间而不断进展，即使是同一患者，其影像学表现在前后期也不相同。虽然许多影像学分类方法已被推荐应用于胫骨假关节形成分型诊断（如 Crawford、Boyd、Anderson 等分类方法），但是 Crawford 分类系统一直是骨科协会组织推荐的首选分类方法，将其分为 4 种类型[38, 39]。虽然 Tudisco 教授等认为 Crawford 分类方法有助于评估胫骨发育不良患者的临床转归，但目前有关基于影像学分类而做出相应临床治疗决策方面的临床循证医学证据仍不足。

针对假关节形成的临床治疗比较棘手，常需要接受多次手术治疗，极个别患者可能需要截肢。Stevenson 教授等在一项对多名 NF1 合并胫骨假关节形成患者的研究中发现，此类患者平均需要 3 次手术治疗，最高纪录是 13 次手术[32]。许多患者即使获得了骨性愈合，但肢体功能仍受到很大限制。目前，虽然有许多关于假关节形成外科手术与辅助药物治疗（如 BMP 辅助治疗）的文献报道，但其最佳治疗方案的选择非常有限，

需要治疗团队与矫形外科专家进行详细的探讨。在 2013 年，NF1 骨骼畸形协会提出了针对胫骨假关节形成的治疗指南，包括：适当固定骨骼以获得绝对稳定；彻底清理假关节部位的纤维组织；创造骨生长所需的丰富血供条件；促进成骨；控制过度的骨质吸收；预防假关节部位纤维组织再度形成；维持健康的骨骼组织以防假关节再次发生[45]。

在 NF1 患者中，胫骨并不是唯一受累及的长骨。腓骨也可产生发育不良，并且可与胫骨发育不良同时存在[32]。值得注意的是，受累骨骼基本是肢体远端的长骨（如胫骨、腓骨、桡骨、尺骨），而肢体近端长骨受累的情况非常罕见。

脊 柱 侧 弯

虽然脊柱侧弯不能作为 NF1 患者特征性的骨骼表现，但有文献报道称，脊柱侧弯是 NF1 患者中比较常见的骨骼畸形，具有较高的发病率。NF1 并发的脊柱侧弯，主要分为营养不良型与非营养不良型，但对此分类方法没有明确的诊断标准。Durrani 教授等针对营养不良型的特殊影像学表现做了详细描述，包括肋骨铅笔样改变、3+ 级椎体旋转、椎体楔形变、横突梭形改变、椎弓根间距增大、椎间孔扩大和椎体前后缘及侧方扇形切迹（图 7.3）。然而，Durrani 教授等也指出非营养不良型可向营养不良型转变[46]。

合并有脊柱侧弯的 NF1 患者，其椎体本身就有缺陷。一项对 NF1 患者椎体的研究表明，该类患者的椎体矿物质含量明显减少[47]。然而，脊柱旁的神经纤维瘤已被证明与脊柱侧弯相关[48, 49]，这种非骨性改变可能通过重力作用、旁分泌作用或其他因素影响，促使脊柱侧弯逐渐发展。目前，脊柱

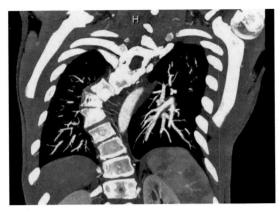

图 7.3　脊柱 CT 扫描显示 NF1 相关的营养不良型脊柱侧弯

侧弯与脊柱旁肿瘤之间的联系仍不清楚，但是可以肯定的是，脊柱旁神经纤维瘤并不是必要条件，因为在某些伴发营养不良型脊柱侧弯的 NF1 患者中，并未观察到脊柱旁肿瘤。依笔者经验，那些短节段脊柱侧弯伴典型营养不良型影像学表现的患者通常出现在儿童早期。这表明营养不良型脊柱侧弯可能是一种病情进展较快的先天性骨骼疾病。而非营养不良型脊柱侧弯则与普通人群相似，发病年龄较晚。

由于营养不良型与非营养不良型脊柱侧弯在 NF1 患者中的发病率较高，所以建议尽早开始进行密切随访检查。必须警惕脊柱侧弯可随时间推移而不断发展。一项研究表明，约有 18% 的青年患者在成年期表现出脊柱侧弯，而早些时候并未发现[50]。因此，即使是成年人也要持续临床监测，并且美国遗传医学学院（American College of Medical Genetics, ACMG）指南推荐，每年对成年 NF1 患者背部进行评估，通过 Adam 正向弯曲进行脊柱侧弯筛查[51]。有关儿童患者的临床诊疗指南目前正在制订过程中[52]。鉴于儿童患者病情复杂且合并症多（例如，椎管内的神经纤维瘤、硬脊膜膨出、椎体发育

不良和椎体假关节形成等），由具有 NF1 诊疗经验的骨科医师进行临床管理至关重要。

脊柱缺陷

通过对 NF1 相关营养不良型脊柱后凸进行观察研究后发现，椎体及肋骨可在没有邻近肿瘤影响的情况下出现发育不良。椎体扇形切迹、横突及椎弓根发育不良和邻近肋骨异常是临床上最常见的类型[5, 53]。同 NF1 患者其他骨骼异常表现一样，这些可能是由于其内在骨骼异常，并且与 NF1 相关营养不良型脊柱侧弯具有一定联系。椎体扇形切迹形成与硬脊膜膨出和脑脊髓膜凸出有关[49, 54]。硬脊膜膨出，是指硬脊膜囊扩张膨大（图 7.4），而脑脊髓膜凸出，是指脑脊髓膜通过椎间孔局部的外凸，甚至在严重椎体发育不良的情况下，可通过椎体缺损区直接向外凸出。此类病理学表现也常会出现在其他结缔组织病中，如马方综合征。硬脊膜膨出的具体原因仍不很

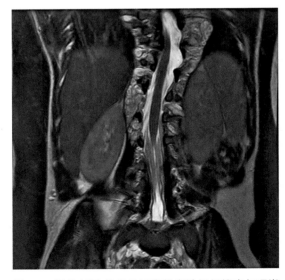

图 7.4　脊柱 MRI 检查显示脊柱旁神经纤维瘤与硬脊膜膨出

清楚，并且硬脊膜通过椎间孔和发育不良的椎体膨出这两种情况的病理生理学是否相似也不是很明晰。除了脑脊液压力增加可能会累及骨质这一解释外，其他可能的原因是，随着椎体扇形切迹逐步形成而最终导致椎体发育不良，脑脊液会随着硬脊膜逐渐扩展流至这些骨质空缺的部位。无论成因如何，目前对这类病变的临床治疗非常棘手，且与保守治疗相比，外科干预可对患者造成更大的创伤。

身 材 矮 小

与家庭其他近亲成员相比，大约有 1/3 的 NF1 患者身材偏矮小，并且 NF1 患者的特殊生长曲线可为何时采取干预措施提供参考，尽可能预防生长迟滞情况的出现[55-57]。同其他 RAS 信号通路相关综合征一样，当生长速度明显低于正常生长曲线时，我们应检测患者相关内分泌激素的水平，主要包括甲状腺激素与生长激素水平。激素替代疗法的治疗指导、管理流程与普通人群基本一致。因胰岛素样生长因子（insulin growth factor, IGF）受体广泛存在于 Schwann 细胞中，实施生长激素替代治疗之前，必须与患者及家属充分沟通交流，告知其存在诱发神经纤维瘤的长期潜在风险。对已经接受生长激素替代治疗且患有 NF1 或丛状神经纤维瘤的患者进行长达 2 年的跟踪随访调查后发现，此种治疗方法并未使肿瘤的生长速度明显增快[58]，但目前仍然缺少更长期的跟踪随访调查。NF1 相关过度生长通常继发于下丘脑神经胶质瘤，当发现生长速度过快时，无论是否伴有青春期性早熟，都推荐完善颅脑 MRI 检查。一般而言，生长过快通常是生长激素

分泌短暂增加的结果，通常不需要使用促黄体激素释放激素类的药物进行治疗。

胸 部 异 常

NF1 患者中可见胸壁异常情况，主要包括两侧胸壁不对称、漏斗胸和鸡胸。漏斗胸和鸡胸也可发生于诸如 Noonan 综合征等其他 Ras/MAPK 信号通路相关疾病，由此推断该信号通路在漏斗胸和鸡胸的形成过程中发挥一定的调控作用。若发现有胸部畸形尤其是漏斗胸，则需高度警惕存在 NF1 等 Ras/MAPK 信号通路相关疾病的可能性，并且此类畸形也是诊断 NF1 的重要临床依据。NF1 患者合并的漏斗胸和鸡胸畸形一般极少需要外科手术治疗，即使需要，一般也仅针对胸壁外观进行整形手术。

骨量降低 / 骨质疏松

在许多不同的针对 NF1 患者的队列研究中发现，成年和儿童 NF1 患者人群都存在骨密度（bone mineral density, BMD）降低的情况[59-68]。针对骨密度极低的临床后果目前尚不明晰。Heerva 教授等发现，在芬兰的 NF1 患者中，儿童与老年人群的骨折发生率明显增加[69]。Tucker 教授等在一项针对德国成年人群的研究也发现，NF1 患者骨折的发生率明显增加[66]。然而，George-Abraham 教授等对来自美国两个临床治疗中心的儿童 NF1 患者研究发现，骨折发生率并没有显著差异[70]。

有关骨密度降低的病因一直存在争议。在诸多体外实验中，通过对培养的破骨细胞和骨吸收分子标志物研究发现，来源于 NF1 患者人群的破骨细胞，细胞功能异常活

跃[21, 36, 68, 71]，这可能是骨密度降低的内在原因之一。维生素 D 缺乏、运动量减少和活动功能差等也是导致骨密度降低的可能影响因素[61, 66, 70, 72]。

非骨化性纤维瘤

有些 NF1 患者股骨远端和胫骨近端可发生非骨化性纤维瘤（non-ossifying fibromas, NOF），又被称作纤维性骨皮质缺损（fibrous cortical defects, FSD）[73, 74]，这通常不需要特殊干预（图 7.5）。然而，此类患者无论是否伴有膝关节周围骨折，都会出现严重的膝关节疼痛，特别是一些青少年女性 NF1 患者。针对此类患者，可通过外科手术缓解上述症状。组织学上，非骨化性纤维瘤主要由大量梭形细胞、不规则分布的多核巨细胞以及局灶性沉积的含铁血黄素构成[75]。目前，有关非骨化性纤维瘤的发病机制尚不明确，尽管有假设提出，这可能与附着于股骨远端和胫骨近端的肌腱组织牵拉有关[76]。许多研究发现，非骨化性纤维瘤中细胞的染色体组成发生改变[77]；另外，有研究指出，约 80% 的非骨化性纤维瘤中存在 *KRAS*、*FGFR1* 和 *NF1* 基因突变，这表明其与神经纤维瘤非常相似，激活的 MAPK 信号通路在其发病过程中发挥重要的调控作用[78]。无论病因如何，目前尚未制定针对 NF1 患者的骨科治疗指南，并且 NF1 伴 NOF 人群与 NOF 单发人群相比，其病理性骨折发生率是否更高，目前也不清楚。尚没有临床循证医学证据表明，NF1 相关的 NOF 患者人群同未罹患 NF1 的 NOF 患者人群相比，更需要差异化的治疗措施。

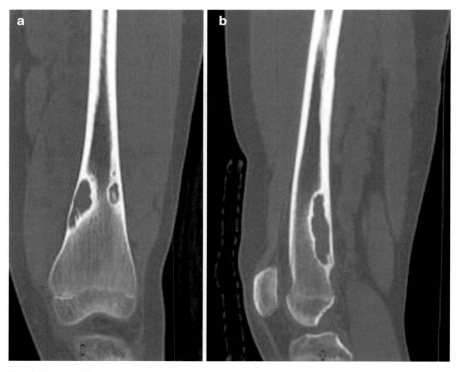

图 7.5　股骨远端的 CT 扫描发现与非骨化性神经纤维瘤相关的骨皮质缺损；冠状面视图（a）与矢状面视图（b）

若患者同时合并有多发牛奶咖啡斑和非骨化性纤维瘤，则可诊断为 Jaffe-Campanacci 综合征。然而，NOF 目前仍被认为是 NF1 [79] 的相关表现，尽管其发病率尚未正式确定。

总　结

对于 NF1 患者潜在骨骼表现的甄别，早已超出了上文中提到的诊断标准（胫骨发育不良和蝶骨翼发育不良），这是向该类患者提供最佳医疗方案的关键所在。鉴于 NF1 常合并严重的骨骼并发症，因此，对其进行密切的监测尤为重要，并且非常有必要将病情复杂的 NF1 患者转诊至经验丰富的骨科医师。目前，有研究正通过动物模型和人类骨骼组织检测等手段，对骨骼异常的病理生理学机制进行探究。就像牛奶咖啡斑中的黑素细胞以及神经纤维瘤中的 Schwann 细胞中正常 NF1 等位基因发生随机的体细胞突变，若一簇中胚层细胞的神经纤维蛋白完全丢失，则最终会导致局部骨骼异常表现，例如胫骨假关节中 NF1 双等位基因失活。然而，在许多病例中，骨骼异常表现与邻近肿瘤相关，这表明旁分泌因素即使不是导致局部骨骼异常的直接原因，也发挥了某些影响调控的重要作用。因此，即使 CT 扫描在骨骼显像方面优于 MRI 检查，但 CT 辐射可能会增加邻近肿瘤细胞发生其他体细胞突变的可能性。所以，设计外科手术方案前应谨慎选择影像学检查的方法，以防丛状神经纤维瘤向恶性周围神经鞘瘤转变。

（王晓庆　李晓东　译）

参考文献

［1］Stumpf DA, Alksne JF, Annegers JF, Brown SS, Conneally PM, Housman D, Leppert MF, Miller JP, Moss ML, Pileggi AJ, Rapin I, Strohman RC, Swanson LW, Zimmerman A. Neurofibromatosis conference statement. NIH consensus development conference. Arch Neurol. 1988; 45: 575–8.

［2］Gutmann DH, Aylsworth A, Carey JC, Korf B, Marks J, Pyeritz RE, Rubenstein A, Viskochil D. The diagnostic evaluation and multidisciplinary management of neurofibromatosis 1 and neurofibromatosis 2. JAMA. 1997; 278: 51–7.

［3］Brooks B, Lehman EP. The bone changes in Recklinghausen's neurofibromatosis. Surg Gynec Obstet. 1924; 38: 587–95.

［4］Holt JF, Wright EM. The radiologic features of neurofibromatosis. Radiology. 1948; 51: 647–64.

［5］Hunt JC, Pugh DG. Skeletal lesions in neurofibromatosis. Radiology. 1961; 76: 1–20.

［6］Riccardi VM. Neurofibromatosis. In: Phenotype, natural history, and pathogenesis. 2nd ed. Baltimore: The Johns Hopkins University Press; 1992.

［7］Elefteriou F, Kolanczyk M, Schindeler A, Viskochil DH, Hock JM, Schorry EK, Crawford AH, Friedman JM, Little D, Peltonen J, Carey JC, Feldman D, Xijie Y, Armstrong L, Birch P, Kendler DL, Mundlos S, Yang FC, Agiostratidou G, Hunter-Schaedle K, Stevenson DA. Skeletal abnormalities in neurofibromatosis type 1: approaches to therapeutic options. Am J Med Genet A. 2009; 149A: 2327–38.

［8］Stevenson DA, Yang FC. The musculoskeletal phenotype of the RASopathies. Am J Med Genet C. 2011; 157: 90–103.

［9］Elefteriou F, Benson MD, Sowa H, Starbuck M, Liu X, Ron D, Parada LF, Karsenty G. ATF4 mediation of NF1 functions in osteoblast reveals a nutritional basis for congenital skeletal dysplasiae. Cell Metab. 2006; 4: 441–51.

［10］El-Hoss J, Sullivan K, Cheng T, Yu NY, Bobyn JD, Peacock L, Mikulec K, Baldock P, Alexander IE, Schindeler A, Little DG. A murine model of neurofibromatosis type 1 tibial pseudarthrosis featuring proliferative fibrous tissue and osteoclast-like cells. J Bone Miner Res. 2011; 27(1): 68. [Epub ahead of print].

［11］Kolanczyk M, Kossler N, Kühnisch J, Lavitas L, Stricker S, Wilkening U, Manjubala I, Fratzl P, Spörle R, Herrmann BG, Parada LF, Kornak U, Mundlos S. Multiple roles for neurofibromin in skeletal development and growth. Hum Mol Genet. 2007; 16: 874–86.

［12］Kuorilehto T, Nissinen M, Koivunen J, Benson MD, Peltonen J. NF1 tumor suppressor protein and mRNA in skeletal tissues of developing and adult normal mouse and NF1-deficient embryos. J Bone Miner Res. 2004; 19: 983–9.

［13］Schindeler A, Birke O, Yu NY, Morse A, Ruys A, Baldock PA, Little DG. Distal tibial fracture repair in a neurofibromatosis type 1-deficient mouse treated with recombinant bone morphogenetic protein and a bisphosphonate. J Bone Joint Surg Br. 2011; 93: 1134–9.

［14］Schindeler A, Ramachandran M, Godfrey C, Morse A, McDonald M, Mikulec K, Little DG. Modeling bone morphogenetic protein and bisphosphonate combination therapy in wildtype and Nf1 haploinsufficient mice. J Orthop Res. 2008; 26: 65−74.

[15] Schindeler A, Morse A, Harry L, Godfrey C, Mikulec K, McDonald M, Gasser J, Little D. Models of tibial fracture healing in normal and Nf1-deficient mice. J Orthop Res. 2008; 26: 1053−60.

[16] Wang W, Nyman JS, Moss HE, Gutierrez G, Mundy GR, Yang X, Elefteriou F. Local low-dose lovastatin delivery improves the bone-healing defect caused by Nf1 loss of function in osteoblasts. J Bone Miner Res. 2010; 25: 1658−67.

[17] Wang W, Nyman JS, Stevenson DA, Moss H, Yang X, Elefteriou F. Mice lacking Nf1 in osteochondroprogenitor cells display skeletal dysplasia similar to patients with neurofibromatosis type 1. Hum Mol Genet. 2011; 20(20): 3910. [Epub ahead of print].

[18] Wu X, Estwick SA, Chen S, Yu M, Ming W, Nebesio TD, Li Y, Yuan J, Kapur R, Ingram D, Yoder MC, Yang FC. Neurofibromin plays a critical role in modulating osteoblast differentiation of mesenchymal stem/progenitor cells. Hum Mol Genet. 2006; 15: 2837−45.

[19] Wu X, Chen S, He Y, Rhodes SD, Mohammad KS, Li X, Yang X, Jiang L, Nalepa G, Snider P, Robing AG, Clapp DW, Conway SJ, Guise TA, Yang FC. The haploinsufficient hematopoietic microenvironment is critical to the pathological fracture repair in murine models of neurofibromatosis type 1. PLoS One. 2011; 6: e24917.

[20] Yan J, Chen S, Zhang Y, Li X, Li Y, Wu X, Yuan J, Robling AG, Kapur R, Chan RJ, Yang FC. Rac1 mediates the osteoclast gains-in-function induced by haploinsufficiency of Nf1. Hum Mol Genet. 2008; 17: 936−48.

[21] Yang FC, Chen S, Robling AG, Yu X, Nebesio TD, Yan J, Morgan T, Li X, Yuan J, Hock J, Ingram DA, Clapp DW. Hyperactivation of p21ras and PI3K cooperate to alter murine and human neurofibromatosis type 1-haploinsufficient osteoclast functions. J Clin Invest. 2006; 116: 2880−91.

[22] Yu X, Chen S, Potter OL, Murthy SM, Li J, Pulcini JM, Ohashi N, Winata T, Everett ET, Ingram D, Clapp WD, Hock JM. Neurofibromin and its inactivation of Ras are prerequisites for osteoblast functioning. Bone. 2005; 36: 793−802.

[23] Zhang W, Rhodes SD, Zhao L, He Y, Zhang Y, Shen Y, Yang D, Wu X, Li X, Yang X, Park SJ, Chen S, Turner C, Yang FC. Primary osteopathy of vertebrae in a neurofibromatosis type 1 murine model. Bone. 2011; 48: 1378−87.

[24] Holt JH. Neurofibromatosis in children. Am J Roentgenol. 1978; 130: 615−39.

[25] Friedman JM, Birch PH. Type 1 Neurofibromatosis: a descriptive analysis of the disorder in 1728 patients. Am J Med Genet. 1997; 70: 138−43.

[26] Jacquemin C, Bosley TM, Liu D, Svedberg H, Buhaliqa A. Reassessment of sphenoid dysplasia associated with neurofibromatosis type 1. Am J Neuroradiol. 2002; 23: 644−8.

[27] Arrington DK, Danehy AR, Peleggi A, Proctor MR, Irons MB, Ullrich NJ. Calvarial defects and skeletal dysplasia in patients with neurofibromatosis type 1. J Neurosurg Pediatr. 2013; 11: 410−6.

[28] Friedrich RE, Scheuer HA. Unilateral creeping destruction of deformed mandibular ramus and angel associated with extensive facial plexiform neurofibroma in neurofibromatosis type 1: a case report with analysis of the literature for diagnosis osteolytic events of the mandible in tumor-suppressor gene syndrome. Anticancer Res. 2018; 38: 4083−91.

[29] Pessis R, Lantieri L, Britto JA, Leguerinel C, Wolkenstein P, Hivelin M. Surgical care burden in orbito-temporal neurofibromatosis: multiple procedures and surgical care duration analysis in 47 consecutive adult patients. J Craniomaxillaofac Surg. 2015; 43: 1684−93.

[30] Dombi E, Baldwin A, Marcus L, Fisher M, Weiss B, Kim A, Whitcomb P, Martin S, Aschbacher-Smith L, Rizvi T, Wu J, Ershler R, Wolters P, Therrien J, Glod J, Belasco J, Schorry E, Brofferio A, Starosta A, Gillespie A, Doyle A, Ratner N, Widemann B. Activity of selumetinib in neurofibromatosis type 1-related plexiform neurofibromas. N Engl J Med. 2016; 375: 2550−60.

[31] Stevenson DA, Viskochil DH, Schorry EK, Crawford AH, D'Astous J, Murray KA, Friedman JM, Armstrong L, Carey JC. The use of anterolateral bowing of the lower leg in the diagnostic criteria for neurofibromatosis type 1. Genet Med. 2007; 9: 409−12.

[32] Stevenson DA, Birch PH, Friedman JM, Viskochil DH, Balestrazzi P, Boni S, Buske A, Korf BR, Niimura M, Pivnick EK, Schorry EK, Short MP, Tenconi R, Tonsgard JH, Carey JC. Descriptive analysis of tibial pseudarthrosis in patients with neurofibromatosis 1. Am J Med Genet. 1999; 84: 413−9.

[33] Cho TJ, Seo JB, Lee HR, Yoo WJ, Chung CY, Choi IH. Biologic characteristics of fibrous hamartoma from congenital pseudarthrosis of the tibia associated with neurofibromatosis type 1. J Bone Joint Surg Am. 2008; 90: 2735−44.

[34] Stevenson DA, Zhou H, Ashrafi S, Messiaen LM, Carey JC, D'Astous JL, Santora SD, Viskochil DH. Double inactivation of NF1 in tibial pseudarthrosis. Am J Hum Genet. 2006; 79: 143−8.

[35] Sakamoto A, Yoshida T, Yamamoto H, Oda Y, Tsuneyoshi M, Iwamoto Y. Congenital pseudarthrosis of the tibia: analysis of the histology and the NF1 gene. J Orthop Sci. 2007; 12: 361−5.

[36] Heervä E, Alanne MH, Peltonen S, Kuorilehto T, Hentunen T, Väänänen K, Peltonen J. Osteoclasts in neurofibromatosis type 1 display enhanced resorption capacity, aberrant morphology, and resistance to serum deprivation. Bone. 2010; 47: 583−90.

[37] Sant DW, Margraf RL, Stevenson DA, Grossmann AH, Viskochil DH, Hanson H, Everitt MD, Rios JJ, Elefteriou F, Hennessey T, Mao R. Evaluation of somatic mutations in tibial pseudarthrosis samples in neurofibromatosis type 1. J Med Genet. 2015; 52: 256−61.

[38] Crawford AH, Schorry EK. Neurofibromatosis in children; the role of the orthopaedist. J Am Acad Orthop Surg. 1999; 7: 217−30.

[39] Hefti F, Bollini G, Dungl P, Fixsen J, Grill F, Ippolito E, Romanus B, Tudisco C, Wientroub S. Congenital pseudarthrosis of the tibia: history, etiology, classification, and epidemiologic data. J Pediatr Orthop. 2000; 9: 11−5.

[40] Tudisco C, Bollini G, Dungl P, Fixen J, Grill F, Hefti F, Romanus B, Wientroub S. Functional results at the end

of skeletal growth in 30 patients affected by congenital pseudoarthrosis of the tibia. J Pediatr Orthop. 2000; 9: 94−102.

[41] Weintroub S, Grill F. Editorial. Congenital pseudoarthrosis of the tibia: part 1. J Pediatr Orthop. 2000; 9: 1−2.

[42] Grill F, Bollini G, Dungl P, Fixsen J, Hefti F, Ippolito E, Romanus B, Tudisco C, Wientroub S. Treatment approaches for congenital pseudoarthrosis of tibia: results of the EPOS multicenter study. J Pediatr Orthop B. 2000; 9: 75−89.

[43] Coleman SS, Coleman DA, Biddulph G. Congenital pseudoarthrosis of the tibia: current concepts of treatment. Adv Oper Orthop. 1995; 3: 121−45.

[44] Richards BS, Anderson TD. rhBMP-2 and intramedullary fixation in congenital pseudoarthrosis of the tibia. J Pediatr Orthop. 2018; 38: 230−8.

[45] Stevenson DA, Little D, Armstrong L, Crawford AH, Eastwood D, Friedman JM, Greggi T, Gutierrez G, Hunter-Schaedle K, Kendler DL, Kolanczyk M, Monsell F, Oetgen M, Richards BS, Schindeler A, Schorry EK, Wilkes D, Viskochil DH, Yang FC, Elefteriou F. Approaches to treating NF1 tibial pseudoarthrosis-consensus from the Children's Tumor Foundation NF1 Bone Abnormalities Consortium. J Pediatr Orthop. 2013; 33: 269−75.

[46] Durrani AA, Crawford AH, Chouhdry SN, Saifuddin A, Morley TR. Modulation of spinal deformities in patients with neurofibromatosis type 1. Spine. 2000; 25: 69−75.

[47] Brunetti-Pierri N, Doty SB, Hicks J, Phan K, Mendoza-Londono R, Blazo M, Tran A, Carter S, Lewis RA, Plon SE, Phillips WA, O'Brian Smith E, Ellis KJ, Lee B. Generalized metabolic bone disease in neurofibromatosis type 1. Mol Genet Metab. 2008; 94: 105−11.

[48] Khong PL, Goh W, Wong VC, Fung CW, Ooi GC. MR imaging of spinal tumors in children with neurofibromatosis 1. AJR Am J Roentgenol. 2003; 180: 413−7.

[49] Tsirikos AI, Ramachandran M, Lee J, Saifuddin A. Assessment of vertebral scalloping in neurofibromatosis type 1 with plain radiography and MRI. Clin Radiol. 2004; 59: 1009−17.

[50] Oates EC, Payne JM, Foster SL, Clarke NF, North KN. Young Australian adults with NF1 have poor access to health care, high complication rates, and limited disease knowledge. Am J Med Genet A. 2013; 161A: 659−66.

[51] Stewart DR, Korf BR, Nathanson KL, Stevenson DA, Yohay K. Care of adults with neurofibromatosis type 1: a clinical practice resource of the American College of Medical Genetics and Genomics (ACMG). Genet Med. 2018; 20: 671−82.

[52] Miller DT, Freedenberg D, Schorry E, Ulrich N, Viskochil D, Korf B. Health supervision for children with neurofibromatosis type 1. Pediatrics. 2019; 143: e20190660.

[53] Leeds NE, Jacobson HG. Spinal neurofibromatosis. Radiology. 1973; 126: 617−23.

[54] Salerno NR, Edeiken J. Vertebral scalloping in neurofibromatosis. Radiology. 1970; 97: 509−10.

[55] Szudek J, Birch P, Friedman J. Growth in North American white children with neurofibromatosis 1 (NF1). J Med Genet. 2000; 37: 933−8.

[56] Clementi M, Milani S, Mammi I, Boni S, Monciotti C, Tenconi R. Neurofibromatosis type 1 growth charts. Am J Med Genet. 1999; 87: 317−23.

[57] Rafia S, Garcia-Pena J, Lopez-Pison J, Aguirre-Rodriguez J, Ramos-Lizana J, Garcia-Perez A, Martinez-Granero M, Sans A, Campistol J, Pena-Sequra J, Espino-Hernandez. Growth charts for the Spanish population with neurofibromatosis type 1. Rev Neurol. 2004; 38: 1009−12.

[58] Howell SJ, Wilton P, Lindberg A, Shalet SM. Growth hormone replacement and the risk of malignancy in children with neurofibromatosis. J Pediatr. 1998; 133: 201−5.

[59] Illes T, Halmai V, de Jonge T, Dubousset. Decreased bone mineral density in neurofibromatosis-1 patients with spinal deformities. Osteoporos Int. 2001; 12: 823−7.

[60] Kuorilehto T, Pöyhönen M, Bloigu R, Heikkinen J, Väänänen K, Peltonen J. Decreased bone mineral density and content in neurofibromatosis type 1: lowest local values are located in the load-carrying parts of the body. Osteoporos Int. 2005; 16: 928−396.

[61] Lammert M, Kappler M, Mautner VF, Lammert K, Störkel S, Friedman JM, Atkins D. Decreased bone mineral density in patients with neurofibromatosis 1. Osteoporos Int. 2005; 16: 1161−6.

[62] Stevenson DA, Moyer-Mileur LJ, Carey JC, Quick JL, Hoff CJ, Viskochil DH. Case-control study of the muscular compartments and osseous strength in neurofibromatosis type 1 using peripheral quantitative computed tomography. J Musculoskelet Neuronal Interact. 2005; 5: 145−9.

[63] Dulai S, Briody J, Schindeler A, North KN, Cowell CT, Little DG. Decreased bone mineral density in neurofibromatosis type 1: results from a pediatric cohort. J Pediatr Orthop. 2007; 27: 472−5.

[64] Stevenson DA, Moyer-Mileur LJ, Murray M, Slater H, Sheng X, Carey JC, Dube B, Viskochil DH. Bone mineral density in children and adolescents with neurofibromatosis type 1. J Pediatr. 2007; 150: 83−8.

[65] Yilmaz K, Ozmen M, Bora Goksan S, Eskiyurt N. Bone mineral density in children with neurofibromatosis 1. Acta Paediatr. 2007; 96: 1220−2.

[66] Tucker T, Schnabel C, Hartmann M, Friedrich RE, Frieling I, Kruse HP, Mautner VF, Friedman JM. Bone health and fracture rate in individuals with neurofibromatosis 1 (NF1). J Med Genet. 2009; 46: 259−65.

[67] Caffarelli C, Gonnelli S, Tanzilli L, Vivarelli R, Tamburello S, Balestri P, Nuti R. Quantitative ultrasound and dual energy x-ray absorptiometry in children and adolescents with neurofibromatosis of type 1. J Clin Densitom. 2010; 13: 77−83.

[68] Seitz S, Schnabel C, Busse B, Schmidt HU, Beil FT, Friedrich RE, Schinke T, Mautner VF, Amling M. High bone turnover and accumulation of osteoid in patients with neurofibromatosis 1. Osteoporos Int. 2010; 21: 119−27.

[69] Heervä E, Koffert A, Jokinen E, Kuorilehto T, Peltonen S, Aro HT, Peltonen J. A controlled register-based study of 460 neurofibromatosis 1 patients: increased fracture risk in children and adults over 41 years of age. J Bone Miner Res. 2012; 27: 2333−7.

[70] George-Abraham JK, Martin LJ, Kalkwarf HJ, Rieley MB, Stevenson DA, Viskochil DH, Hopkin RJ, Stevens AM, Hanson H, Schorry EK. Fractures in children with neurofibromatosis type 1 from two NF clinics. Am J Med Genet A. 2013; 161A: 921−6.

[71] Stevenson DA, Yan J, He Y, Li H, Liu Y, Jing Y, Guo Z,

Zhang Q, Zhang W, Yang D, Wu X, Hanson H, Li X, Staser K, Viskochil DH, Carey JC, Chen S, Miller L, Roberson K, Moyer-Mileur L, Yang FC. Increased multiple osteoclast functions in individuals with neurofibromatosis type 1. Am J Med Genet A. 2011; 155: 1050−9.

[72] Johnson B, MacWilliams B, Carey JC, Viskochil DH, D'Astous JL, Stevenson DA. Examination of motor proficiency in children with neurofibromatosis type 1. Pediatr Phys Ther. 2010; 22: 344−8.

[73] Faure C, Laurent JM, Schmit P, Sirinelli D. Multiple and large non-ossifying fibromas in children with neurofibromatosis. Ann Radiol. 1986; 29: 369−73.

[74] Colby RS, Saul RA. Is Jaffe-Campanacci syndrome just a manifestation of neurofibromatosis type 1? Am J Med Genet A. 2003; 123A: 60−3.

[75] Nielsen GP, Kyriakos M. Non-ossifying fibroma/benign fibrous histiocytoma of bone. In: Fletcher CDM, Bridge JA, Hogendoorn PCW, Mertens F, editors. WHO classification of tumours of soft tissue and bone. 4th ed. Lyon: International Agency for Research on Cancer; 2013.

[76] Goldin A, Muzykewicz D, Dwek J, Mubarak S. The aetiology of the non-ossifying fibroma of the distal femur and its relationship to the surrounding soft tissues. J Child Orthop. 2017; 11: 373−9.

[77] Brasseco MS, Valera ET, Engel EE, Nogueira-Barbosa MH, Becker AP, Scrideli CA, Tone LG. Clonal complex chromosome aberration in non-ossifying fibroma. Pediatr Blood Cancer. 2010; 54: 764−7.

[78] Baumhoer D, Kovac M, Sperveslage J, Ameline B, Strobl AC, Krause A, Trautmann M, Wardelmann E, Nathrath M, Holler S, Hardes J, Gosheger G, Krieg AH, Vieth V, Tirabosco R, Amary F, Flanagan AM, Hartmann W. Activating mutations in the MAP-kinase pathway define non-ossifying fibroma of bone. J Pathol. 2018; 248(1): 116. [Epub ahead of print].

[79] Stewart DR, Brems H, Gomes AG, Ruppert SL, Callens T, Williams J, Claes K, Bober MB, Hachen R, Kaban LB, Li H, Lin A, McDonald M, Melancon S, Ortenbert J, Radtke H, Samson I, Saul RA, Shen J, Siqveland E, Toler TL, van Maarle M, Wallace M, Williams M, Legius E, Messiaen L. Jaffe-Campanacci syndrome, revisited: detailed clinical and molecular analyses determine whether patients have neurofibromatosis type 1, coincidental manifestations, or a distinct disorder. Genet Med. 2014; 16: 448−59.

第8章

Ⅰ型神经纤维瘤病的其他器官表现
NF1 In Other Organs

Emma Burkitt Wright, Michael Burkitt, and Hilde Brems

心血管系统并发症

心血管疾病是导致Ⅰ型神经纤维瘤病（NF1）患者死亡的常见原因之一。任何年龄的NF1患者均可发生脑血管病变。儿童卒中，尤其是出血性卒中的发病率在NF1患者中明显升高[2]。高血压可能是NF1相关小儿卒中的重要危险因素，但对成人卒中的影响较小。此外，血管扩张或狭窄等动脉解剖结构异常、颅内动脉瘤也很常见。其中，颈内动脉、大脑中动脉或大脑前动脉最有可能受累[3]，常诱发"烟雾病"（moya moya disease）；软脑膜血管成形术（pial synangiosis）可适当改善病情[3]。

高血压

NF1患者高血压的发病率高于同年龄段的普通人群，在儿童期尤其显著，应尽早对患者实行间隔6～12个月的终身血压监测。Dubov等[4]在儿童NF1队列研究中发现，20% NF1患者的血压值明显高于同年龄段正常人群95%的血压值，其中6%的患者为持续性高血压，这种差异与肥胖无关。NF1相关高血压主要表现为原发性高血压，占总人群的一半以上。由肾动脉狭窄和嗜铬细胞瘤引起的继发性高血压也很常见。在排除特殊病因的情况下，NF1相关原发性高血压的治疗原则与普通人群一致。

肾动脉狭窄与中段主动脉综合征（mid-aortic syndrome）

约2%的NF1患者发生肾动脉狭窄，该病通常发生在儿童期，单侧或双侧肾动脉均可受累。它实际是广泛NF1血管病变的一种表现，个别病例可能出现局部纤维肌肉发育不良。因此，肾血运重建术可能是一种有效的治疗手段。神经纤维瘤或弥漫性神经纤维瘤直接压迫血管，也可能是肾性高血压发病的原因之一。其他NF1血管病变包括动脉瘤（高达30%的NF1患者发生[5]，有报道副肾动脉瘤自发性破裂的病例[6]）以及静脉瘤[7]。

NF1也是中段主动脉综合征最常见的病因[8]。这种罕见病由腹主动脉及分支动脉严重狭窄引发，通常与身体其他部位广泛的血管病变有关。虽然这种综合征发病率极低，但如果多处血管狭窄继发严重高血压，尤其是肾血管受累时，治疗将会非常棘手。

嗜铬细胞瘤

约 2% 的 NF1 患者伴发嗜铬细胞瘤[9]，尽管发生率低，但该肿瘤可在儿童期发病。NF1 相关嗜铬细胞瘤的临床表现可能不同于典型嗜铬细胞瘤。由于 NF1 常伴发焦虑和其他神经行为特征，加之高血压症状可能不明显，这使得嗜铬细胞瘤引发的肾上腺素能症状常被掩盖，不易察觉。类似于其他嗜铬细胞瘤，肾上腺髓质是 NF1 相关嗜铬细胞瘤最常见的发病部位。根据病理检查结果，12% 的 NF1 相关嗜铬细胞瘤为恶性。肿瘤多为单侧发生。与其他嗜铬细胞瘤相比，NF1 相关嗜铬细胞瘤在被检测到时体积相对较小，伴发高血压不明显，但也可以利用这点做出早期诊断。也有研究报道是通过其他影像学资料偶然发现嗜铬细胞瘤而确诊的[10]。NF1 相关嗜铬细胞瘤没有明显的家族性聚集，但常与其他神经内分泌肿瘤，尤其是胃肠道神经内分泌肿瘤同时出现。与正常人群相似，非功能性肾上腺腺瘤在 NF1 患者中也很常见，它与 NF1 双等位基因功能丧失有关。针对肾上腺素中间代谢物，血浆−变肾上腺素检测（plasma metadrenaline assay）是诊断嗜铬细胞瘤的重要方法。但对于非分泌性肿瘤患者，单纯焦虑或服用导致变肾上腺素水平增加的药物（如单胺氧化酶抑制剂或拟交感神经药）也可使变肾上腺素值升高，因此需要重复检测来减小误差。

先天性心脏病

Ras-MAPK 信号通路在调控心脏发育方面发挥重要功能，尤其在调控心内膜垫（endocardial cushion）发育方面。NF1 能够影响 Ras-MAPK 介导的心内膜−间充质转化（endocardial-mesenchymal transition）和增殖功能[11]。因此，最常见的 NF1 相关心脏病变与其他 Ras-MAPK 介导的遗传病类似，如肺动脉狭窄、房间隔缺损、肥厚型心肌病等。NF1 相关先天性心脏病的患病率尚不明确。Lin 等[12]在大规模早期病例研究中发现，2.3% 的 NF1 患者有心脏异常病变，高于普通人群（0.5%）。这种高患病率很大程度上是因为，NF1 全基因缺失能够增加先天性心脏疾病的患病风险[13]。因此，这类患者应该尽早接受心脏病学专科评估[14]。实际上，所有 NF1 患者都应仔细排查先天性心脏病，尤其是通过体检或病史已发现有相关临床症状或体征的患者。复杂的先天性心脏病在 NF1 患者中并不常见，仅有少数报告记录了 NF1 并发相对常见的复杂先天性心脏病——Fallot 四联症（tetralogy of Fallot）[12]。

肺动脉狭窄

2% 的 NF1 患者存在肺动脉瓣狭窄；但在特定家系，尤其在具有错义突变的 NF1 家系中，患病率要更高[15]。这种情况与"Watson 综合征"或"NF-Noonan 综合征"一致，目前这两种综合征均已证实与 NF1 基因的致病突变有关[15]。NF1 错义突变的家系中也可能发生肺动脉闭锁或更复杂的先天性心脏病。NF1 患者也可能出现肺动脉狭窄。

其他瓣膜异常

Incelik 等[16]的研究发现，65 名 NF1 患者中二尖瓣功能不全发生率为 8%（5 例），而普通人群患病率约为 1.2%[17]。在这 65 名患者中，主动脉瓣关闭不全和三尖瓣关闭不全各有 1 例。主动脉瓣狭窄也偶有报道[13]。在普通人群和结缔组织病患者中，关节过度活动通常与二尖瓣脱垂并存[18]。但目前尚不能确定大量关节过度活动的 NF1 病例是否也存在二尖瓣异常。

心脏间隔缺损

虽然可能存在现有数据偏倚、说服力不足等问题，但 NF1 患者房间隔缺损和室间隔缺损的患病率似乎比普通人群要高。病例系列研究结果表明，3% ~ 4% 的 NF1 患者存在继发型房间隔缺损[16, 19]。也有研究报道一例 NF1 患者患有无顶冠状窦，后者是房间隔缺损的罕见病因[20]。室间隔缺损虽然没有房间隔缺损常见，但也有队列研究发现 NF1 患者，尤其是全基因缺失的患者，存在室间隔缺损[13]。这说明相比普通人，NF1 患者出现室间隔缺损的风险更高。

肥厚型心肌病

已有研究发现，在无症状的 NF1 患者中存在偏心性左心室肥厚，表现为左心室舒张末期和室间隔舒张期厚度增加[13]。这些体征的意义尚不清楚，无法明确心律失常或更严重的心肌肥厚是否与 NF1 有关，仍需排查其他疾病与这些体征的关系。此外，极个别研究报道了 NF1 相关的胎儿肥厚型心肌病，该病也见于 Noonan 综合征[21]。

心源性猝死

虽然致死性心律失常与 NF1 无明显联系，但儿童及成人心源性猝死是一种罕见的 NF1 并发症。心血管并发症是导致 NF1 儿童高致死率的主要原因之一。Kanter 等[22]报道了 2 例独立的冠状动脉闭塞患者，可能源自 NF1 相关血管病变。NF1 相关血管病变的发病机制尚不完全明确，但已证实与整个脉管系统的异常改变有关（参见第 13 章"烟雾病"）。另一名 NF1 全基因缺失患者在 16 岁时因心肌梗死猝死，尸检发现有多处冠状动脉瘤[23]。由于冠状动脉疾病也常见于普通成人，因此对于有其他心脏疾病危险因素的 NF1 患者，很难判断其病变是否与 NF1 相关心血管病变有关。Hamilton 等[24]报道了一名 33 岁的 NF1 患者疑似因心肌内血管病变导致猝死。该患者血管内同时存在高细胞密度的内膜增厚区域以及纤维化、乏细胞脂质斑块形成的区域。

心内肿瘤

NF1 相关心内肿瘤少见。Nguyen 等[13]纳入了 16 名 NF1 全基因缺失的患者，发现有 2 名患者经超声心动图证实了此类病变。Lin 等[12]在纳入 2 322 名患者队列研究中，发现 1 名患者患有此类肿瘤。

淋巴系统异常改变

弥漫性或丛状神经纤维瘤组织可累及或破坏正常淋巴结构，导致受累部位淋巴水肿。神经纤维瘤切除术、恶变肿瘤手术，或放射治疗，也可能导致淋巴水肿。目前尚不清楚 NF1 患者是否可能存在原发性淋巴管发育不良，偶有记载其他 Ras-MAPK 信号通路相关遗传病病例中出现淋巴管发育不良。

消化系统并发症

胃肠道肿瘤在 NF1 患者中很常见，占患者总比例的 2% ~ 25%[25]。常见的 NF1 相关全身病变可能发生在胃肠道，包括神经纤维瘤和恶性外周神经鞘瘤（malignant peripheral nerve sheath tumours, MPNST）。

也有少量研究报道，丛状神经纤维瘤累及肝胆、胰腺，尤其是肝门[26]。胃肠道间质瘤（gastrointestinal stromal tumours, GIST）和肠道相关神经内分泌肿瘤，在NF1患者中的发生率也明显上升。目前尚不清楚NF1患者是否更易患有胃肠道常见肿瘤，如结直肠癌（详见第17章）。

相较于胃肠道肿瘤的高患病率，急性肠梗阻则是NF1的罕见后遗症。一项系统性回顾曾分析了肠梗阻的病因，包括由GIST或神经纤维瘤引起的肠套叠、丛状神经纤维瘤或狭窄性结直肠癌引起的肠内梗阻，以及由恶性GIST、丛状神经纤维瘤或MPNST引起的肠外梗阻病例[27]。

胃肠道间质瘤

GIST发生于胃肠道黏膜下层，是胃肠道中最常见的间叶性肿瘤，约7%的NF1患者患有此病[28]。NF1相关GIST的自然病程与散发性GIST不同。在分子水平上，大多数散发性GIST中均出现c-KIT突变，但NF1相关GIST中一般不发生此类突变。类似于其他NF1相关肿瘤，野生型NF1等位基因沉默可能对GIST发病起到至关重要的作用。NF1相关GIST可能表现为惰性，直径小于2 cm的病变通常不建议手术治疗。晚期肿瘤的治疗选择更为有限，因为有效的辅助治疗手段如伊马替尼等酪氨酸激酶抑制剂药物治疗是针对c-KIT突变的GIST，并不适用于NF1相关GIST。另有文献报道，其他酪氨酸激酶抑制剂如瑞戈非尼和舒尼替尼，对NF1相关GIST患者有效，但仍需更多研究结果支持[29, 30]。

与散发性GIST相比，NF1相关GIST确诊年龄更小，且胃外病灶更常见。多灶性GIST也可发生于NF1患者，多灶性GIST

与"四重阴性"基因型（未检测出c-KIT、PDGRFA、BRAF或SDH基因突变）可能是NF1的早期临床表现[31]。

神经内分泌肿瘤

神经内分泌细胞存在于整个胃肠道，分泌肠道调节激素。少数NF1患者可发生源自这些细胞谱系的肿瘤（神经内分泌肿瘤，以前称为类癌瘤）。此类肿瘤可能出现激素异常分泌、出血、局部压迫（例如壶腹病变引起的阻塞性黄疸[32]）等症状。NF1相关神经内分泌肿瘤中，最常见的是生长抑素瘤，特异性组织学表现为砂粒状钙化[33]。虽然十二指肠和壶腹是最常见的肿瘤发病部位[34]，但神经内分泌肿瘤也可能出现在胃肠道其他部位。

个别情况下，神经内分泌肿瘤可能出现类癌综合征，即面部潮红、腹泻、右侧心脏病变、面部毛细血管扩张或支气管收缩等症状。这一现象多是由于肿瘤细胞的功能性分泌物，分泌至内脏外血管时引起的，通常只发生于转移性肿瘤。对于出现此症状的NF1患者，应注意排查神经内分泌肿瘤。

节细胞性副神经节瘤

节细胞性副神经节瘤是神经内分泌肿瘤的一种亚型，是一种非常罕见的NF1并发症，预后较好。它最常见于十二指肠（90%），常见孕激素受体和胰多肽的表达[35]，除淋巴结转移外，远处转移罕见。据Reelles等[33]统计，此类肿瘤仅占NF1患者十二指肠病变的3%。

胃肠神经纤维瘤、腺瘤、息肉、癌

对于其他部位患有神经纤维瘤的患者，胃肠道内或周围出现神经纤维瘤的概率更高。局部症状或出血有助于胃肠道神经纤维瘤的诊断，但是，通过影像学检查或内镜检查，偶然发现肿瘤的可能性更大。目前，还无法证实 NF1 能够增加胃肠道恶性肿瘤和癌前腺瘤息肉发病的概率，普通人群中结直肠癌的相对患病率可能会掩盖两者的联系（详见第 17 章）。也有研究报道过 NF1 与幼年样错构瘤息肉之间可能的相关关系[36]。

胃肠动力：肠神经系统的结构与功能异常

胃肠动力不足是一种常见病，同样见于许多 NF1 患者。便秘是最常见的症状，治疗方法与普通患者一致。然而，胃肠动力不足也可能是胃肠道肿瘤或其他 NF1 并发症的外在表现，因此需要彻底排查其他疾病。排查乳糜泻也很重要，虽然没有明确其联系，但至少 1% 的 NF1 患者可并发乳糜泻。该类患者可以予以无麸质饮食治疗。未经治疗的乳糜泻可能导致腹泻、贫血等诸多不适，并且增加小肠恶性肿瘤（如淋巴瘤和腺癌）的发病风险。

弥漫性节细胞神经瘤病是一种 NF1 罕见并发症，也见于因 *PTEN* 基因突变所致的 Cowden 综合征，和 *RET* 基因突变的 2B 型多发性内分泌肿瘤。不同的受累组织部位和范围所呈现的症状各不相同，但都常常会伴有出血、腹痛或顽固性便秘等症状。任何由肠神经系统支配的器官均可受累，但最常见于回肠、结肠和阑尾。活检可示神经节细胞、Schwann 细胞和神经纤维数量增加。病变区域可能会出现黏膜水肿和溃疡。有文献报道，1 例小肠节细胞神经瘤病患者同时存在肠系膜丛状神经纤维瘤[37]。

上述有限的研究结果表明，虽然 NF1

和 2B 型多发性内分泌肿瘤[38]可能是相关的神经嵴病，但未来针对个体基因组等的研究对于明确肠神经系统的发育和功能十分重要，从而进一步了解 NF1 与胃肠动力的关系。

胃轻瘫综合征

胃轻瘫综合征是一种难治性疾病，在NF1 患者中亦有报道。基于目前有限的研究可推测，自主神经系统功能障碍可能是该病的发病基础，正如糖尿病相关胃轻瘫一样[39]。胃轻瘫综合征的诊断基于胃排空闪烁显像，需证实胃转运缓慢，同时，排除机械性因素导致胃排空延迟的可能性。有病例报道，NF1 患者出现副肿瘤现象，实为胃轻瘫发作[40]。

肠易激综合征、便秘

肠易激综合征（irritable bowel syndrome, IBS）在普通人群中极为常见。此病在成年 NF1 患者中的患病率更高，IBS 和功能性便秘的 OR 值（比值比）约为 3[41]。研究发现，儿童 NF1 患者的直肠直径显著增大[42]，且 20% 的患者结肠转运时间延长。尽管 NF1 与 IBS 联系密切，但截至目前，鲜有针对 IBS 和 NF1 并发患者的有效治疗方法及疗效评估手段。因此，NF1 相关 IBS 的治疗措施与一般 IBS 类似，但需排查发生恶性肿瘤的可能性。

泌尿生殖系统并发症

涉及生殖系统的丛状及弥漫性神经纤维瘤并不多见。丛状神经纤维瘤更易侵犯膀胱和下输尿管，多数患者为男性[43]。泌尿及生殖道的功能可能因邻近的盆腔神经纤维瘤或其支配神经丛受累而受到影响。NF1 可以增加盆腔 MPNST 的发病风险，但与其他泌尿生殖道恶性肿瘤的关系尚不明确。

生殖道表现

有个别病例报道，NF1 患者可能出现生殖器肥大[44, 45]。性早熟在 NF1 患者中发生的概率要远低于视神经胶质瘤患者（影响约 1/3 的患者[46]），性早熟可能会加剧生殖器肥大。神经纤维瘤局部过度生长可能会累及内外生殖器[47]。与 Noonan 综合征和 Ras-MAPK 信号通路相关的其他疾病一样，男性 NF1 患者患隐睾症的风险更高。隐睾症在普通人群中也并不罕见，常规的睾丸固定术对 NF1 相关隐睾症有效。性腺内的神经纤维瘤极为罕见，仅有个别报道[48]。累及多个盆腔器官的广泛丛状神经纤维瘤也实属罕见，但治疗难度高。

除非存在垂体或其他内分泌功能障碍，否则 NF1 一般不会影响患者的生育生理功能。性功能障碍较为常见，这可能是由多方面因素如患者外在形象[49]、心理因素以及其他并发的身体或心理健康问题影响所致。

泌尿道表现

先天性泌尿系统畸形在 NF1 患者中罕见[1]。可能发生肾盂积水，这是由于腹膜后神经纤维瘤阻塞肾盂输尿管连接处或压迫输尿管所致[50]。泌尿道丛状神经纤维瘤很少见，膀胱是最常被神经纤维瘤组织直接浸润的盆腔器官[51]，其症状包括排尿困难、血尿和复发性尿路感染等。泌尿道 MPNST 虽极为罕见，但仍有文献报道[52]。

NF1 相关下尿路功能障碍，可能是由丛状神经纤维瘤侵犯膀胱壁、脊髓、马尾神经，或中枢神经系统所致[53]。尿道阻塞，

同直肠或阴道功能障碍的原因一样，可能是神经纤维瘤的外在压迫而导致[54]。目前没有关于 NF1 相关遗尿症患病率的数据，但与在许多 NF1 患儿中观察到的发育迟缓一致，相较普通儿童，遗尿症似乎在 NF1 患者中发病更普遍。某队列研究结果示遗尿症与注意力缺失过动症（attention deficit hyperactivity disorder, ADHD）密切相关[55]，但该结论仍有待验证[56]。

呼吸系统并发症

胸腔内神经纤维瘤是 NF1 最常见的呼吸系统并发症。由于恶变率高，早期不易察觉，因此治疗难度大。胸腔内神经纤维瘤大多数发生在邻近胸膜的后纵隔，少数为肋间神经受累或支气管内病变[57]。神经纤维瘤病相关弥漫性肺病（neurofibromatosis-associated diffuse lung disease, NFDLD），如同 NF1 相关的肺动脉高压，致病率和致死率均较高。

NF1 相关弥漫性肺病

NF1 相关弥漫性肺病的特异性表现是肺尖囊性或大疱性改变，以及基底纤维化。影像学上纤维化病变呈毛玻璃样和网状结构[58]。这种囊性变化会增加气胸风险，如果存在广泛的肺气肿或纤维化，则会增加慢性呼吸衰竭的风险。

NF1 相关肺动脉高压

NF1 相关肺动脉高压少见，但往往预后不佳。它通常与间质性肺病同时发生，且发病年龄比其他亚型肺动脉高压患者的年龄大[59]。药物治疗的效果未知，可酌情早期行移植手术[59]，但应充分考虑移植术后免

疫抑制药物带来的肿瘤恶变风险。对伴有毛细血管前性肺动脉高压的 NF1 患者（无间质性肺病指征）的观察表明，PH-NF1 也可能是 NF1 相关血管病变的一种表现[60]。至于其他形式的 NF1 相关血管病变，尚不能从分子和细胞水平明确具体的发病机制。

血液系统并发症

与 NF1 相关的血液系统疾病主要是幼年型粒 - 单核细胞白血病（juvenile myelomonocytic leukemia, JMML）。JMML（详见第 17 章）是一种罕见的骨髓增生性疾病，其特征是 Ras-MAPK 信号通路异常，90% 的患者出现 NRAS、KRAS、PTPN11、NF1 或 CBL 基因突变[61]。NRAS、KRAS 和 PTPN11 突变常见于体细胞，而 NF1 和 CBL 经常表现为双等位基因突变，首先发生在生殖细胞系。虽然 15% 的 JMML 具有自限性，但 NF1 相关 JMML 往往持续发展，因此通常需要造血干细胞移植来治疗。JMML 在 NF1 患者中的发病率尚不清楚，近来，芬兰的一项队列研究纳入 8 376 名 20 岁以下的 NF1 患者，结果未发现患有白血病的病例，说明 NF1 相关 JMML 的发病率比预想要低[62]。幼年黄色肉芽肿（juvenile xanthogranuloma, JXG）与 JMML 之间存在关联，NF1 相关 JMML 患者基本上都同时患有 JXG，这类患者的 JMML 病变往往并不危重。综上所述，针对 JMML 的临床随访十分必要，同时也应该考虑对 NF1 患者进行定期血液监测[63]。NF1 与其他血液系统恶性肿瘤的关联尚不明确（详见第 17 章）。在 AIEOP-BFM ALL 2000 临床实验中，纳入的 4 939 名急性淋巴细胞白血病患者中有 8 人患有 NF1，这两者之间可能存在一定的联系[64]。

血 管 球 瘤

血管球瘤是起源于血管球体的非常小的间充质病变，直径仅有几毫米。血管球体是一种温度感受器，通常位于手指和脚趾远端指骨的甲床上。以前学者并没有将血管球瘤与 NF1 联系到一起，普遍认为神经纤维瘤的疼痛症状是由肿瘤侵犯神经所致。血管球瘤的典型三联征包括疼痛、局部压痛和畏寒。2009 年以前，只有少量 NF1 伴发血管球瘤的病例，并且无法判断是否此类病变只是 NF1 病灶的一部分。2009 年，Brems 等[65] 报道了 11 名患有血管球瘤的 NF1 患者，其中 5 名出现多灶性病变，患者平均年龄为 40 岁，以女性为主。在血管球瘤的 α-SMA+ 细胞中可以检测到 NF1 双等位基因沉默，致使 Ras-MAPK 信号通路过度激活。也有研究从 22% 的 NF1 相关血管球瘤中检测出 17 号染色体长臂的有丝分裂重组[66]。迄今，文献已经报道了大约 50 例 NF1 相关血管球瘤病例[67, 68]，但实际上可能多达 5% 的成年 NF1 患者罹患血管球瘤[69]。临床上可以通过体格检查（大头针按压试验）以及问诊（遇冷时肢端疼痛）等方法诊断血管球瘤。肉眼观察疼痛受累的指甲及甲床无明显异常，MRI 可示血管球瘤样病变[69]。局部麻醉下手术切除有症状的血管球瘤是唯一有效的治疗方法，治疗效果尚可。普通血管球瘤复发率较低，然而，当病灶累及骨质时，应行病灶刮治术，且术后复发率可能增高。大多数血管球瘤为良性肿瘤。

（王杞章　译）

参考文献

［1］ Leppavirta J, Kallionpaa RA, Uusitalo E, Vahlberg T, Poyhonen M, Peltonen J, et al. Congenital anomalies in neurofibromatosis 1: a retrospective register-based total population study. Orphanet J Rare Dis. 2018; 13(1): 5.

［2］ Terry AR, Jordan JT, Schwamm L, Plotkin SR. Increased risk of cerebrovascular disease among patients with neurofibromatosis type 1: population-based approach. Stroke. 2016; 47(1): 60−5.

［3］ Koss M, Scott RM, Irons MB, Smith ER, Ullrich NJ. Moyamoya syndrome associated with neurofibromatosis type 1: perioperative and long-term outcome after surgical revascularization. J Neurosurg Pediatr. 2013; 11(4): 417−25..

［4］ Dubov T, Toledano-Alhadef H, Chernin G, Constantini S, Cleper R, Ben-Shachar S. High prevalence of elevated blood pressure among children with neurofibromatosis type 1. Pediatr Nephrol. 2016; 31(1): 131−6.

［5］ Ferner RE, Huson SM, Evans DGR. Neurofibromatoses in clinical practice. London: Springer; 2011. p. 1−46.

［6］ Roberts K, Fan B, Brightwell R. Spontaneous accessory renal artery aneurysm rupture in a patient with neurofibromatosis type 1: a case report. Vasc Endovasc Surg. 2019; 53(2): 150−3.

［7］ Bartline PB, McKellar SH, Kinikini DV. Resection of a large innominate vein aneurysm in a patient with neurofibromatosis type 1. Ann Vasc Surg. 2016; 30: 157. e1−5.

［8］ Warejko JK, Schueler M, Vivante A, Tan W, Daga A, Lawson JA, et al. Whole exome sequencing reveals a monogenic cause of disease in approximately 43% of 35 families with midaortic syndrome. Hypertension. 2018; 71(4): 691−9.

［9］ Ferner RE, Huson SM, Thomas N, Moss C, Willshaw H, Evans DG, et al. Guidelines for the diagnosis and management of individuals with neurofibromatosis 1. J Med Genet. 2007; 44(2): 81−8.

［10］ Shinall MC, Solorzano CC. Pheochromocytoma in neurofibromatosis type 1: when should it be suspected? Endocr Pract. 2014; 20(8): 792−6.

［11］ Lakkis MM, Epstein JA. Neurofibromin modulation of Ras activity is required for normal endocardial-mesenchymal transformation in the developing heart. Development. 1998; 125(22): 4359−67.

［12］ Lin AE, Birch PH, Korf BR, Tenconi R, Niimura M, Poyhonen M, et al. Cardiovascular malformations and other cardiovascular abnormalities in neurofibromatosis 1. Am J Med Genet. 2000; 95(2): 108−17.

［13］ Nguyen R, Mir TS, Kluwe L, Jett K, Kentsch M, Mueller G, et al. Cardiac characterization of 16 patients with large NF1 gene deletions. Clin Genet. 2013; 84(4): 344−9.

［14］ Miller DT, Freedenberg D, Schorry E, Ullrich NJ, Viskochil D, Korf BR, et al. Health supervision for children with neurofibromatosis type 1. Pediatrics. 2019; 143(5): e20190660.

［15］ Ben-Shachar S, Constantini S, Hallevi H, Sach EK, Upadhyaya M, Evans GD, et al. Increased rate of missense/in-frame mutations in individuals with NF1-related pulmonary stenosis: a novel genotype-phenotype correlation. Eur J

Hum Genet. 2013; 21(5): 535−9.

［16］ Incecik F, Herguner OM, Alinc Erdem S, Altunbasak S. Neurofibromatosis type 1 and cardiac manifestations. Turk Kardiyol Dern Ars. 2015; 43(8): 714−6.

［17］ Nalliah CJ, Mahajan R, Elliott AD, Haqqani H, Lau DH, Vohra JK, et al. Mitral valve prolapse and sudden cardiac death: a systematic review and meta-analysis. Heart. 2019; 105(2): 144−51.

［18］ Malfait F, Wenstrup R, De Paepe A. Classic Ehlers-Danlos syndrome. In: Adam MP, Ardinger HH, Pagon RA, Wallace SE, LJH B, Stephens K, et al., editors. GeneReviews(R). Seattle: University of Washington; 1993.

［19］ Tedesco MA, Di Salvo G, Natale F, Pergola V, Calabrese E, Grassia C, et al. The heart in neurofibromatosis type 1: an echocardiographic study. Am Heart J. 2002; 143(5): 883−8.

［20］ Bender LP, Meyer MR, Rosa RF, Rosa RC, Trevisan P, Zen PR. Unroofed coronary sinus in a patient with neurofibromatosis type 1. Rev Paul Pediatr. 2013; 31(4): 546−9.

［21］ Ritter A, Cuddapah S, Degenhardt K, Kasperski S, Johnson MP, O'Connor MJ, et al. Fetal cardiomyopathy in neurofibromatosis type I: novel phenotype and review of the literature. Am J Med Genet A. 2019; 179(6): 1042−6.

［22］ Kanter RJ, Graham M, Fairbrother D, Smith SV. Sudden cardiac death in young children with neurofibromatosis type 1. J Pediatr. 2006; 149(5): 718−20.

［23］ Ruggieri M, D'Arrigo G, Abbate M, Distefano A, Upadhyaya M. Multiple coronary artery aneurysms in a child with neurofibromatosis type 1. Eur J Pediatr. 2000; 159(7): 477−80.

［24］ Hamilton SJ, Allard MF, Friedman JM. Cardiac findings in an individual with neurofibromatosis 1 and sudden death. Am J Med Genet. 2001; 100(2): 95−9.

［25］ Bakker JR, Haber MM, Garcia FU. Gastrointestinal neurofibromatosis: an unusual cause of gastric outlet obstruction. Am Surg. 2005; 71(2): 100−5.

［26］ Yepuri N, Naous R, Richards C, Kittur D, Jain A, Dhir M. Nonoperative management may be a viable approach to plexiform neurofibroma of the porta hepatis in patients with neurofibromatosis-1. HPB Surg. 2018; 2018: 7814763.

［27］ Trilling B, Faucheron JL. Intestinal obstruction in von Recklinghausen's disease. Color Dis. 2014; 16(10): 762−8.

［28］ Miettinen M, Fetsch JF, Sobin LH, Lasota J. Gastrointestinal stromal tumors in patients with neurofibromatosis 1: a clinicopathologic and molecular genetic study of 45 cases. Am J Surg Pathol. 2006; 30(1): 90−6.

［29］ Fujimi A, Nagamachi Y, Yamauchi N, Tamura F, Kimura T, Miyajima N, et al. Gastrointestinal stromal tumor in a patient with neurofibromatosis type 1 that was successfully treated with regorafenib. Intern Med. 2019; 58: 1865.

［30］ Kalender M, Sevinc A, Tutar E, Sirikci A, Camci C. Effect of sunitinib on metastatic gastrointestinal stromal tumor in patients with neurofibromatosis type 1: a case report. World J Gastroenterol. 2007; 13(18): 2629−32.

［31］ Gasparotto D, Rossi S, Polano M, Tamborini E, Lorenzetto E, Sbraglia M, et al. Quadruple-negative GIST is a sentinel for unrecognized neurofibromatosis type 1 syndrome. Clin

Cancer Res. 2017; 23(1): 273–82.

[32] Thavaraputta S, Graham S, Rivas Mejia AM, Lado-Abeal J. Duodenal somatostatinoma presenting as obstructive jaundice with the coexistence of a gastrointestinal stromal tumour in neurofibromatosis type 1: a case with review of the literature. BMJ Case Rep. 2019; 12(1). https://doi.org/10.1136/bcr-2018-226702.

[33] Relles D, Baek J, Witkiewicz A, Yeo CJ. Periampullary and duodenal neoplasms in neurofibromatosis type 1: two cases and an updated 20-year review of the literature yielding 76 cases. J Gastrointest Surg. 2010; 14(6): 1052–61.

[34] Noe M, Pea A, Luchini C, Felsenstein M, Barbi S, Bhaijee F, et al. Whole-exome sequencing of duodenal neuroendocrine tumors in patients with neurofibromatosis type 1. Mod Pathol. 2018; 31(10): 1532–8.

[35] Okubo Y, Yoshioka E, Suzuki M, Washimi K, Kawachi K, Kameda Y, et al. Diagnosis, pathological findings, and clinical management of gangliocytic paraganglioma: a systematic review. Front Oncol. 2018; 8: 291.

[36] Ravegnini G, Quero G, Sammarini G, Giustiniani MC, Castri F, Pomponi MG, et al. Gastrointestinal juvenile-like (inflammatory/hyperplastic) mucosal polyps in neurofibromatosis type 1 with no concurrent genetic or clinical evidence of other syndromes. Virchows Arch. 2019; 474(2): 259–64.

[37] Thway K, Fisher C. Diffuse ganglioneuromatosis in small intestine associated with neurofibromatosis type 1. Ann Diagn Pathol. 2009; 13(1): 50–4.

[38] Gfroerer S, Theilen TM, Fiegel H, Harter PN, Mittelbronn M, Rolle U. Identification of intestinal ganglioneuromatosis leads to early diagnosis of MEN2B: role of rectal biopsy. J Pediatr Surg. 2017; 52(7): 1161–5.

[39] Krishnasamy S, Abell TL. Diabetic Gastroparesis: principles and current trends in management. Diabetes Ther. 2018; 9(Suppl 1): 1–42.

[40] Bernardis V, Sorrentino D, Snidero D, Avellini C, Paduano R, Beltrami CA, et al. Intestinal leiomyosarcoma and gastroparesis associated with von Recklinghausen's disease. Digestion. 1999; 60(1): 82–5.

[41] Ejerskov C, Krogh K, Ostergaard JR, Fassov JL, Haagerup A. Constipation in adults with neurofibromatosis type 1. Orphanet J Rare Dis. 2017; 12(1): 139.

[42] Pedersen CE, Krogh K, Siggaard C, Joensson IM, Haagerup A. Constipation in children with neurofibromatosis type 1. J Pediatr Gastroenterol Nutr. 2013; 56(2): 229–32.

[43] Deniz E, Shimkus GJ, Weller CG. Pelvic neurofibromatosis: localized von Recklinghausen's disease of the bladder. J Urol. 1966; 96(6): 906–9.

[44] Darcy C, Ullrich NJ. A 15-month-old girl presenting with clitoromegaly and a chest mass. Semin Pediatr Neurol. 2018; 26: 128–31.

[45] Kousseff BG, Hoover DL. Penile neurofibromas. Am J Med Genet. 1999; 87(1): 1–5.

[46] Cambiaso P, Galassi S, Palmiero M, Mastronuzzi A, Del Bufalo F, Capolino R, et al. Growth hormone excess in children with neurofibromatosis type-1 and optic glioma. Am J Med Genet A. 2017; 173(9): 2353–8.

[47] Pascual-Castroviejo I, Lopez-Pereira P, Savasta S, Lopez-Gutierrez JC, Lago CM, Cisternino M. Neurofibromatosis type 1 with external genitalia involvement presentation of 4

patients. J Pediatr Surg. 2008; 43(11): 1998–2003.

[48] Protopapas A, Sotiropoulou M, Haidopoulos D, Athanasiou S, Loutradis D, Antsaklis A. Ovarian neurofibroma: a rare visceral occurrence of type 1 neurofibromatosis and an unusual cause of chronic pelvic pain. J Minim Invasive Gynecol. 2011; 18(4): 520–4.

[49] Smith KB, Wang DL, Plotkin SR, Park ER. Appearance concerns among women with neurofibromatosis: examining sexual/bodily and social self-consciousness. Psychooncology. 2013; 22(12): 2711–9.

[50] Yilmaz K, Dusunsel R, Dursun I, Coskun A, Erten S, Kucukaydin M, et al. Neurofibromas of the bladder in a child with neurofibromatosis type 1 causing chronic renal disease. Ren Fail. 2013; 35(7): 1005–7.

[51] Ure I, Gurocak S, Gonul II, Sozen S, Deniz N. Neurofibromatosis type 1 with bladder involvement. Case Rep Urol. 2013; 2013: 145076.

[52] O'Brien J, Aherne S, Buckley O, Daly P, Torreggiani WC. Malignant peripheral nerve sheath tumour of the bladder associated with neurofibromatosis I. Can Urol Assoc J. 2008; 2(6): 637–8.

[53] Bouty A, Dobremez E, Harper L, Harambat J, Bouteiller C, Zaghet B, et al. Bladder dysfunction in children with neurofibromatosis type I: report of four cases and review of the literature. Urol Int. 2018; 100(3): 339–45.

[54] Subasinghe D, Keppetiyagama CT, De Silva C, Perera ND, Samarasekera DN. Neurofibroma invading into urinary bladder presenting with symptoms of obstructed defecation and a large perineal hernia. BMC Surg. 2014; 14: 21.

[55] Shreeram S, He JP, Kalaydjian A, Brothers S, Merikangas KR. Prevalence of enuresis and its association with attention-deficit/hyperactivity disorder among U.S. children: results from a nationally representative study. J Am Acad Child Adolesc Psychiatry. 2009; 48(1): 35–41.

[56] Niemczyk J, Wagner C, von Gontard A. Incontinence in autism spectrum disorder: a systematic review. Eur Child Adolesc Psychiatry. 2018; 27(12): 1523–37.

[57] Boland JM, Colby TV, Folpe AL. Intrathoracic peripheral nerve sheath tumors-a clinicopathological study of 75 cases. Hum Pathol. 2015; 46(3): 419–25.

[58] Alves Junior SF, Zanetti G, Alves de Melo AS, Souza AS Jr, Souza LS, de Souza Portes Meirelles G, et al. Neurofibromatosis type 1: state-of-the-art review with emphasis on pulmonary involvement. Respir Med. 2019; 149: 9–15.

[59] Jutant EM, Girerd B, Jais X, Savale L, O'Connell C, Perros F, et al. Pulmonary hypertension associated with neurofibromatosis type 1. Eur Respir Rev. 2018; 27(149). https://doi.org/10.1183/16000617.0053-2018.

[60] Rodrigues D, Oliveira H, Andrade C, Carvalho L, Guimaraes S, Moura CS, et al. Interstitial lung disease and pre-capillary pulmonary hypertension in neurofibromatosis type 1. Respir Med Case Rep. 2018; 24: 8–11.

[61] Niemeyer CM, Flotho C. Juvenile myelomonocytic leukemia: who's the driver at the wheel? Blood. 2019; 133(10): 1060–70.

[62] Peltonen S, Kallionpaa RA, Rantanen M, Uusitalo E, Lahteenmaki PM, Poyhonen M, et al. Pediatric malignancies in neurofibromatosis type 1: a population-based cohort study. Int J Cancer. 2019; 145: 2926.

[63] Paulus S, Koronowska S, Folster-Holst R. Association between juvenile myelomonocytic leukemia, juvenile xanthogranulomas and neurofibromatosis type 1: case report and review of the literature. Pediatr Dermatol. 2017; 34(2): 114-8.

[64] Schutte P, Moricke A, Zimmermann M, Bleckmann K, Reismuller B, Attarbaschi A, et al. Preexisting conditions in pediatric ALL patients: spectrum, frequency and clinical impact. Eur J Med Genet. 2016; 59(3): 143-51.

[65] Brems H, Park C, Maertens O, Pemov A, Messiaen L, Upadhyaya M, et al. Glomus tumors in neurofibromatosis type 1: genetic, functional, and clinical evidence of a novel association. Cancer Res. 2009; 69(18): 7393-401.

[66] Stewart DR, Pemov A, Van Loo P, Beert E, Brems H, Sciot R, et al. Mitotic recombination of chromosome arm 17q as a cause of loss of heterozygosity of NF1 in neurofibromatosis type 1-associated glomus tumors. Genes Chromosomes Cancer. 2012; 51(5): 429-37.

[67] Kumar MG, Emnett RJ, Bayliss SJ, Gutmann DH. Glomus tumors in individuals with neurofibromatosis type 1. J Am Acad Dermatol. 2014; 71(1): 44-8.

[68] Harrison B, Moore AM, Calfee R, Sammer DM. The association between glomus tumors and neurofibromatosis. J Hand Surg Am. 2013; 38(8): 1571-4.

[69] Stewart DR, Sloan JL, Yao L, Mannes AJ, Moshyedi A, Lee CC, et al. Diagnosis, management, and complications of glomus tumours of the digits in neurofibromatosis type 1. J Med Genet. 2010; 47(8): 525-32.

第9章 Ⅰ型神经纤维瘤病相关外周神经鞘瘤的基因组学

Genomics of Peripheral Nerve Sheath Tumors Associated with Neurofibromatosis Type 1

Eduard Serra, Bernat Gel, Juana Fernández-Rodríguez, and Conxi Lázaro

随着人类全基因组测序工作的完成，以基因组学与生物信息学为代表的高通量、大数据分析，成为后测序时代的又一重大革命。神经纤维瘤领域的研究也充分借鉴和应用了相关新技术。但是，对于基因组学进展如何影响神经纤维瘤领域的临床与研究，尤其是对Ⅰ型神经纤维瘤病（NF1）相关肿瘤已有认识的影响，目前仍缺乏系统性综述。因此，我们将该章分为2个部分：第1部分，主要介绍各类NF1相关的外周神经系统（peripheral nervous system, PNS）肿瘤；第2部分，从基因组学的角度，总结和归纳前述各类肿瘤的分子致病机制，但该部分更多的是对相关进展成果的宏观总结，而非对所有研究结论的详尽阐述。

NF1 相关外周神经鞘瘤

各类神经源性或非神经源性肿瘤的持续进展是NF1患者主要临床症状之一，且儿童或成人均可罹患。其中，PNS是各类良恶性肿瘤最常累及的结构，如多发皮肤神经纤维瘤（cutaneous neurofibromas, cNF）、丛状神经纤维瘤（plexiform neurofibromas, pNF）、非典型神经纤维瘤（atypical neurofibromas, aNF）、恶性外周神经鞘瘤（MPNST）。

皮肤神经纤维瘤

皮肤神经纤维瘤（cNF）是一类发生于周围神经系统的良性肿瘤，表现为散在分布、界限清楚、无包膜包裹的皮肤内结节。部分散发性神经纤维瘤，也可以发生在皮下或更加深部的组织内。散发性神经纤维瘤不同于其他类型的神经纤维瘤，如弥散性神经纤维瘤（边界不清、质地偏硬的包块）或丛状神经纤维瘤（沿粗大的神经主干生长，累及多个神经束）[1]。

cNF通常在青春期发病，在超过95%的NF1患者中均可发现该类肿瘤[2]。不同NF1患者所罹患的肿瘤数量差异巨大，从数十到数千个不等，但随着时间的推移，患者罹患肿瘤数都会逐渐增多[3, 4]。与此同时，cNF的瘤体体积也会逐步增大，不同个体间的肿瘤生长速率也有较大差异，这通常与肿瘤所处的部位密切相关，同一患者不同部位的 cNF 生长速率也不尽相同[5]。不同进展阶段的 cNF 会呈现不同的临床症状，有部分研究者尝试对其进一步分类[2]。cNF 临床上可以表现为瘙痒或疼痛，但绝大多数患者无任何症状。虽然 cNF 不存在恶变，且严重临床症状罕见，但其导致的容貌畸形、感觉异常、社交心理障碍都会严重影响患者的生活质量[6]。

神经纤维瘤中含有多种不同的细胞组分，主要是 Schwann 细胞和成纤维细胞，与大量神经周细胞、浸润性免疫细胞、神经元细胞等一同分布于富含胶原的细胞外基质中[7, 8]。cNF 的典型组织病理学表现为乏细胞特征，即大量的黏液样间质和胶原蛋白、较少的实质性细胞分布[1]。因此，明确导致 cNF 的起始细胞成分、探究肿瘤微环境对其形成过程的影响是目前该领域的热点问题（见下文）。

神经纤维瘤的产生是由 NF1 基因的体细胞性失活导致的[9-11]。在构成 cNF 的各种细胞成分中，只有 Schwann 细胞携带了 NF1 基因的纯合性突变，即双失活性突变[12, 13]。通过分离和纯化 NF1（−/−）的 Schwann 细胞，进一步分析其遗传序列后发现，cNF 中大部分的 NF1 失活是由于点突变导致的[13, 14]。自从将 NF1 体细胞突变与神经纤维瘤的产生予以联系，基因控制和参与的 DNA 修复机制成为控制 cNF 进展的重要探索方向[13, 15, 16]。此外，有研究报道，相当部分（∼ 25%）cNF 的体细胞失活表现为杂合性缺失（LOH）[10, 17-19]。不同的研究团队都在尝试探索和解释 cNF 中 LOH 的内在致病机制[16, 20]。在导致 cNF 中 LOH 产生的机制理论中，最常见的就是同源重组理论，近 60% 携带 LOH 的 cNF 中发现了

同源重组现象[19]，该现象并不会明显影响 NF1 基因的拷贝数，但可以明显减少 NF1 原发突变的纯合概率[15]。这种有丝分裂中的重组现象是由着丝粒、NF1 基因座之间的单次基因交换导致，进而产生了涉及 17 号染色体长臂几乎全长的单亲二倍体。剩下 40% 携带 LOH 的 cNF 则可能是由于 NF1 基因缺失，17 号染色体长臂缺失的 DNA 长度从 80 kb 到 8 Mb 不等[15]。对于已经携带原发性 NF1 基因微缺失的患者，并不单独需要 LOH 作为二次打击[20]。

虽然在 Schwann 细胞中发现了 NF1 基因的双失活性突变，但是，能够携带该类体细胞突变的具体细胞类型、神经纤维瘤的起源细胞均仍未完全阐明。在近期构建的转基因小鼠模型中，无论是在表达 Hoxb7[21] 或表达 Prss56[22] 的细胞中敲除 NF1，均能引发 cNF 和 pNF 的产生，尚不清楚携带 NF1 双突变的细胞在 cNF 和 pNF 中是否属于同一细胞类型。已经可以明确的是，当选择性培养源自两种不同类型 NF 的 Schwann 细胞时，NF1 体细胞突变现象只在 Schwann 细胞中发现，而在神经纤维瘤中其他类型的细胞（如神经内膜的成纤维细胞）并未发现该突变的存在[12-14, 23]。因此，我们目前仍不能准确区分可以接受 NF1 二次打击的细胞类型，但已经确认该类细胞具有分化成 Schwann 细胞的能力。利用转基因工程小鼠研究丛状神经纤维瘤的相关研究，也将肿瘤的起源问题指向了 Schwann 细胞前体细胞[24, 25]。大量的皮肤和丛状神经纤维瘤由于同源重组而表现出 LOH[15, 18, 19]。而这一分子遗传学现象的结论是，若想获得 NF1 二次打击，细胞必须处于活跃的有丝分裂状态，只有如此才会启动同源重组。

正如前述，不同 NF1 患者所罹患的

cNF 数量差异巨大，从数十到数千个不等。因此，有多项研究致力于解释 NF1 症状的异质性，即通过基因变异情况解释表型变异。这些研究发现，*NF1* 基因影响下 cNF 肿瘤数量的巨大差异同基因有着密切的联系，且似乎遵循多基因模型[26, 27]。目前，原发性 *NF1* 突变在临床表型异质性中的地位与作用仍不明确。临床观察中发现，即使患者来源于同一家系且携带相同的胚系突变，仍会在 cNF 数量方面展现出较大差异[28]。但多项研究也表明，*NF1* 胚系突变可能依旧在影响 cNF 数量方面发挥了潜在的作用[27, 29]。两种不同类型的原发性 *NF1* 突变能显著影响神经纤维瘤的数量；1 型微缺失（位于 *NF1*-REPs a 与 c 区域内，带有断点的 1.4 Mb 缺失）可能同 cNF 的早期大量发生有着密切联系[30, 31]；c.2970-2972 delAAT 突变则在未患 cNF 或其他类型神经纤维瘤（丛状或皮下神经纤维瘤）的患者中发现[32, 33]。但是，只有小部分 NF1 患者携带这两类突变。目前，除手术以外，针对 cNF 缺乏其他的有效治疗方案。

丛状神经纤维瘤

丛状神经纤维瘤（pNF）是一类瘤体较大的神经纤维瘤，沿较大的神经干生长、扩张，呈现为串珠样的索状改变。在部分病例中，当多个神经均受累时，丛状神经纤维瘤会呈现"虫袋"样改变。pNF 可以是神经内的，也可以突破神经束膜并弥散性侵入周围软组织。当肿瘤周围存在弥散性生长时，这类 pNF 称为弥散性软组织神经纤维瘤[1, 34]。pNF 既可突出于体表，也可以潜藏于身体深部。在磁共振检查（MRI）中则表现为浅表或深在的、侵袭性或推移性、束状结节样或弥散性肿块[35]。各种分类都源自临床治疗

的需要，尤其是对恶变风险的评估。

pNF 主要发生于 NF1 患者，且被认为属于先天性肿瘤[36]。约 30% 的 NF1 患者可以通过体格检查诊断 pNF[3, 37]，而约 50% 的患者则需要通过 MRI 予以明确[37]。pNF 主要在儿童时期表现出最高的增长率[38]。这类肿瘤构成 NF1 发病率的主要来源[36]，部分病例可发生恶变[39]，继而进一步发展为恶性外周神经鞘瘤（MPNST）[40]。

pNF 同 cNF 有着相同的细胞组分，但两者的细胞起源存在差异。所有的 pNF 都来自独立的双等位 *NF1* 基因失活[41]。因此，类似于 cNF[15]，同一患者不同部位的 pNF 可携带完全不同的 *NF1* 体细胞突变[42]。除了 17 号染色体 *NF1* 基因座的失活以外，在 pNF 中并未发现高频的基因组改变或点突变[42, 45]。同样类似于 cNF，只在 pNF 相关 Schwann 细胞中发现 *NF1*$^{-/-}$ 改变[23, 45]。在一项针对 pNF 内部异质性的研究中，多数肿瘤在组织学和分子学水平上都有着较好的一致性。尽管存在总体的同质性，但在瘤内细胞密度、*NF1*$^{-/-}$ 细胞比例方面却有着一定的异质性[45]。

在近期一项针对基因型-表型关联的研究[46]中发现，位于 NF1 蛋白半胱氨酸-丝氨酸-富集结构域（cysteine-serine-rich domain, CSRD）的 5 个连续密码子 Leu844、Cys845、Ala846、Leu847、Gly848 中发生 1 个原发性错义突变，就会同浅表性丛状神经纤维瘤和有症状的脊髓神经纤维瘤的产生密切相关。

手术仍旧是目前针对 pNF 的唯一标准治疗方案。但是，由于很多患者的肿瘤体积巨大或已累及深部难以手术的解剖结构，所以难以做到肿瘤的根治性切除。MEK 抑制剂（MEK inhibitor, MEKI）司美替尼目前已

被用于治疗无法接受手术的儿童丛状神经纤维瘤，在70%的患儿中展现出了显著的肿瘤消退效果（消退部分超过肿瘤体积的20%）[47]。应用MEKI治疗pNF的深入临床实验仍在进行中。

非典型神经纤维瘤

非典型神经纤维瘤（aNF）是一类特殊的、缓慢生长的结节样病变，可能与或不与pNF相关[43]，表现为具有1个或多个不典型的组织学特征但仍不足以诊断为MPNST（例如缺乏活跃的有丝分裂相或坏死）。由于并非所有的神经纤维瘤都会展现出相同的非典型特征，因此，人们已经在尝试确立较为明确的标准以分类该类肿瘤[48]。基于标准区分出了细胞性神经纤维瘤（唯一的非典型特征是细胞密度增加）、细胞异型性神经纤维瘤（唯一的非典型特征是细胞异型性改变）、多种组织学非典型特征的神经纤维瘤（细胞异型性改变、罕见有丝分裂相、束状生长、细胞密度增加）。后一种类型称为生物潜能未定非典型性神经纤维性肿瘤（atypical neurofibromatons neoplasms with uncertain biological potential, ANNUBP）[48]，且该类型也符合其他研究aNF团队所采用的描述[43]。

总体而言，基于临床及组织病理学的进展证据，并对比pNF和MPNST的基因组结构后，aNF，尤其是ANNUBP，被认为是MPNST的前期病变类型[43, 49]。但是，并非所有的aNF会最终发展为MPNST，且目前仍没有明确的方法或证据能够预测哪些aNF会发生恶变，这无疑大大增加了临床治疗的复杂性。aNF多在患者儿童时期即可出现。在临床检查中，病灶在18-氟脱氧葡萄糖-正电子发射断层扫描（FDG-

PET）中经常表现为阳性[50]。由NF1发展为aNF的患者中，25%的患者携带不止1个aNF病灶，有着更高的恶变为MPNST的风险[51]。特殊结节性病灶的生长、疼痛、FDG-PET阳性都应引起对aNF存在可能性的关注，同时，虽然完整切除肿瘤可以有效避免其向MPNST进展，但棘手的病变部位合并不确定的生物学潜能都会让临床治疗更加复杂[51, 52]。

除了NF1等位基因的失活性突变，在aNF中经常鉴定出位于9p21.3的CDKN2A/B基因的缺失[43, 45, 53]。由于并非所有的MPNST都存在CDKN2A/B基因的缺失，因此，除了pNF-aNF-MPNST这一恶变进展途径，MPNST可能存在其他的发病机制[54, 55]。

恶性外周性神经鞘瘤

MPNST是一类起源于外周神经鞘膜且十分罕见的恶性肿瘤。MPNST在各类软组织肉瘤中占比为3%～10%，具有高度侵袭性的组织学特点。近半数MPNST是从Ⅰ型神经纤维瘤病（NF1）进展而来，其余半数则为散发病例[39, 56]。MPNST的总体人群发病率约为1∶100 000[39]，但约10%的NF1患者终身会有逐步发展为MPNST的可能性[39, 57]。

对于NF1患者，MPNST通常来源于已经罹患的pNF或aNF[40]，由于其侵袭性行为和转移风险，这类患者的远期预后极差，因此，肿瘤恶变已经是影响青少年或成年NF1患者发病率和死亡率的主要因素[39, 57, 58]。在组织病理学方面，肿瘤区域有明显的多形性改变、有丝分裂相和对邻近组织的侵袭。NF1患者的高肿瘤负荷情况加大了准确诊断MPNST的难度。FDG-PET是用于辨别肿瘤良恶性状态的常用手段[50]。若患者携带的原发性 NF1 突变为 NF1 基因微缺失，这会进一步增大进展为 MPNST 的风险[59, 60]，同时，意味着需要对其临床进展情况保持密切观察。

MPNST 表现为 NF1 基因的等位基因失活性突变[61]。近期有研究发现[62]，在 MPNST、瘤周的初始 pNF 组织以及转移灶中均能发现 NF1 体细胞突变，通过体细胞突变将 pNF 和 MPNST 的进展关系予以明确。除了 NF1 基因的失活，MPNST 的另一重要特征是基因组十分复杂，多呈现出超倍体、高度重排等[63, 64]。癌症相关基因所在的特定染色体区域表现为高频缺失或重复，在既往相关研究中也有报道和总结[55, 65, 66]（详见下文）。

类似于其他类型的软组织肉瘤，广泛的根治性手术切除是治疗 MPNST 的必要手段，并需要在术后补充放疗和（或）化疗[56, 67]。相较于散发的 MPNST，由 NF1 进展而来的 MPNST 5 年生存率为 20% ～ 50%，生存率更低且发病时间更早，常因发生骨转移和肺转移导致治疗失败[39]。虽然针对肉瘤的标准化疗方案可以用于治疗 MPNST，但其远期临床获益较为有限。通过对 MPNST 及其细胞系的研究发现，其存在异常的细胞内信号转导通路和被异常调控的酪氨酸激酶受体，这提示未来应用靶向药物个性化治疗的可能性[25, 65, 68, 69]。多项应用小分子化合物（如索拉非尼或雷帕霉素类似物等）治疗 MPNST 患者的临床实验目前仍在开展中[69]。总体而言，目前应用单一药物治疗 MPNST 的方案均尚未观察到较为积极的临床效果。

为了评估和研究不同治疗方案的有效性，各种 MPNST 相关的临床前肿瘤动物模型已经在逐步建立。利用稳定的细胞系，直接将人源 MPNST 在小鼠皮下移植，或将其原位移植于小鼠坐骨神经根部，进而构建 NF1 相关的 MPNST 皮下或原位移植瘤模型。患者来源的原位移植瘤模型（patient-derived orthotopic xenograft, PDOX）同患者原发灶的组织学和基因学特征相同，并且能模拟其远处转移能力[70]。此外，利用 Nf1 突变背景的基因工程小鼠模型（genetically engineered mouse models, GEMM），使其进一步发生 Tp53、Pten 或 Cdkn2a 突变，可以诱导发生 MPNST，进而用于测试和研究不同的治疗方案。也有研究进一步尝试构建 GEMM 的同种异体杂交模型[26]。基于前述各种临床前肿瘤动物模型，针对 MPNST 的多种治疗方案都在进行研究和尝试，包括 MEK 抑制剂、mTOR 抑制剂、MEK 抑制剂与 mTOR 抑制剂联合应用、mTOR-HSP90 抑制剂、mTOR-HDAC、AURKA、Wnt/β-catenin 抑制剂、BET 布罗莫结构域抑制剂与 MEKI 的联用 / 非联用[25, 68, 69]。

基于基因组学分析的分子病理机制

针对 NF1 相关 PNS 肿瘤的分子病理机制，为了梳理基因组学分析在该领域的应用，我们对符合下述标准的文献与研究进行了筛选，即应用微阵列和（或）二代测序（NGS）技术对人类 NF1 相关肿瘤的基因组学分析。将筛选出的文献与研究予以汇总，其发表情况、测序方案、测序样本类型和存储数据库等信息整理于表 9.1。随后，按照基因组结构学、基于 NGS 的单核苷酸变异（single nucleotide variants, SNV）、转录组学、表观遗传学等领域，对相关文献予以进一步归类总结，部分研究可能横跨多个研究领域。基于目前的筛选标准，部分研究并没有被我们纳入分析［例如，小鼠模型或其他类型模型的研究、利用比较基因组杂交技术（comparative genomic hybridization, CGH）或其他遗传学技术的研究等］，但这些工作同样对我们理解 NF1 相关 PNS 肿瘤的分子病理机制提供了巨大帮助。

基因组结构

目前，利用比较基因组杂交芯片（array comparative genomic hybridization, aCGH）、SNP 芯片、基于 NGS 的测序分析、甲基化芯片等技术，国内外已经在开展对神经纤维瘤和 MPNST 基因分子核型的研究。

多个针对 cNF 和 pNF 开展的 aCGH 或 SNP 芯片分析都表明，两者的基因组学结构几乎相同，均为基本正常的 2n 核型。由于 NF1 基因的体细胞失活性突变，仅在 17 号染色体长臂区域发现了高频变异，这种现象还会受到 NF1 基因微缺失或同源重组引发的杂合性缺失（LOH）影响。目前样本量最大的 LOH 研究（n=518，113 名 NF1 患者）表明，由于 NF1 基因的体细胞性失活，近 25% 的 cNF 会携带 LOH[19]。而对于 pNF，NF1 体细胞性失活相关的 LOH 率更高，可以接近 50%[42, 45, 71]。

aNF 也有着同 pNF 相近的基因组学结构。但在 aNF 中，唯一较为特殊的高频变异就是 9 号染色体短臂区域的缺失，尤其是涉及 CDKN2A/B 基因座的 9p21.3 区域[43]。在部分 aNF 中也发现了基因拷贝数的变化，但该现象发生频率较低，且多发生于数量占比较低的细胞类型中[43]。在另一项利用 2 例 aNF 不同区域分析肿瘤异质性的研究中，除了 NF1 和 CDKN2A/B 的失活外，并未发现其他显著的基因学变化[45]。

针对 MPNST 基因组特征研究的情况则完全不同。由于浸润性非肿瘤细胞（间质细胞）的存在和肿瘤细胞自身的基因异质性，针对恶性肿瘤的基因组学研究始终非常复杂。此外，有一项十分重要却难以解决的问题就是，如何分析多倍体基因组（MPNST 中多见）背景下的体细胞拷贝数变异（somatic copy number alterations, SCNA），这是芯片测序本身的技术限制所在。若对照组样本为正常的 2n 核型背景，将超倍体背景下的等量 DNA 样本与其进行对比分析，将会过分高估基因缺失、低估基因增益。因此，当研究者推论特定基因组区域的拷贝数变异时，必须要将这类多倍体相关偏倚考虑在内。相较于 pNF[44, 46] 和 aNF[43]，MPNST 基因组呈现出明显高度重排的超倍体状态。涉及染色体大片段（如单个染色体臂或整条染色体）的基因组变异在其三倍体或四倍体核型中也十分常见（详见表 9.1）。

高频变异的基因组区域

基于多个彼此独立的研究，针对 MPNST 相关 SCNA 数据开展系统化的生物信息学综合分析，才能最终确认其高频变异的染色体区域。即使是采取针对特定高频变异区域筛选候选基因的方案，在这些区域里寻找并确认 MPNST 的驱动因素依旧是一项艰巨的任务。尽管如此，MPNST 缺少高频点突变的现象更加说明，针对其基因组结构的分析将有助于理解 MPNST 的生物学特点。尽管缺少系统化的综合分析，但已有较充分的证据表明，至少特定基因组区域及其内部的已知基因同 MPNST 生物学特点

表 9.1　NF1 相关外周神经系统肿瘤的基因组学数据

项 目	研 究	分 析 类 型	分析所用样本	数据存储地址
基因组结构	Cancer Genome Atlas Research Network (2017) Cell 171: 950—965.e28. DOI: 10.1016/j. cell.2017.10.014	SNP-array Affymetrix SNP 6.0	MPNST 及其他类型软组织肉瘤	NCI Genomic Data Commons—URL: https://portal.gdc.cancer.gov/projects/TCGA-SARC
	Adamowicz M et al. (2006) Genes Chromosomes Cancer 45(9): 829—8. DOI: 10.1002/gcc.20343	aCGH 5p chromosome BAC-based	10 例 MPNST	
	Beert E et al. (2011) Genes Chromosomes Cancer, 50(12): 1021—1032. DOI: 10.1002/gcc.20921	aCGH Agilent 244K	皮下神经纤维瘤，丛状神经纤维瘤，非典型神经纤维瘤，MPNST	ArrayExpress—Accession: E-MEXP-3052—URL: https://www.ebi.ac.uk/arrayexpress/experiments/E-MEXP-3052/
	Brekke HR et al. (2010) J Clin Onc 28: 1573—1582. DOI: 10.1200/JCO.2009.24.8989	Microarray slide with 3, 568 BAC/PAC clones from the Norwegian Microarray Consortium	20 例 MPNST	
	Carrio M et al. (2018) Hum Mutat 39: 1112—1125. DOI: 10.1002/humu.23552	SNP-array illumina HumanOmni-Express v1	6 例 pNF 及 2 例 aNF 的不同区域	Synapse—Accession: syn7231973—URL: https://www.synapse.org/#!Synapse: syn7231973
	Castellsagué J et al. (2015) EMBO Mol Med 7(5): 608—27. DOI: 10.15252/emmm.201404430	SNP-array illumina Human 660W-Quad/illumina HumanOmni-Express v1	原发性 MPNST，原位移植 MPNST	
	Ferrer M et al. (2018) Scientific Data 5: 180106. DOI: 10.1038/sdata.2018.106	SNP-array illumina HumanOmni2.5M + Exome array	17 例 pNF 源性的原代 Schwann 细胞及 Schwann 细胞系	Synapse—Accession: syn4940963—URL: http://www.synapse.org/pnfCellCulture
	Garcia-Linares C et al. (2010) Hum Mut 32: 78—90. DOI: 10.1002/humu.21387	SNP-array illumina 370-Quad/illumina Human660W-Quad	19 例皮肤神经纤维瘤	

（续表）

项　目	研　究	分　析　类　型	分析所用样本	数据存储地址
	Gosline S et al. (2017) Scientific Data 4: 170045. DOI: 10.1038/sdata.2017.45	SNP-array illumina HumanOmni2.5-8	40 例皮肤神经纤维瘤	Synapse—Accession: syn4984604—URL: http://www.synapse.org/cutaneousNF
	Hirbe A et al. (2015) Clin Canc Res 21(18): 42014211. DOI: 10.1158/1078-0432.CCR-14-3049	WES NimbleGen libraries (Roche)/illumina HiSeq 2000	pNF-MPNST-转移进展过程	
	Kresse SH et al. (2008) Mol Cancer 7: 48. DOI: 10.1186/1476-4598-7-48	BAC- and PAC-based array	7 例高级别 MPNST	
	Lee W et al. (2014) Nat Genet 46(11): 1227-32. DOI: 10.1038/ng.3095	SNP-array Affymetrix SNP 6.0	15 例 MPNST	ArrayExpress—Accession: E-MEXP-869—URL: https://www.ebi.ac.uk/arrayexpress/experiments/E-MEXP-869/
	Mantripragada K et al. (2008) Clin Cancer Res 14(4): 1015-24. DOI: 10.1158/1078-0432.CCR-07-1305	aCGH Custom PCR-based high resolution (57 genes)	35 例 MPNST, 16 例丛状神经纤维瘤, 8 例皮肤神经纤维瘤	dbGaP—Accession: phs000792. v1.p1—URL: https://www.ncbi.nlm.nih.gov/projects/gap/cgi-bin/study.cgi?study_id=phs000792.v1.p1
	Mantripragada K et al. (2009) Genes Chrom & Cancer 48: 897-907. DOI: 10.1002/gcc.20695	Whole genome 32K BAC microarrays	24 例 MPNST, 3 例神经纤维瘤样本	GEO—Accession: GSE16041—URL: https://www.ncbi.nlm.nih.gov/geo/query/acc.cgi?acc=GSE16041
	Pasmant E et al. (2011) J Natl Cancer inst 103(22): 1713-22. DOI: 10.1093/jnci/djr416	aCGH Agilent Human Genome 244K	22 例 pNF	GEO—Accession: GSE24328—URL: https://www.ncbi.nlm.nih.gov/geo/query/acc.cgi?acc=GSE24328
	Pemov A et al. (2017) Oncogene 36(22): 3168-3177. DOI: 10.1038/onc.2016.464	SNP-array illumina HumanOmni2.5-8	源自 23 例 pNF 的 Schwann 细胞	dbGaP—Accession: phs001403. v1.p1—URL: https://www.ncbi.nlm.nih.gov/projects/gap/cgi-bin/study.cgi?study_id=phs001403.v1.p1

（续表）

项　目	研　　究	分　析　类　型	分析所用样本	数据存储地址
	Röhrich M et al. (2016) Acta Neuropathologica, 131(6): 877–887. DOI: 10.1007/s00401-016-1540-6	Methylation array illumina infinium HumanMethylation450K	34 例 MPNST，33 例神经纤维瘤，6 例 aNF	
	Sohier P et al. (2017) Genes Chromosomes Cancer 56: 421–426. DOI 10.1002/gcc.22446	aCGH Agilent Human Genome 244K	8 例 MPNST，1 例 pNF，7 例 cNF	GEO—Accession: GSE92647—URL: https://www.ncbi.nlm.nih.gov/geo/query/acc.cgi?acc=GSE92647
	Spurlock G et al. (2010) J Can Res Clin Oncol 136: 1869–1880. DOI: 10.1007/s00432-010-0846-3	aCGH Agilent Human Genome 244K	pNF-MPNST 进展	
	Upadhyaya M et al. (2012) Hum Mut 33: 763–776. DOI: 10.1002/humu.22044	SNP-array Affymetrix SNP 6.0	15 例 MPNST，5 例 pNF	
	Yang J et al. (2011) Clin Canc Res 17: 7563–7573. DOI: 10.1158/1078-0432.CCR-11-1707	aCGH Agilent Human Genome 44K	51 例 MPNST（25 例福尔马林固定-石蜡包埋样本，26 例新鲜冰冻样本）	GEO—Accession: GSE33881—URL: https://www.ncbi.nlm.nih.gov/geo/query/acc.cgi?acc=GSE33881
	Yu J et al. (2011) Clin Canc Res 17: 1924–34. DOI: 10.1158/1078-0432.CCR-10-1551	aCGH Affymetrix Genechip Mapping 500K	38 例 MPNST	
	Zhang M et al. (2014) Nat Genet 46: 1170–1172. DOI: 10.1038/ng.3116	WGS and WES/illumina	8 例 MPNST（5 例为 NF1 相关）	EGA—Accession: EGAS00001000974—URL: https://www.ebi.ac.uk/ega/studies/EGAS00001000974
基于 NGS 的 SNV 数据	Cancer Genome Atlas Research Network (2017) Cell 171: 950–965. e28. DOI: 10.1016/j.cell.2017.10.014	WES Nimblegen SeqCap EZ Human Exome v3.0/ illumina HiSeq 2000	MPNST 及其他类型软组织肉瘤	NCI Genomic Data Commons—URL: https://portal.gdc.cancer.gov/projects/TCGA-SARC
	Brohl A et al. (2017) Sci Rep 7: 14992. DOI: 10.1038/s41598-017-15183-1	WES NimbleGen SeqCap EZ Human Exome v2.0/ illumina HiScan	12 例 MPNST（10 例 NF1 相关）；7 例肿瘤信息源自 TCGA 数据库	

（续表）

项　目　研　究	分　析　类　型	分析所用样本	数据存储地址
Carrio M et al. (2018) Hum Mutat 39: 1112–1125. DOI: 10.1002/humu.23552	WES Agilent SureSelect Human All Exon/illumina HiSeq	6 例 pNF 和 2 例 aNF 的不同区域	Synapse—Accession: syn7231973—URL: https://www.synapse.org/#!Synapse: syn7231973
Castellsagué J et al. (2015) EMBO Mol Med 7(5): 608–27. DOI: 10.15252/emmm.201404430	WES Agilent SureSelect Human AllExon/illumina HiSeq 2000	原发性 MPNST 和原位移植 MPNST	
Ferrer M et al. (2018) Scientific Data 5: 180106. DOI: 10.1038/sdata.2018.106	WES Agilent SureSelect Human All Exon v6/illumina HiSeq2500	11 例 pNF 源性的原代 Schwann 细胞及 Schwann 细胞系	Synapse—Accession: syn4940963—URL: http://www.synapse.org/pnfCellCulture
Gosline S et al. (2017) Scientific Data 4: 170045. DOI: 10.1038/sdata.2017.45	WGS NEBNext DNA Library Prep/illumina HiSeqX	皮肤神经纤维瘤	Synapse—Accession: syn4984604—URL: http://www.synapse.org/cutaneousNF
Hirbe A et al. (2015) Clin Canc Res 21: (18) 42014211. DOI: 10.1158/1078-0432.CCR-14-3049	WES Nimblegen SeqCap EZ Human Exome v3.0/illumina HiSeq 2000	pNF–MPNST–转移进展过程	
Lee W et al. (2014) Nat Genet 46(11): 1227–32. DOI: 10.1038/ng.3095	WES Agilent SureSelect Human All Exon v4/illumina HiSeq2500	15 例 MPNST	dbGaP—Accession: phs000792.v1.p1—URL: https://www.ncbi.nlm.nih.gov/projects/gap/cgi-bin/study.cgi?study_id=phs000792.v1.p1
Lee W et al. (2014) Nat Genet 46(11): 1227–32. DOI: 10.1038/ng.3095	NGS panel MSK-IMPACT	37 例 MPNST	dbGaP—Accession: phs000792.v1.p1—URL: https://www.ncbi.nlm.nih.gov/projects/gap/cgi-bin/study.cgi?study_id=phs000792.v1.p1
Pemov A et al. (2017) Oncogene 36(22): 3168–3177. DOI: 10.1038/onc.2016.464	WES illumina TruSeq V1: 32 and v2: 30/illumina HiSeq2500	丛状神经纤维瘤源性 Schwann 细胞	dbGaP—Accession: phs001403.v1.p1—URL: https://www.ncbi.nlm.nih.gov/projects/gap/cgi-bin/study.cgi?study_id=phs001403.v1.p1

（续表）

项　目	研　究	分　析　类　型	分析所用样本	数据存储地址
	Sohier P et al. (2017) Genes Chromosomes Cancer 56: 421–426. DOI 10.1002/gcc.22446	WES	8 例 MPNST, 1 例 pNF, 7 例 cNF	EGA—Accession: EGAS00001000974—URL: https://www.ebi.ac.uk/ega/studies/EGAS00001000974
	Zhang M et al. (2014) Nat Genet 46: 1170–1172. DOI: 10.1038/ng.3116	WGS, WES, and custom panel/illumina HiSeq2500	50 例 MPNST（39 例 NF1 相关）（5 例行 WGS, 3 例行 WES, 42 例行定制芯片测序）	
转录组学	Cancer Genome Atlas Research Network (2017) Cell 171: 950–965.e28. DOI: 10.1016/j.cell.2017.10.014	RNA-Seq illumina mRNA TruSeq/illumina HiSeq 2000	MPNST 及其他类型软组织肉瘤	NCI Genomic Data Commons—URL: https://portal.gdc.cancer.gov/projects/TCGA-SARC
	Castellsagué J et al. (2015) EMBO Mol Med 7(5): 608–27. DOI: 10.15252/emmm.201404430	Expression array Affymetrix Human Gene 1.0 ST arrays	原发性 MPNST, 原位移植 MPNST	GEO—Accession: GSE60082—URL: https://www.ncbi.nlm.nih.gov/geo/query/acc.cgi?acc=GSE60082
	Ferrer M et al. (2018) Scientific Data 5: 180106. DOI: 10.1038/sdata.2018.106	RNA-Seq/illumina HiSeq2500	18 例 pNF 源性的原代 Schwann 细胞及 Schwann 细胞系	Synapse—Accession: syn4940963—URL: http://www.synapse.org/pnfCellCulture
	Gosline S et al. (2017) Scientific Data 4: 170045. DOI: 10.1038/sdata.2017.45	RNA-Seq NEBNext mRNA Library Prep/illumina HiSeq2500	皮肤神经纤维瘤病	Synapse—Accession: syn4984604—URL: http://www.synapse.org/cutaneousNF
	Jouhilahti E-M (2012) PhD Thesis. ISBN 978-951-29-5135-2	Expression array illumina HumanHT-12 V3.0	NF1+/+ 及 NF1-/- 背景的神经纤维瘤源性的 Schwann 细胞	GEO—Accession: GSE32029—URL: https://www.ncbi.nlm.nih.gov/geo/query/acc.cgi?acc=GSE32029
	Karube K et al. (2006) J Clin Pathol 59: 160–165. DOI: 10.1136/jcp.2004.023598	Expression array Takara Bio Cancer Chips version 4.0 of 886 genes	9 例 MPNST, 4 例神经纤维瘤	
	Kolberg M et al. (2015) Mol Oncol 9(6): 1129–39. DOI: 10.1016/j.molonc.2015.02.005	Expression array Human GenomeSurvey Microarray V2.0	8 例神经纤维瘤；30 例 MPNST（17 例 NF1 相关, 13 例单发性）	GEO—Accession: GSE66743—URL: https://www.ncbi.nlm.nih.gov/geo/query/acc.cgi?acc=GSE66743

（续表）

项目	研　　究	分　析　类　型	分析所用样本	数据存储地址
	Lee W et al. (2014) Nat Genet 46(11): 1227-32. DOI: 10.1038/ng.3095	RNA-Seq/illumina2500	16 例 MPNST	dbGaP—Accession: phs000792. v1.p1—URL: https://www.ncbi.nlm. nih.gov/projects/gap/cgi-bin/study. cgi?study_id=phs000792.v1.p1
	Lévy P et al. (2007) Clin Cancer Res 13: 398-407. DOI: 10.1158/1078-0432.CCR-06-0182	Expression array Agilent 22K Human 1A	14 例丛状神经纤维瘤，10 例 MPNST	ArrayExpress—Accession: E-TABM-69—URL: https://www. ebi.ac.uk/arrayexpress/experiments/ E-TABM-69/
	Miller S et al. (2006) Can Res 66: 2584-2591. DOI: 10.1158/0008-5472. CAN-05-3330	Expression array Affymetrix GeneChips HU133A and HU133B	8 个 MPNST 细胞系，HNSC（引自 Watson et al. 2004）	
	Miller S et al. (2009) EMBO Mol Med 1: 236-248. DOI 10.1002/emmm.200900027	Expression array Affymetrix GeneChips HU133 Plus 2.0	NHSC(10)，dNFSC(11)，pNFSC(11)，MPNST 细胞系 (13)，dNF(13)，pNF(13)，MPNST(6)	
	Nagayama S et al. (2002) Cancer Research 62: 5859-5866.PMID: 12384549	Expression array Own cDNA microarrays	4 例 MPNST	
	Pemov A et al. (2017) Oncogene 36(22): 3168-3177. DOI: 10.1038/onc.2016.464	RNA-Seq/illumina	源于 23 例 pNF 的 Schwann 细胞	
	Subramanian S et al. (2010) The Journal of Pathology, 220(1): 58-70. DOI: 10.1002/ path.2633	Expression array Stanford cDNA microarrays	20 例 MPNST，37 例神经纤维瘤	
	Thomas L et al. (2015) Human Genomics 9: 3. DOI: 10.1186/s40246-015-0025-3	Expression array Affymetrix Human Exon 1.0 ST	8 例 MPNST，7 例 pNF(引自 Upadhyaya M et al. 2012)	
	Watson MA et al. (2004) 14: 297-303. PMID: 15446585	Expression array Affymetrix U95Av2 GeneChip	45 例 MPNST(25 例 NF1 相关)	GEO—Accession: GSE14038—URL: https://www.ncbi.nlm.nih.gov/geo/ query/acc.cgi?acc=GSE14038

（续表）

项　目	研　究	分 析 类 型	分析所用样本	数据存储地址
表观遗传学	Cancer Genome Atlas Research Network (2017) Cell 171: 950－965.e28. DOI: 10.1016/j.cell.2017.10.014	miRNA-Seq mirVana miRNA isolation/illumina	MPNST 及其他类型软组织肉瘤	NCI Genomic Data Commons—URL: https://portal.gdc.cancer.gov/projects/TCGA-SARC
	Cancer Genome Atlas Research Network (2017) Cell 171: 950－965.e28. DOI: 10.1016/j.cell.2017.10.014	Methylation array illumina infinium HumanMethylation450K	MPNST 及其他类型软组织肉瘤	NCI Genomic Data Commons—URL: https://portal.gdc.cancer.gov/projects/TCGA-SARC
	De Raedt et al. (2014) Nature. DOI: 10.1038/nature13561	ChiP-seq BRD4, H3K27Me3, H3K27Ac/illumina HiSeq 2000	91-8TL 细胞系	
	Feber A et al. (2011) Genome Res 21(4): 515－24. DOI: 10.1101/gr.109678.110	MeDiPseq/illumina	10 例 MPNST，10 例 NF，6 例 HNSC	GEO—Accession: GSE62499—URL: https://www.ncbi.nlm.nih.gov/geo/query/acc.cgi?acc=GSE62499
	Gong M et al. (2012) Neuro Oncol 14: 1007－1017. DOI: 10.1093/neuonc/nos124	LC Sciences (custom μParaflo array)	3 例 MPNST（1 例 NF1 相关），4 例神经纤维瘤	GEO—Accession: GSE21714—URL: https://www.ncbi.nlm.nih.gov/geo/query/acc.cgi?acc=GSE21714
	Itani S et al. (2012) J Cancer Res Clin Oncol 138: 1501－1509. DOI: 10.1007/s00432-012-1223-1	TaqMan MicroRNA Assays Human PanelEarly Access Kit (Applied Biosystems)-157 miRNas	6 例 MPNST，6 例 NF	
	Presneau N et al. (2012) Brit J Cancer 108(4): 964－72. DOI: 10.1038/bjc.2012.518	Agilent Human miRNA Microarray V2	10 例神经纤维瘤，10 例 MPNST（NF1 相关患者）	
	Röhrich M et al. (2016) Acta Neuropathologica, 131(6): 877－887. DOI: 10.1007/s00401-016-1540-6	Methylation array illumina infinium HumanMethylation450K		
	Subramanian S et al. (2010) The Journal of Pathology, 220(1): 58－70. DOI: 10.1002/path.2633	Stanford microRNA microarrays	20 例 MPNST，37 例神经纤维瘤	

注：WES，全外显子测序；WGS，全基因组测序；aCGH，比较基因组杂交芯片；SNP-array，单核苷酸多态性检测芯片。

有着十分密切的联系。拷贝数增加常见于下述区域：5p（*TRIO*、*NKD2*、*IRX2*）、7p（*TWIST1*、*EGFR*）、7q（*HGF*、*MET*）、8q（*MYC*）、12q（*ERBB3*、*CDK4*）、17q12-ter（*ERBB2*、*SOX9*、*BIRC5*、*TOP2A*）；而拷贝数缺失则常见于下述区域：1p（*TP73*）、9p（9p21.3）（*CDKN2A/B*）、10q（*PTEN*）、11q（*EED*）、17p-17q11.2（*TP53*、*NF1*、*SUZ12*）[43, 44, 53, 63, 64, 72-79]。许多经确认发生变异的基因组区域，与应用 NGS 和芯片技术之前的既往研究发现相一致。

基因突变特征

虽然基因突变频率的确定很大程度取决于 NGS 技术（测序平台、测序方案、样本富集方法、测序覆盖率等）、生物信息学分析方案及其参数设置，但 NF1 相关 PNS 肿瘤的整体突变特征依旧可以进行初步的总结和概括。在仅考虑和分析小片段体细胞突变（非同义点突变和小片段基因插入/缺失）的前提下，针对 23 例 pNF 开展外显子测序后发现[42]，每个肿瘤样本携带的突变数量为 0～8 个，中位数为 1 个。这一结果同针对 pNF、aNF[45]、pNF 源性 Schwann 细胞[80] 开展的测序研究中低突变率的结论相一致。同时，对 40 例 cNF 开展全基因组测序后发现[81]，低突变率、缺乏高频突变的现象也十分相似。综合分析 3 个独立的针对 MPNST 的外显子测序（*n*=70 MPNST），每例 MPNST 样本的突变数量为 7～472 个[66, 82, 83]，而平均突变数量为 55 个，这一现象也类似于软组织肉瘤中低突变频率的一般特征[84]。

除了外显子测序和全基因组测序的相关结论，部分研究还发现，缺少激活性突变可能会对 MPNST 的形成有重要作用。通过对 5 个 MPNST 细胞系进行质谱分析后发现[85]，在 19 个易发生高频激活性突变的癌基因中仅鉴别出 238 个常见突变，在这些细胞系的癌基因中并未发现任何激活性突变。其他研究也进一步证实，Ras/MAPK 通路中其他相关基因的突变，对 MPNST 的影响较为有限[86]。

对 NF1 相关 PNS 肿瘤的基因组结构及突变特征进行总结后发现：良/恶性肿瘤均为低频点突变；在 cNF 和 pNF 中，17 号染色体长臂 *NF1* 基因的缺失是必要的；在 aNF1 中，常会合并出现 *CDKN2A/B* 基因的缺失；在 MPNST 中，除了高度变异的超倍体核型改变，还会合并 PRC2 复合体的功能缺失。由基因组结构性改变导致的体细胞拷贝数变异，可能对 MPNST 的进展情况、侵袭性具有十分重要的影响。

核心特征性的抑癌基因变异：*NF1*、*CDKN2A/B*、*TP53* 与 *PRC2*

多项研究均已证实，MPNST 中存在个别抑癌基因（tumor suppressor genes, TSG）的缺失。Lee 等的研究[55] 则确认了这些 TSG 的基因组成与作用，并将特定基因集合（*NF1*、*CDKN2A/B*、*TP53* 与 *PRC2*）的高频失活定义为 MPNST 的核心特征，而这一特征也被其他研究予以进一步证实[66, 83]。该 TSG 集合的常见原因是基因拷贝数异常，并非点突变所致。

NF1

正如本部分内容所述，*NF1* 基因缺失是驱动 cNF 和 pNF 产生的关键因素。虽然 MPNST 仍需要其他分子变化的驱动，但在 NF1 相关 MPNST 中均发现了 *NF1* 基因的完全性失活。这种基因失活性改变可以通过点突变或 LOH 检测予以确认[51, 61, 86]。

CDKN2A/B

CDKN2A/B 基因座是一段可相对独立参与编码 19 号短臂（*ARF*）、16 号短臂（*INK4A*）、15 号短臂（*INK4B*）的复杂基因区域。这些编码蛋白是 MDM2/p53 和 CDK4/6/Rb 信号通路的关键调控分子，对于细胞增殖与细胞活性有重要影响。在 aNF（而非 pNF）中可鉴定出 *CDKN2A/B* 基因的缺失，且该失活性变异并非点突变所导致[43, 45, 53]。此外，*CDKN2A/B* 基因的缺失也是 MPNST 中最常见的基因变异类型之一，在部分研究中的检出率可高达 70% ～ 80%[43, 44, 49, 54, 55, 64, 66, 77, 79, 87]。

TP53

虽然 *TP53* 突变对于 MPNST 的重要性和作用尚存争议，但该类突变为 MPNST 所特有（cNF、pNF、aNF 中均未发现）。不同的研究都证实了 MPNST 中存在 *TP53* 突变[88]。有研究者利用其 36 年来累计收集的 145 例临床诊断为 MPNST 的病例，开展了针对 *TP53* 突变频率的分析[89]。88 例经组织病理学检查确诊为 MPNST，其中 30% 来源于 NF1 患者（*n*=26，30%）。在 72 例接受基因检测的病例中，17 例（24%）样本中鉴定出了 *TP53* 突变，其中 36% 来源于 NF1 患者。该研究最后总结道，相较于其他类型的肉瘤，*TP53* 突变在 MPNST 中相对少见。但是，该突变频率情况同其他类型的肉瘤基本一致[84]。其他研究表明，*TP53* 突变依旧在 MPNST 的肿瘤发生过程中发挥了一定的作用[66]。一项研究[62]分析和讨论了 *TP53* 基因的单倍体不足现象是否为 MPNST 发展所必需，尽管除了基因变异本身外，p53 失活相关的其他机制可能也发挥了作用[90]。

多梳抑制复合体 2（PRC2）相关组成分子

Legius 研究团队发现[59]，携带原发性 *NF1* 基因微缺失的患者会有更高的恶变风险，即更易进展为 MPNST。由于基因微缺失涉及除 *NF1* 基因以外的 13 个基因，研究者提出猜想，微缺失区域的基因可能参与了 MPNST 的分子致病机制。其中一个基因就是 *SUZ12*，组成多梳抑制复合体 2（PRC2）的分子之一，主要参与染色体重塑过程。一项针对 51 例 MPNST 的突变检测研究发现，除了 *SUZ12* 突变，PRC2 的另一组成分子 EED 也存在突变[91]。另有两项针对 MPNST 开展的大样本量测序研究，进一步通过 SNP 芯片[55]和 NGS 分析[55, 82]，也确认了 PRC2 的高频失活性变异。因此，cNF 和 pNF 在 *NF1* 基因缺失背景下所遭受的二次打击，可能也涉及 *SUZ12* 基因[19, 45]。但是，cNF 和 pNF 的 *SUZ12* 基因缺失是杂合子，理论上并不影响分子发挥功能，而大多数 MPNST 中的 *SUZ12* 基因缺失是纯合子，或涉及不止一个 PRC2 组成分子，继而导致其完全难以发挥功能。实际上，针对组蛋白 H3 中 27 位赖氨酸的三甲基化状态（H3K27me3），有研究[55]通过免疫组织化学（immunohistochemistry, IHC）的方法验证了其完全缺失在病理学方面的作用。

MPNST 携带高度重排且稳定的基因组结构

探讨 MPNST 发生和发展的一个难点在于，明确 pNF 或 aNF 的 2n 核型如何转化为 MPNST 的超倍体和高度重排的基因组。这究竟是一个由基因组不稳定性导致的渐进过程，还是一个由严重染色体变异事件引发的结果？目前尚无足够的证据或数据能够正确评估这个问题，但不同的研究现象依旧可以提供重要的参考。MPNST 的一个重要起源就是 NF1 背景下的 aNF。几乎所有的 aNF 都存在 NF1 和 CDKN2A/B 的基因缺失[43]，同时，近 70% 的 MPNST 也会同时携带这两个失活性变异[43, 55, 77]。同一个 aNF 样本的不同区域可能会携带完全不同类型的 CDKN2A/B 基因缺失，因此 aNF 可能存在 CDKN2A/B 基因缺失的高发倾向[45]。在同一篇研究分析中还指出，一部分区域为 CDKN2A/B 基因的单拷贝缺失，同时其他区域则为纯合缺失，在组织学方面呈现出更严重的非典型性改变[45]。那么，同时携带 NF1 和 CDKN2A/B 两个基因缺失的 aNF 细胞是否意味着其基因组不稳定？这是有可能的，因为在 9/14 接受细胞遗传学分析的 aNF 源性细胞中，观察到了不同比例的三倍体和四倍体核型改变[43]。但是，也有证据表明，MPNST 高度重排的基因组貌似是稳定的。对患者来源的 MPNST 原位移植瘤模型（patient-derived MPNST orthoxenografts, PDOX）开展分子核型检验后发现，其与其初始来源的 MPNST 肿瘤组织的分子核型是相同的[70]。为了建立 PDOX 模型，其初始来源的 MPNST 肿瘤组织往往要经过数代传代培养后，再移植到不同的模式动物体内。在此过程中，首先取出部分初始来源的肿瘤组织，将其移植到免疫抑制小鼠的坐骨神经处，随后重复该移植操作数次，直至 PDOX 肿瘤模型可以稳定生长，即可将其低温冷冻保存并用于后续实验。因此，综合所有传代后的肿瘤组织体积，最后获取的肿瘤模型已经是数倍于原始大小。Castellsagué 等[70]将 PDOX 模型的基因组结构与其初始来源的肿瘤组织进行了对比分析后发现，经历不少于 6 代的传代培养后，两者基因组结构的相似

性仍超过 90%，表明其有很高的基因组稳定性。这一研究结论与由严重染色体变异事件引发基因组结构改变的假说相一致，而稳定的基因组状态则能支持肿瘤不断进展，但是该结论仍旧需要更加深入和大量的实验研究予以佐证。

NF1 体细胞性突变：追溯 MPNST 的细胞起源

由 pNF 或 aNF 进展而来的 MPNST，其起源细胞也来源于 pNF 或 aNF 细胞的后代。通过对比良性和恶性肿瘤类似区域后可以发现，两者携带相同的 NF1 体细胞失活性变异，表明两者是相同的克隆来源，也佐证了 MPNST 起源细胞是来源于 pNF 或 aNF 细胞的后代。Beert 等[43]发现 aNF 与 MPNST 内部有着相同的 NF1 基因缺失。Hirbe 等[62]则发现，在组织学上存在进展关系的 pNF、低级别 MPNST、MPNST 及其转移灶都有着相同的 NF1 体细胞性突变。前述结论也被 Spurlock 及其团队的研究成果进一步证实[78]，他们发现 MPNST 及其周围的 pNF 在携带 NF1 变异的组织区域有着相同比例的 LOH，虽然 pNF 中 LOH 总体比例较低，但其结论与其他研究是一致的[45]。总之，这些研究都表明，MPNST 有着与 pNF、aNF 相同的细胞起源。

转录组学与表观遗传学

目前，针对 NF1 相关 PNS 肿瘤及其原代细胞已经开展了各类转录组学及表观遗传学的研究（表 9.1）。它们旨在识别可以作为肿瘤分期和（或）治疗靶点的生物标志物的基因和信号通路。近期，不同的研究团队都已经在归类关于 cNF、pNF 及其相关细胞系的基因表达的大数据集，建立有较好应用价

值的数据库，从而方便 NF1 相关 PNS 肿瘤的差异基因表达分析[42, 80, 81]。

cNF 和 pNF 的全转录组测序数据非常相似，因此，暂时仍没有可靠的聚类分析标准能够将两者予以区分[92]。值得注意的是，两者的甲基化谱似乎有着较强的特异性。利用甲基化数据开展的同类分析能够明显区分两个肿瘤类型[53]。cNF 和 pNF 不同的甲基化谱表明，两者在起源细胞的表观遗传状态、肿瘤内部细胞组成类型存在差异。此外，甲基化分析还能清楚地将 aNF 与其他类型 NF 或 MPNST 予以区分[53]。转录组表达分析也可以区分神经纤维瘤与 MPNST[92]。相较于正常的人类 Schwann 细胞，MPNST 表现出 Schwann 细胞分化标志物（SOX10、CNP、PMP22、NGFR）的表达下调，以及神经嵴干细胞标志物（SOX9 和 TWIST1）的表达上调[90, 92, 93]。

由于基因组结构的变化会导致特定基因的拷贝数或转录因子变化，会极大地影响基因表达水平的测定，因此，对基因组高度重排的 MPNST 开展基因表达水平分析是一项十分复杂的工作。例如，在 MPNST 中可以发现 PRC2 在转录组水平的变化，这大多是由于 PRC2 个别组成分子缺失导致其复合物的功能丧失。对于受发育过程调控的主调控分子或印记基因，一旦缺乏 PRC2，就会影响其活化和发挥功能[55]。PRC2 的缺乏还会对染色质和表观遗传学状态产生影响[53, 91]。还有研究进一步分析了 SCNA 对基因表达水平的影响，主要是针对 MPNST 中高频变异的染色体区域所涉及的基因[74, 75, 77]。

由于 NF1 相关 PNS 肿瘤缺乏神经纤维蛋白，会表现出较高的 RAS/MAPK 活性，该信号通路在神经纤维瘤和 MPNST 的细胞生理学中发挥了核心作用。其他相关

信号通路，如 PI3K/AKT/mTOR 通路，也与 NF1 相关 MPNST 的肿瘤发生过程相关[68]。除了前述这些研究较为成熟的分子机制，一些基因组学研究仍在试图探寻存在于神经纤维瘤或参与恶性转化的其他新的信号通路。例如，Yang 等[79]利用 Biocarta 功能数据库，对 SCNA 相关高频基因进行了信号通路聚类分析并予以评分。该研究发现了 11 个具有统计学差异的信号通路，部分与 MPNST 既往已知的基因改变（EGFR、CDKN2A）相一致，IGF1R 通路（一条调控细胞存活的主要信号通路）发挥了核心作用。Upadhyaya 等[73]也对 SCNA 相关高频基因进行了筛选，通过对信号通路聚类分析，发现了 MPNST 特异性的扩增基因，包括 7 个 Rho-GTPase 通路基因和数个涉及细胞骨架改建 / 细胞黏附的基因。Lévy 等[94]发现 Tenascin 基因可能潜在参与了 pNF 的进展过程，而 Thomas 等[95]则发现谷胱甘肽代谢和 Wnt 信号通路，后者与之前的研究结论一致。

Feber 等[96]对 MPNST、良性神经纤维瘤和正常 Schwann 细胞的甲基化状态进行了综合分析。研究者发现了一种向 MPNST 逐步进展的表观遗传演进模式，即 MPNST 的卫星重复序列区域存在明显的低甲基化，但是，还需要进一步的研究来分析这些甲基化差异的生物学意义。

微小 RNA（miRNA）是一类长度约 18 ～ 25 个核苷酸的非编码单链 RNA。miRNA 通过与目标信使 RNA（mRNA）互补结合，继而抑制对应蛋白质的表达。关于 miRNA 在 NF1 相关肿瘤发生过程中的作用，当前尚没有系统的总结与观点。最新的相关实验研究结果表明，部分 miRNA 可能参与了 NF1 相关肿瘤的发生过程，包括 miR-

29c、miR-34a、miR-214、miR-10b、miR-204 和 miR-21[90, 97, 98]。若能够确认肿瘤内差异表达的 miRNA 以及其靶基因，将为探究 MPNST 生物学特性提供全新的视角；但是，不同的 miRNA 研究数据仍缺乏重复性和一致性。

临床相关的基因组学分析

可能由于良性肿瘤不是当前药物公司及药物研究团队的重点方向，当前针对神经纤维瘤的药物研发较为匮乏。近期有研究发起了一项针对 pNF 的高通量药物分析。基于一系列 pNF 源性的 Schwann 细胞系，首先利用 SNP 芯片、RNA-seq 和全外显子测序标记其基因组特征，随后，Ferrer 等[80]通过测定 1 912 种肿瘤相关化合物对细胞生存能力的影响，最终完成基于剂量反应的定量高通量分析。这项工作将为 pNF 未来的临床治疗试验提供颇具价值的资料与参考。

也有很多研究通过对 MPNST 开展体细胞性拷贝数变异检测或转录组检测，继而分析和确定可能与临床相关的信息，或是探究可用于辅助诊断或预后评估的生物标志物，或寻找新的药物治疗靶点。然而对于 MPNST，仍旧需要继续加大开展基于临床信息的基因组分析。

在转录组水平，Watson 等[99]并未发现任何特定基因的表达水平与组织病理学分级、肿瘤部位、转移情况、复发率、年龄、远期生存情况存在任何显著关系。利用转录组数据也难以区分可以作为生物标志物提示细胞生存能力的基因，以及可以作为理想治疗靶点的基因[92, 93]。然而，目前已经有成功结合人类与小鼠转录组表达数据的先例，而这些数据也是目前临床试验的基础[47]。

有研究对 MPNST 的基因组结构进行分析，以获取和临床相关的有价值信息。Brekke 等[77]发现，特定染色体臂变异（10q 和 Xq 缺失，16p 增益）的存在与否可以作为一项潜在的预后风险指标。但是，这类相关性都需要更进一步的数据支持，因为并非所有鉴定出的变异都能位于 MPNST 最高频的变异区域。Yang 等[79]通过分析 51 例 MPNST 样本的基因组状态，明确了部分经常增益或缺失的染色体区域，以及区域内的候选基因。他们将基因组变异特点与一些临床特征相关联，如肿瘤分期、肿瘤体积、局部复发和远处转移。他们并未能把个体基因组变异特征与远期生存情况相联系，这也表明患者生存情况会受到多因素的影响。例如，IGF1R 基因拷贝数状态同远期生存情况并无关联。但是，若根据 IGF1R 信号通路中相关分子的变异数量（信号通路中高于或低于 10% 的组成分子发生变异）对患者予以分组时，低变异率组的患者有着明显更好的预后生存情况。另一个相似的研究是由 Yu 等[72]完成的，同样未发现 MPNST 基因组变异的整体情况与临床信息之间的关联。但是，研究者发现，位于 12 号染色体 4 个基因组区域的增益可能同不良预后有密切关系。在基因水平，CDK4 的基因增益 / 扩增、FOXM1 蛋白表达水平上调是 MPNST 患者最显著的不良预后相关独立风险因素。Upadhyaya 等[73]并未发现 MPNST 的分期同 SCNA 水平之间存在关联。最后，Kolberg M 等[74]计划在明确 17q 相关上调基因的基础上，开展全基因组 RNA 测序分析，期望能明确对临床预后具有指导意义的标志物。研究者将 3 个蛋白质的细胞核表达情况进行评分并结合分析，将患者划分成为不同预后的风险组别。综上所述，将基因组学、分子生物学和临床数据整合分析，是一条明确 MPNST 中临床相关问题的极具前景的思路。

软组织肉瘤分类下的 MPNST 基因组学特征

软组织肉瘤是一类相对少见的肿瘤，包括多达 70 种在组织学特征、分子学特征、远期预后上均完全不同的独立类别[100]。

根据肿瘤的基因组学特征，软组织肉瘤（soft tissue sarcomas, STS）可以分为两大类：一类少见基因组结构变异且由特定基因异位或激活性突变所驱动（约占全部软组织肉瘤的 1/3）；另一类则是会携带复杂的核型改变[84, 101]。MPNST 属于高 SCNA、低体细胞点突变负荷的一类软组织肉瘤，同属一类的还有未分化多形性肉瘤（undifferentiated pleomorphic sarcomas, UPS）、黏液纤维肉瘤（myxofibrosarcomas, MFS）、去分化脂肪肉瘤（dedifferentiated liposarcomas, DDLPS）。这些核型复杂的肉瘤一般起源于侵袭性较弱的肿瘤，逐步向恶性肿瘤进展，并随之展现出更加复杂的基因组特征。例如，从非典型脂肪瘤或高分化脂肪肉瘤进展为 DDLPS，或从内生软骨瘤进展为软骨肉瘤，以及从 pNF 进展为 MPNST[101]。但是，大多数高级别、核型复杂的肉瘤均是新生肿瘤，此前并无低级别肿瘤存在。表观遗传学在肉瘤形成中的作用也是当前研究的一个热点[53]。

如果针对 DNA 拷贝数、DNA 甲基化、mRNA 和 miRNA 表达水平进行无监督的综合聚类分析[84]，MPNST 大部分特征仍会与 UPS 或 MFS 聚类在一起。但是，如果只考虑基因或蛋白表达情况，MPNST 会与滑膜肉瘤（synovial sarcoma, SS）聚类在一起，

滑膜肉瘤是一类基因组特点相对简单的肉瘤[102]。有趣的是，当对整张数字化病理切片图像进行全自动化计算机分析时，基因组复杂性可以直接通过细胞核的多形性得以显现[84]。

点突变数量稀少使得难以直接识别 MPNST 的突变标志，但是，相较于其他类型的肉瘤，MPNST 的 APOBEC 呈轻度升高状态，同 DDLPS 的水平类似[84]。

根据 TCGA 的相关数据[103]，MFS/UPS 中较常改变的致癌信号通路是 RTK/Ras、细胞周期和 p53 信号通路，这与在 MPNST 中发现的基因组改变一致。通过分析一种被称为 CINSARC（肉瘤复杂性指数，由 67 个与有丝分裂和染色体完整性相关的基因组成）的特异性基因表达指数，提高了对软组织肉瘤分级和预测的能力[104]，但 CINSARC 在 MPNST 中应用的有效性仍有待阐明与验证。针对肉瘤的 NGS 分析发现，肉瘤组织会携带多种可以用于靶向治疗的基因变异，而这些变异已经临床应用于指导其他类型肉瘤的治疗[105]。

目前，我们对 NF1 相关 PNS 肿瘤的了解仍有许多悬而未决的问题。例如 NF1 基因失活时机、起源细胞所处的部位等目前难以预测的因素，对神经纤维瘤的类型和形态有多大程度的影响？ cNF 和 pNF 的起源细胞是否相同？一个几乎没有基因组变异的 pNF 如何最终演变为一个基因组高度变异和重排的 MPNST？是否有生物标志物可以预测 aNF 向 MPNST 的进展？我们能否描绘出一个明确的从 pNF 进展到 MPNST 及其转移的分子变化路径图（包括基因学和表观遗传学）？存在多少种 MPNST 的疾病发生途径？散发性 MPNST 和 NF1 相关 MPNST 是否有相同的分子发病机制模型？未来更加

深入的基因组学研究，也许会帮助我们明确前述这些问题，以及其他与 NF1 发病机制相关的重要问题。

　　致谢　我诚挚地感谢本实验室全体成员对于本章内容的深刻讨论与热切帮助。由于篇幅所限，无法一一注明所有同道所做出的工作与贡献，我也一并在此表示歉意。本章相关的主要研究项目，由以下机构或项目资助：神经纤维瘤病治疗加速计划（NTAP）——Johns Hopkins University School of Medicine，本章所述内容的真实性及可靠性均由作者负责，并不代表 Johns Hopkins University School of Medicine 的正式观点；the Spanish Ministry of Science and Innovation, Carlos III Health Institute (ISCIII)（PI14/00577；PI16/00563，PI17/00524；PI19/00553，CIBERONC）2013−16 规划，同时，由 FEDER 项目共同资助（欧洲共建规划）；the Government of Catalonia（2017SGR496）和 CERCA 项目；神经纤维瘤病基金会——the Fundació La Marató de TV3；NF 研究计划——Boston Children's Hospital。

（王延安　杜仲　译）

参考文献

[1] Stemmer-Rachamimov AO, Nielsen G. Pathologic and molecular diagnostic features of peripheral nerve sheath tumors in NF1. In: Upadhyaya M, Cooper D, editors. Neurofibromatosis type 1 molecular and cellular biology. Berlin: Springer; 2012. p. 429−43.

[2] Ortonne N, Wolkenstein P, Blakeley JO, Korf B, Plotkin SR, Riccardi VM, et al. Cutaneous neurofibromas. Neurology. 2018; 91(2 Supplement 1): S5−13. [cited 2019 Feb 23]. Available from: http: //www.ncbi.nlm.nih.gov/pubmed/29987130.

[3] Huson SM, Harper PS, Compston DA. Von Recklinghausen neurofibromatosis. A clinical and population study in south-East Wales. Brain. 1988; 111(Pt 6): 1355−81. [cited 2019 Feb 18]. Available from: http: //www.ncbi.nlm.nih.gov/pubmed/3145091.

[4] Duong TA, Bastuji-Garin S, Valeyrie-Allanore L, Sbidian E, Ferkal S, Wolkenstein P. Evolving pattern with age of cutaneous signs in neurofibromatosis type 1: a cross-sectional study of 728 patients. Dermatology. 2011; 222(3): 269−73. [cited 2019 Feb 18]. Available from: http: //www.ncbi.nlm.nih.gov/pubmed/21540571.

[5] Cannon A, Chen M-J, Li P, Boyd KP, Theos A, Redden DT, et al. Cutaneous neurofibromas in neurofibromatosis type I: a quantitative natural history study. Orphanet J Rare Dis. 2018; 13(1): 31. [cited 2019 Feb 17]. Available from: http: //www.ncbi.nlm.nih.gov/pubmed/29415745.

[6] Wolkenstein P, Zeller J, Revuz J, Ecosse E, Leplège A. Quality-of-life impairment in neurofibromatosis type 1: a cross-sectional study of 128 cases. Arch Dermatol. 2001; 137(11): 1421−5. [cited 2019 Feb 23]. Available from: http: //www.ncbi.nlm.nih.gov/pubmed/11708944.

[7] Krone W, Jirikowski G, Mühleck O, Kling H, Gall H. Cell culture studies on neurofibromatosis (von Recklinghausen). II. Occurrence of glial cells in primary cultures of peripheral neurofibromas. Hum Genet. 1983; 63(3): 247−51. [cited 2019 Feb 21]. Available from: http: //www.ncbi.nlm.nih.gov/pubmed/6406358.

[8] Peltonen J, Jaakkola S, Lebwohl M, Renvall S, Risteli L, Virtanen I, et al. Cellular differentiation and expression of matrix genes in type 1 neurofibromatosis. Lab Investig. 1988; 59(6): 760−71. [cited 2019 Feb 23]. Available from: http: //www.ncbi.nlm.nih.gov/pubmed/2462129.

[9] Sawada S, Florell S, Purandare SM, Ota M, Stephens K, Viskochil D. Identification of NF1 mutations in both alleles of a dermal neurofibroma. Nat Genet. 1996; 14(1): 110−2. [cited 2019 Feb 23]. Available from: http: //www.nature.com/articles/ng0996−110.

[10] Colman SD, Williams CA, Wallace MR. Benign neurofibromas in type 1 neurofibromatosis (NF1) show somatic deletions of the NF1 gene. Nat Genet. 1995; 11(1): 90−2. [cited 2019 Feb 18]. Available from: http: //www.nature.com/articles/ng0995-90.

[11] Serra E, Puig S, Otero D, Gaona A, Kruyer H, Ars E, et al. Confirmation of a double-hit model for the NF1 gene in benign neurofibromas. Am J Hum Genet. 1997; 61(3): 512−9. [cited 2019 Feb 23]. Available from: https: //linkinghub.elsevier.com/retrieve/pii/S0002929707643146.

[12] Serra E, Rosenbaum T, Winner U, Aledo R, Ars E, Estivill X, et al. Schwann cells harbor the somatic NF1 mutation in neurofibromas: evidence of two different Schwann cell subpopulations. Hum Mol Genet. 2000; 9(20): 3055−64. [cited 2019 Feb 23]. Available from: http: //www.ncbi.nlm.nih.gov/pubmed/11115850.

[13] Maertens O, Brems H, Vandesompele J, De Raedt T, Heyns I, Rosenbaum T, et al. Comprehensive NF1 screening on cultured Schwann cells from neurofibromas. Hum Mutat. 2006; 27(10): 1030−40. [cited 2019 Feb 23]. Available from: http: //www.ncbi.nlm.nih.gov/pubmed/16941471.

[14] Thomas L, Spurlock G, Eudall C, Thomas NS, Mort M, Hamby SE, et al. Exploring the somatic NF1 mutational

spectrum associated with NF1 cutaneous neurofibromas. Eur J Hum Genet. 2012; 20(4): 411−9. [cited 2019 Feb 23]. Available from: http: //www.nature.com/articles/ejhg2011207.

[15] Serra E, Rosenbaum T, Nadal M, Winner U, Ars E, Estivill X, et al. Mitotic recombination effects homozygosity for NF1 germline mutations in neurofibromas. Nat Genet. 2001; 28(3): 294−6.. [cited 2019 Feb 23]. Available from: http: //www.ncbi.nlm.nih.gov/pubmed/11431704.

[16] Serra E, Ars E, Ravella A, Sánchez A, Puig S, Rosenbaum T, et al. Somatic NF1 mutational spectrum in benign neurofibromas: mRNA splice defects are common among point mutations. Hum Genet. 2001; 108(5): 416−29. [cited 2019 Feb 23]. Available from: http: //www.ncbi.nlm.nih.gov/pubmed/11409870.

[17] Serra E, Pros E, García C, López E, Gili MLL, Gómez C, et al. Tumor LOH analysis provides reliable linkage information for prenatal genetic testing of sporadic NF1 patients. Genes Chromosomes. Cancer. 2007; 46(9): 820−7. [cited 2019 Feb 23]. Available from: http: //www.ncbi.nlm.nih.gov/pubmed/17563086.

[18] Steinmann K, Kluwe L, Friedrich RE, Mautner V-F, Cooper DN, Kehrer-Sawatzki H. Mechanisms of loss of heterozygosity in neurofibromatosis type 1-associated plexiform neurofibromas. J Invest Dermatol. 2009; 129(3): 615−21. Mar [cited 2019 Feb 23]. Available from: https://linkinghub.elsevier.com/retrieve/pii/S0022202X15342500.

[19] Garcia-Linares C, Fernández-Rodríguez J, Terribas E, Mercadé J, Pros E, Benito LL, et al. Dissecting loss of heterozygosity (LOH) in neurofibromatosis type 1-associated neurofibromas: importance of copy neutral LOH. Hum Mutat. 2011; 32(1): 78−90. [cited 2019 Feb 18]. Available from: http: //www.ncbi.nlm.nih.gov/pubmed/21031597.

[20] De Raedt T, Maertens O, Chmara M, Brems H, Heyns I, Sciot R, et al. Somatic loss of wild type NF1 allele in neurofibromas: comparison of NF1 microdeletion and non-microdeletion patients. Genes Chromosom Cancer. 2006; 45(10): 893−904. [cited 2019 Feb 18]. Available from: http: //www.ncbi.nlm.nih.gov/pubmed/16830335.

[21] Chen Z, Mo J, Brosseau J-P, Shipman T, Wang Y, Liao C-P, et al. Spatiotemporal loss of *NF1* in Schwann cell lineage leads to different types of cutaneous neurofibroma susceptible to modification by the hippo pathway. Cancer Discov. 2019; 9(1): 114−29. [cited 2019 Feb 17]. Available from: http: //www.ncbi.nlm.nih.gov/pubmed/30348677.

[22] Radomska KJ, Coulpier F, Gresset A, Schmitt A, Debbiche A, Lemoine S, et al. Cellular origin, tumor progression, and pathogenic mechanisms of cutaneous Neurofibromas revealed by mice with *Nf1* knockout in boundary cap cells. Cancer Discov. 2019; 9(1): 130−47. [cited 2019 Feb 23]. Available from: http: //www.ncbi.nlm.nih.gov/pubmed/30348676.

[23] Li H, Chang L-J, Neubauer DR, Muir DF, Wallace MR. Immortalization of human normal and NF1 neurofibroma Schwann cells. Lab Investig. 2016; 96(10): 1105−15. [cited 2019 Feb 23]. Available from: http: //www.ncbi.nlm.nih.gov/pubmed/27617404.

[24] Jouhilahti EM. The roots of neurofibromas in neurofibromatosis type 1. A question of multipotency,

[25] Ratner N, Miller SJ. A RASopathy gene commonly mutated in cancer: the neurofibromatosis type 1 tumour suppressor. Nat Rev Cancer. 2015; 15(5): 290−301. [cited 2019 Feb 23]. Available from: http: //www.nature.com/articles/nrc3911.

[26] Easton DF, Ponder MA, Huson SM, Ponder BA. An analysis of variation in expression of neurofibromatosis (NF) type 1 (NF1): evidence for modifying genes. Am J Hum Genet. 1993; 53(2): 305−13. [cited 2019 Feb 18]. Available from: http: //www.ncbi.nlm.nih.gov/pubmed/8328449.

[27] Sabbagh A, Pasmant E, Laurendeau I, Parfait B, Barbarot S, Guillot B, et al. Unravelling the genetic basis of variable clinical expression in neurofibromatosis 1. Hum Mol Genet. 2009; 18(15): 2768−78. [cited 2019 Feb 23]. Available from: http: //www.ncbi.nlm.nih.gov/pubmed/19417008.

[28] Ars E, Serra E, García J, Kruyer H, Gaona A, Lázaro C, et al. Mutations affecting mRNA splicing are the most common molecular defects in patients with neurofibromatosis type 1. Hum Mol Genet. 2000; 9(2): 237−47. [cited 2019 Feb 17]. Available from: http: //www.ncbi.nlm.nih.gov/pubmed/10607834.

[29] Szudek J, Joe H, Friedman JM. Analysis of intrafamilial phenotypic variation in neurofibromatosis 1 (NF1). Genet Epidemiol. 2002; 23(2): 150−64. [cited 2019 Feb 23]. Available from: http: //www.ncbi.nlm.nih.gov/pubmed/12214308.

[30] Kayes LM, Burke W, Riccardi VM, Bennett R, Ehrlich P, Rubenstein A, et al. Deletions spanning the neurofibromatosis 1 gene: identification and phenotype of five patients. Am J Hum Genet. 1994; 54(3): 424−36. [cited 2019 Feb 21]; Available from: http: //www.ncbi.nlm.nih.gov/pubmed/8116612.

[31] Wu B-L, Austin MA, Schneider GH, Boles RG, Korf BR. Deletion of the entireNF1 gene detected by FISH: four deletion patients associated with severe manifestations. Am J Med Genet. 1995; 59(4): 528−35. [cited 2019 Feb 23]. Available from: http: //www.ncbi.nlm.nih.gov/pubmed/8585580.

[32] Upadhyaya M, Huson SM, Davies M, Thomas N, Chuzhanova N, Giovannini S, et al. An absence of cutaneous neurofibromas associated with a 3-bp inframe deletion in exon 17 of the NF1 gene (c.2970−2972 delAAT): evidence of a clinically significant NF1 genotype-phenotype correlation. Am J Hum Genet. 2007; 80(1): 140−51. [cited 2019 Feb 23]. Available from: http: //www.ncbi.nlm.nih.gov/pubmed/17160901.

[33] Koczkowska M, Callens T, Gomes A, Sharp A, Chen Y, Hicks AD, et al. Expanding the clinical phenotype of individuals with a 3-bp in-frame deletion of the NF1 gene (c.2970_2972del): an update of genotype-phenotype correlation. Genet Med. 2018; 21(4): 867−76. [cited 2019 Feb 21]; Available from: http: //www.ncbi.nlm.nih.gov/pubmed/30190611.

[34] Rodriguez FJ, Folpe AL, Giannini C, Perry A. Pathology of peripheral nerve sheath tumors: diagnostic overview and update on selected diagnostic problems. Acta Neuropathol. 2012; 123(3): 295−319. [cited 2019 Feb 23]. Available from: http: //www.ncbi.nlm.nih.gov/pubmed/22327363.

[35] Mautner VF, Hartmann M, Kluwe L, Friedrich RE,

differentiation and hiding. Turku: Turun Yliopisto University of Turku; 2012.

Fünsterer C. MRI growth patterns of plexiform neurofibromas in patients with neurofibromatosis type 1. Neuroradiology. 2006; 48(3): 160–5. [cited 2019 Feb 23]. Available from: http: //www.ncbi.nlm.nih.gov/pubmed/16432718.

[36] Korf BR. Plexiform neurofibromas. Am J Med Genet. 1999; 89(1): 31–7. [cited 2019 Feb 21]. Available from: http: //www.ncbi.nlm.nih.gov/pubmed/10469434.

[37] Mautner V-F, Asuagbor FA, Dombi E, Fünsterer C, Kluwe L, Wenzel R, et al. Assessment of benign tumor burden by whole-body MRI in patients with neurofibromatosis 1. Neuro-Oncology. 2008; 10(4): 593–8. [cited 2019 Feb 23]. Available from: http: //www.ncbi.nlm.nih.gov/pubmed/18559970.

[38] Dombi E, Solomon J, Gillespie AJ, Fox E, Balis FM, Patronas N, et al. NF1 plexiform neurofibroma growth rate by volumetric MRI: relationship to age and body weight. Neurology. 2007; 68(9): 643–7. [cited 2019 Feb 18]. Available from: http: //www.ncbi.nlm.nih.gov/pubmed/17215493.

[39] Evans DGR, Baser ME, McGaughran J, Sharif S, Howard E, Moran A. Malignant peripheral nerve sheath tumours in neurofibromatosis 1. J Med Genet. 2002; 39(5): 311–4. [cited 2019 Feb 18]. Available from: http: //www.ncbi.nlm.nih.gov/pubmed/12011145.

[40] McCarron KF, Goldblum JR. Plexiform neurofibroma with and without associated malignant peripheral nerve sheath tumor: a clinicopathologic and immunohistochemical analysis of 54 cases. Mod Pathol. 1998; 11(7): 612–7. [cited 2019 Feb 23]. Available from: http: //www.ncbi.nlm.nih.gov/pubmed/9688181.

[41] Kluwe L, Friedrich RE, Mautner VF. Allelic loss of the NF1 gene in NF1-associated plexiform neurofibromas. Cancer Genet Cytogenet. 1999; 113(1): 65–9. [cited 2019 Feb 21]. Available from: http: //www.ncbi.nlm.nih.gov/pubmed/10459349.

[42] Pemov A, Li H, Patidar R, Hansen NF, Sindiri S, Hartley SW, et al. The primacy of NF1 loss as the driver of tumorigenesis in neurofibromatosis type 1-associated plexiform neurofibromas. Oncogene. 2017; 36(22): 3168–77. [cited 2019 Feb 23]. Available from: http: //www.ncbi.nlm.nih.gov/pubmed/28068329.

[43] Beert E, Brems H, Daniëls B, De Wever I, Van Calenbergh F, Schoenaers J, et al. Atypical neurofibromas in neurofibromatosis type 1 are premalignant tumors. Genes Chromosom Cancer. 2011; 50(12): 1021–32. [cited 2019 Feb 17]. Available from: http: //www.ncbi.nlm.nih.gov/pubmed/21987445.

[44] Mantripragada KK, Spurlock G, Kluwe L, Chuzhanova N, Ferner RE, Frayling IM, et al. High-resolution DNA copy number profiling of malignant peripheral nerve sheath tumors using targeted microarray-based comparative genomic hybridization. Clin Cancer Res. 2008; 14(4): 1015–24. [cited 2019 Feb 23]. Available from: http: //www.ncbi.nlm.nih.gov/pubmed/18281533.

[45] Carrió M, Gel B, Terribas E, Zucchiatti AC, Moliné T, Rosas I, et al. Analysis of intratumor heterogeneity in neurofibromatosis type 1 plexiform neurofibromas and neurofibromas with atypical features: correlating histological and genomic findings. Hum Mutat. 2018; 39(8):

1112–25. [cited 2019 Feb 17]. Available from: http: //www.ncbi.nlm.nih.gov/pubmed/29774626.

[46] Koczkowska M, Chen Y, Callens T, Gomes A, Sharp A, Johnson S, et al. Genotype-phenotype correlation in NF1: evidence for a more severe phenotype associated with missense mutations affecting NF1 codons 844–848. Am J Hum Genet. 2018; 102(1): 69–87. [cited 2019 Feb 21]. Available from: http: //www.ncbi.nlm.nih.gov/pubmed/29290338.

[47] Dombi E, Baldwin A, Marcus LJ, Fisher MJ, Weiss B, Kim A, et al. Activity of Selumetinib in neurofibromatosis type 1-related plexiform neurofibromas. N Engl J Med. 2016; 375(26): 2550–60. [cited 2019 Feb 18]. Available from: http://www.ncbi.nlm.nih.gov/pubmed/28029918.

[48] Miettinen MM, Antonescu CR, Fletcher CDM, Kim A, Lazar AJ, Quezado MM, et al. Histopathologic evaluation of atypical neurofibromatous tumors and their transformation into malignant peripheral nerve sheath tumor in patients with neurofibromatosis 1 — a consensus overview. Hum Pathol. 2017; 67: 1–10. [cited 2019 Feb 23]. Available from: http://www.ncbi.nlm.nih.gov/pubmed/28551330.

[49] Nielsen GP, Stemmer-Rachamimov AO, Ino Y, Moller MB, Rosenberg AE, Louis DN. Malignant transformation of neurofibromas in neurofibromatosis 1 is associated with CDKN2A/p16 inactivation. Am J Pathol. 1999; 155(6): 1879–84. [cited 2019 Feb 23]. Available from: https: //linkinghub.elsevier.com/retrieve/pii/S0002944010655071.

[50] Ferner RE, Golding JF, Smith M, Calonje E, Jan W, Sanjayanathan V, et al. [18F] 2-fluoro-2-deoxy-D-glucose positron emission tomography (FDG PET) as a diagnostic tool for neurofibromatosis 1 (NF1) associated malignant peripheral nerve sheath tumours (MPNSTs): a long-term clinical study. Ann Oncol. 2008; 19(2): 390–4. [cited 2019 Feb 18]. Available from: http: //www.ncbi.nlm.nih.gov/pubmed/17932395.

[51] Higham CS, Dombi E, Rogiers A, Bhaumik S, Pans S, Connor SEJ, et al. The characteristics of 76 atypical neurofibromas as precursors to neurofibromatosis 1 associated malignant peripheral nerve sheath tumors. Neuro-Oncology. 2018; 20(6): 818–25. [cited 2019 Feb 18]. Available from: https: //academic.oup.com/neuro-oncology/article/20/6/818/4835085.

[52] Bernthal NM, Putnam A, Jones KB, Viskochil D, Randall RL. The effect of surgical margins on outcomes for low grade MPNSTs and atypical neurofibroma. J Surg Oncol. 2014; 110(7): 813–6. Available from: http: //www.ncbi.nlm.nih.gov/pubmed/25111615.

[53] Röhrich M, Koelsche C, Schrimpf D, Capper D, Sahm F, Kratz A, et al. Methylation-based classification of benign and malignant peripheral nerve sheath tumors. Acta Neuropathol. 2016; 131(6): 877–87. [cited 2019 Feb 23]. Available from: http: //link.springer.com/10.1007/s00401-016-1540-6.

[54] Kourea HP, Orlow I, Scheithauer BW, Cordon-Cardo C, Woodruff JM. Deletions of the INK4A gene occur in malignant peripheral nerve sheath tumors but not in neurofibromas. Am J Pathol. 1999; 155(6): 1855–60. [cited 2019 Feb 21]. Available from: https: //linkinghub.elsevier.com/retrieve/pii/S0002944010655046.

[55] Lee W, Teckie S, Wiesner T, Ran L, Prieto Granada CN,

Lin M, et al. PRC2 is recurrently inactivated through EED or SUZ12 loss in malignant peripheral nerve sheath tumors. Nat Genet. 2014; 46(11): 1227–32. [cited 2019 Feb 17]. Available from: http: //www.ncbi.nlm.nih.gov/pubmed/25240281.

[56] Carli M, Ferrari A, Mattke A, Zanetti I, Casanova M, Bisogno G, et al. Pediatric malignant peripheral nerve sheath tumor: the Italian and German soft tissue sarcoma cooperative group. J Clin Oncol. 2005; 23(33): 8422–30. [cited 2019 Feb 17]. Available from: http: //www.ncbi.nlm.nih.gov/pubmed/16293873.

[57] Uusitalo E, Rantanen M, Kallionpää RA, Pöyhönen M, Leppävirta J, Ylä-Outinen H, et al. Distinctive cancer associations in patients with neurofibromatosis type 1. J Clin Oncol. 2016; 34(17): 1978–86. [cited 2019 Feb 23]. Available from: http: //www.ncbi.nlm.nih.gov/pubmed/26926675.

[58] Rasmussen SA, Yang Q, Friedman JM. Mortality in neurofibromatosis 1: an analysis using U.S. death certificates. Am J Hum Genet. 2001; 68(5): 1110–8.

[59] De Raedt T, Brems H, Wolkenstein P, Vidaud D, Pilotti S, Perrone F, et al. Elevated risk for MPNST in NF1 microdeletion patients. Am J Hum Genet. 2003; 72(5): 1288–92. [cited 2019 Feb 18]. Available from: http: //linkinghub.elsevier.com/retrieve/pii/S0002929707606569.

[60] Pasmant E, Sabbagh A, Spurlock G, Laurendeau I, Grillo E, Hamel M-J, et al. NF1 microdeletions in neurofibromatosis type 1: from genotype to phenotype. Hum Mutat. 2010; 31(6): E1506–18. [cited 2019 Feb 23]. Available from: http: //www.ncbi.nlm.nih.gov/pubmed/20513137.

[61] Legius E, Marchuk DA, Collins FS, Glover TW. Somatic deletion of the neurofibromatosis type 1 gene in a neurofibrosarcoma supports a tumour suppressor gene hypothesis. Nat Genet. 1993; 3(2): 122–6. [cited 2019 Feb 23]. Available from: http: //www.nature.com/articles/ng0293-122.

[62] Hirbe AC, Dahiya S, Miller CA, Li T, Fulton RS, Zhang X, et al. Whole exome sequencing reveals the order of genetic changes during malignant transformation and metastasis in a single patient with NF1-plexiform Neurofibroma. Clin Cancer Res. 2015; 21(18): 4201–11. [cited 2019 Feb 18]. Available from: http: //clincancerres.aacrjournals.org/cgi/doi/10.1158/1078-0432. CCR-14-3049.

[63] Kresse SH, Skårn M, Ohnstad HO, Namløs HM, Bjerkehagen B, Myklebost O, et al. DNA copy number changes in high-grade malignant peripheral nerve sheath tumors by array CGH. Mol Cancer. 2008; 7(1): 48. [cited 2019 Feb 21]. Available from: http: //molecular-cancer.biomedcentral.com/articles/10.1186/1476-4598-7-48.

[64] Mantripragada KK, de Ståhl TD, Patridge C, Menzel U, Andersson R, Chuzhanova N, et al. Genome-wide high-resolution analysis of DNA copy number alterations in NF1-associated malignant peripheral nerve sheath tumors using 32K BAC array. Genes Chromosom Cancer. 2009; 48(10): 897–907. [cited 2019 Feb 23]. Available from: http: //www.ncbi.nlm.nih.gov/pubmed/19603524.

[65] Brems H, Beert E, de Ravel T, Legius E. Mechanisms in the pathogenesis of malignant tumours in neurofibromatosis type 1. Lancet Oncol. 2009; 10(5): 508–15. [cited 2019 Feb 17]. Available from: http: //www.ncbi.nlm.nih.gov/pubmed/19410195.

[66] Sohier P, Luscan A, Lloyd A, Ashelford K, Laurendeau I, Briand-Suleau A, et al. Confirmation of mutation landscape of NF1-associated malignant peripheral nerve sheath tumors. Genes Chromosomes Cancer. 2017; 56(5): 421–6. [cited 2019 Feb 23]. Available from: http: //doi.wiley.com/10.1002/gcc.22446.

[67] Moretti VM, Crawford EA, Staddon AP, Lackman RD, Ogilvie CM. Early outcomes for malignant peripheral nerve sheath tumor treated with chemotherapy. Am J Clin Oncol. 2011; 34(4): 417–21. [cited 2019 Feb 23]. Available from: https: //insights.ovid.com/crossref ?an=00000421-201108000-00014.

[68] Katz D, Lazar A, Lev D. Malignant peripheral nerve sheath tumour (MPNST): the clinical implications of cellular signalling pathways. Expert Rev Mol Med. 2009; 11: e30. [cited 2019 Feb 21]. Available from: http: //www.journals.cambridge.org/abstract_S1462399409001227.

[69] Kim A, Pratilas CA. The promise of signal transduction in genetically driven sarcomas of the nerve. Exp Neurol. 2018; 299(Pt B): 317–25. [cited 2019 Feb 21]. Available from: http: //www.ncbi.nlm.nih.gov/pubmed/28859862.

[70] Castellsagué J, Gel B, Fernández-Rodríguez J, Llatjós R, Blanco I, Benavente Y, et al. Comprehensive establishment and characterization of orthoxenograft mouse models of malignant peripheral nerve sheath tumors for personalized medicine. EMBO Mol Med. 2015; 7(5): 608–27. Available from: http: //www.ncbi.nlm.nih.gov/pubmed/25810463/n; http: //www.pubmedcentral.nih.gov/articlerender.fcgi?artid=PMC4492820.

[71] Upadhyaya M, Spurlock G, Monem B, Thomas N, Friedrich RE, Kluwe L, et al. Germline and somatic NF1 gene mutations in plexiform neurofibromas. Hum Mutat. 2008; 29(8): E103–11. [cited 2019 Feb 23]. Available from: http: //www.ncbi.nlm.nih.gov/pubmed/18484666.

[72] Yu J, Deshmukh H, Payton JE, Dunham C, Scheithauer BW, Tihan T, et al. Array-based comparative genomic hybridization identifies CDK4 and FOXM1 alterations as independent predictors of survival in malignant peripheral nerve sheath tumor. Clin Cancer Res. 2011; 17(7): 1924–34. [cited 2019 Feb 23]. Available from: http: //www.ncbi.nlm.nih.gov/pubmed/21325289.

[73] Upadhyaya M, Spurlock G, Thomas L, Thomas NST, Richards M, Mautner V-F, et al. Microarray-based copy number analysis of neurofibromatosis type-1 (NF1)-associated malignant peripheral nerve sheath tumors reveals a role for Rho-GTPase pathway genes in NF1 tumorigenesis. Hum Mutat. 2012; 33(4): 763–76. [cited 2019 Feb 23]. Available from: http: //www.ncbi.nlm.nih.gov/pubmed/22331697.

[74] Kolberg M, Høland M, Lind GE, Ågesen TH, Skotheim RI, Sundby Hall K, et al. Protein expression of BIRC5, TK1, and TOP2A in malignant peripheral nerve sheath tumours – a prognostic test after surgical resection. Mol Oncol. 2015; 9(6): 1129–39. [cited 2019 Feb 21]. Available from: http: //www.ncbi.nlm.nih.gov/pubmed/25769404.

[75] Adamowicz M, Radlwimmer B, Rieker RJ, Mertens D, Schwarzbach M, Schraml P, et al. Frequent amplifications and abundant expression of TRIO, NKD2, and IRX2 in soft tissue sarcomas. Genes Chromosom Cancer. 2006; 45(9):

829–38. [cited 2019 Feb 17]. Available from: http: //www. ncbi.nlm.nih.gov/pubmed/16752383.

[76] Karube K, Nabeshima K, Ishiguro M, Harada M, Iwasaki H. cDNA microarray analysis of cancer associated gene expression profiles in malignant peripheral nerve sheath tumours. J Clin Pathol. 2006; 59(2): 160–5. [cited 2019 Feb 21]. Available from: http: //jcp.bmj.com/cgi/doi/10.1136/ jcp.2004.023598.

[77] Brekke HR, Ribeiro FR, Kolberg M, Agesen TH, Lind GE, Eknaes M, et al. Genomic changes in chromosomes 10, 16, and X in malignant peripheral nerve sheath tumors identify a high-risk patient group. J Clin Oncol. 2010; 28(9): 1573– 82. [cited 2019 Feb 17]. Available from: http: //ascopubs. org/doi/10.1200/JCO.2009.24.8989.

[78] Spurlock G, Knight SJL, Thomas N, Kiehl T-R, Guha A, Upadhyaya M. Molecular evolution of a neurofibroma to malignant peripheral nerve sheath tumor (MPNST) in an NF1 patient: correlation between histopathological, clinical and molecular findings. J Cancer Res Clin Oncol. 2010; 136(12): 1869–80. [cited 2019 Feb 23]. Available from: http: //www.ncbi.nlm.nih.gov/pubmed/20229272.

[79] Yang J, Ylipaa A, Sun Y, Zheng H, Chen K, Nykter M, et al. Genomic and molecular characterization of malignant peripheral nerve sheath tumor identifies the IGF1R pathway as a primary target for treatment. Clin Cancer Res. 2011; 17(24): 7563–73. [cited 2019 Feb 23]. Available from: http: //www.ncbi.nlm.nih.gov/pubmed/22042973.

[80] Ferrer M, Gosline SJC, Stathis M, Zhang X, Guo X, Guha R, et al. Pharmacological and genomic profiling of neurofibromatosis type 1 plexiform neurofibroma-derived schwann cells. Sci Data. 2018; 5: 180106. [cited 2019 Feb 18]. Available from: http: //www.ncbi.nlm.nih.gov/ pubmed/29893754.

[81] Gosline SJC, Weinberg H, Knight P, Yu T, Guo X, Prasad N, et al. A high-throughput molecular data resource for cutaneous neurofibromas. Sci Data. 2017; 4: 170045. [cited 2019 Feb 18]. Available from: http: //www.nature.com/ articles/sdata201745.

[82] Zhang M, Wang Y, Jones S, Sausen M, McMahon K, Sharma R, et al. Somatic mutations of SUZ12 in malignant peripheral nerve sheath tumors. Nat Genet. 2014; 46(11): 1170–2. [cited 2019 Feb 23]. Available from: http: //www. ncbi.nlm.nih.gov/pubmed/25305755.

[83] Brohl AS, Kahen E, Yoder SJ, Teer JK, Reed DR. The genomic landscape of malignant peripheral nerve sheath tumors: diverse drivers of Ras pathway activation. Sci Rep. 2017; 7(1): 14992. [cited 2019 Feb 17]. Available from: http: //www.nature.com/articles/s41598-017-15183-1.

[84] Abeshouse A, Adebamowo C, Adebamowo SN, Akbani R, Akeredolu T, Ally A, et al. Comprehensive and integrated genomic characterization of adult soft tissue sarcomas. Cell. 2017; 171(4): 950–965.e28. [cited 2019 Feb 17]. Available from: http: //www.ncbi.nlm.nih.gov/pubmed/29100075.

[85] Sun D, Tainsky MA, Haddad R. Oncogene mutation survey in MPNST cell lines enhances the dominant role of hyperactive Ras in NF1 associated pro-survival and malignancy. Transl Oncogenomics. 2012; 5: 1–7. [cited 2019 Feb 23]. Available from: http: //access.portico.org/ stable?au=phw17ww43bd.

[86] Bottillo I, Ahlquist T, Brekke H, Danielsen SA, van den Berg E, Mertens F, et al. Germline and somatic NF1 mutations in sporadic and NF1-associated malignant peripheral nerve sheath tumours. J Pathol. 2009; 217(5): 693–701. [cited 2019 Feb 17]. Available from: http: //doi. wiley.com/10.1002/path.2494.

[87] Pasmant E, Sabbagh A, Masliah-Planchon J, Ortonne N, Laurendeau I, Melin L, et al. Role of noncoding RNA ANRIL in genesis of plexiform neurofibromas in neurofibromatosis type 1. JNCI J Natl Cancer Inst. 2011; 103(22): 1713–22. [cited 2019 Feb 23]. Available from: http://www.ncbi.nlm.nih.gov/pubmed/22034633.

[88] Legius E, Dierick H, Wu R, Hall BK, Marynen P, Cassiman JJ, et al. TP53 mutations are frequent in malignant NF1 tumors. Genes Chromosomes Cancer. 1994; 10(4): 250–5. [cited 2019 Feb 23]. Available from: http: //www.ncbi.nlm. nih.gov/pubmed/7522538.

[89] Verdijk RM, den Bakker MA, Dubbink HJ, Hop WCJ, Dinjens WNM, Kros JM. TP53 mutation analysis of malignant peripheral nerve sheath tumors. J Neuropathol Exp Neurol. 2010; 69(1): 16–26. [cited 2019 Feb 23]. Available from: http: //www.ncbi.nlm.nih.gov/ pubmed/20010306.

[90] Subramanian S, Thayanithy V, West RB, Lee C-H, Beck AH, Zhu S, et al. Genome-wide transcriptome analyses reveal p53 inactivation mediated loss of miR-34a expression in malignant peripheral nerve sheath tumours. J Pathol. 2010; 220(1): 58–70. [cited 2019 Feb 23]. Available from: http: //doi.wiley.com/10.1002/path.2633.

[91] De Raedt T, Beert E, Pasmant E, Luscan A, Brems H, Ortonne N, et al. PRC2 loss amplifies Ras-driven transcription and confers sensitivity to BRD4-based therapies. Nature. 2014; 514(7521): 247–51. [cited 2019 Feb 18]. Available from: http: //www.ncbi.nlm.nih.gov/ pubmed/25119042.

[92] Miller SJSJSJ, Jessen WJWJWJ, Mehta J, Hardiman A, Sites E, Kaiser S, et al. Integrative genomic analyses of neurofibromatosis tumours identify SOX9 as a biomarker and survival gene. EMBO Mol Med. 2009; 1(4): 236–48. [cited 2019 Feb 23]. Available from: http: //www.ncbi.nlm. nih.gov/pubmed/20049725.

[93] Miller SJ, Rangwala F, Williams J, Ackerman P, Kong S, Jegga AG, et al. Large-scale molecular comparison of human schwann cells to malignant peripheral nerve sheath tumor cell lines and tissues. Cancer Res. 2006; 66(5): 2584– 91. [cited 2019 Feb 23]. Available from: http: //cancerres. aacrjournals.org/lookup/doi/10.1158/0008-5472.CAN-05- 3330.

[94] Lévy P, Ripoche H, Laurendeau I, Lazar V, Ortonne N, Parfait B, et al. Microarray-based identification of Tenascin C and Tenascin XB, genes possibly involved in tumorigenesis associated with Neurofibromatosis type 1. Clin Cancer Res. 2007; 13(2): 398–407. [cited 2019 Feb 23]. Available from: http: //www.ncbi.nlm.nih.gov/ pubmed/17202312.

[95] Thomas LE, Winston J, Rad E, Mort M, Dodd KM, Tee AR, et al. Evaluation of copy number variation and gene expression in neurofibromatosis type-1-associated malignant peripheral nerve sheath tumours. Hum Genomics. 2015; 9(1): 3. [cited 2019 Feb 23]. Available from: http: // www.ncbi.nlm.nih.gov/pubmed/25884485.

[96] Feber A, Wilson GA, Zhang L, Presneau N, Idowu B, Down TA, et al. Comparative methylome analysis of benign and malignant peripheral nerve sheath tumors. Genome Res. 2011; 21(4): 515−24. Available from: http: //genome.cshlp. org/cgi/doi/10.1101/gr.109678.110.

[97] Itani S, Kunisada T, Morimoto Y, Yoshida A, Sasaki T, Ito S, et al. MicroRNA-21 correlates with tumorigenesis in malignant peripheral nerve sheath tumor (MPNST) via programmed cell death protein 4 (PDCD4). J Cancer Res Clin Oncol. 2012; 138(9): 1501−9. [cited 2019 Feb 19]. Available from: http: //link.springer.com/10.1007/s00432-012-1223-1.

[98] Presneau N, Eskandarpour M, Shemais T, Henderson S, Halai D, Tirabosco R, et al. MicroRNA profiling of peripheral nerve sheath tumours identifies miR-29c as a tumour suppressor gene involved in tumour progression. Br J Cancer. 2013; 108(4): 964−72. [cited 2019 Feb 23]. Available from: http: //www.ncbi.nlm.nih.gov/pubmed/23175151.

[99] Watson MA, Perry A, Tihan T, Prayson RA, Guha A, Bridge J, et al. Gene expression profiling reveals unique molecular subtypes of neurofibromatosis type I-associated and sporadic malignant peripheral nerve sheath tumors. Brain Pathol. 2004; 14(3): 297−303. [cited 2019 Feb 23]. Available from: http: //www.ncbi.nlm.nih.gov/pubmed/15446585.

[100] Fletcher CDM. The evolving classification of soft tissue tumours — an update based on the new 2013 WHO classification. Histopathology. 2014; 64(1): 2−11. [cited 2019 Feb 18]. Available from: http: //www.ncbi.nlm.nih.gov/pubmed/24164390.

[101] Taylor BS, Barretina J, Maki RG, Antonescu CR, Singer S, Ladanyi M. Advances in sarcoma genomics and new therapeutic targets. Nat Rev Cancer. 2011; 11(8): 541−57. [cited 2019 Feb 23]. Available from: http: //www.ncbi.nlm. nih.gov/pubmed/21753790.

[102] Nagayama S, Katagiri T, Tsunoda T, Hosaka T, Nakashima Y, Araki N, et al. Genome-wide analysis of gene expression in synovial sarcomas using a cDNA microarray. Cancer Res. 2002; 62(20): 5859−66. [cited 2019 Feb 23]. Available from: http: //www.ncbi.nlm.nih.gov/pubmed/12384549.

[103] Sanchez-Vega F, Mina M, Armenia J, Chatila WK, Luna A, La KC, et al. Oncogenic signaling pathways in the cancer genome atlas. Cell. 2018; 173(2): 321−337.e10. [cited 2019 Feb 23]. Available from: http: //www.ncbi.nlm. nih.gov/pubmed/29625050.

[104] Chibon F, Lagarde P, Salas S, Pérot G, Brouste V, Tirode F, et al. Validated prediction of clinical outcome in sarcomas and multiple types of cancer on the basis of a gene expression signature related to genome complexity. Nat Med. 2010; 16(7): 781−7. [cited 2019 Feb 18]. Available from: http: //www.ncbi.nlm.nih.gov/pubmed/20581836.

[105] Dufresne A, Brahmi M, Karanian M, Blay J-Y. Using biology to guide the treatment of sarcomas and aggressive connective-tissue tumours. Nat Rev Clin Oncol. 2018; 15(7): 443−58. [cited 2019 Feb 18]. Available from: http: // www.nature.com/articles/s41571-018-0012-4.

第10章

机械传导和 NF1 缺失——协同致病：神经纤维瘤起源新学说

Mechanotransduction and NF1 Loss—Partner in Crime: New Hints for Neurofibroma Genesis

Federica Chiara

引　言

神经纤维瘤是一类起源于神经鞘膜的良性肿瘤，其临床表现复杂。肿瘤纤维化组织中的 NF1$^{-/-}$ Schwann 细胞（Schwann cells, SC）过度增殖，可能导致瘤体压迫重要血管、神经和器官，严重者可威胁生命。丛状神经纤维瘤（PN）是神经纤维瘤的一种亚型，目前其治疗手段相对有限。考虑到 PN 发病的解剖位置、浸润性生长以及肿瘤大小等特性，根治性手术切除几乎无可能。此外，丛状神经纤维瘤可以发展为高致死性的恶性神经鞘瘤（MPNST）[1]。

神经纤维瘤蛋白（NF1），由 NF1 基因编码，是一种 GTP 酶激活蛋白（GTPase-activating protein, GAP），可通过控制 RAS-GTP 的活化状态，调控原癌基因 p21Ras 的功能。在 NF1 杂合子细胞中，Ras 呈现异常活化状态；当 NF1 位点出现杂合性缺失（loss of heterozygosity, LOH）时，Ras 的活化状态可进一步增强[2]。因此，当 Ras/Raf/ERK 信号通路激活后，Schwann 细胞会更容易受到

NF1$^{+/-}$ 位点所介导的增殖信号的影响[3]。然而，Ras 的异常活化仅仅会引起细胞周期停滞和（或）细胞衰老，而不是细胞转化。Ras 所介导的 Schwann 细胞转化，可能是局部微环境的刺激作用逐步放大所致[4, 5]。

目前认为，炎性环境能够激发分泌胶原的成纤维细胞和周细胞（pericytes）产生高强度的有丝分裂信号，引起 NF1 杂合 Schwann 细胞产生肿瘤性增殖。NF1 杂合肥大细胞（MCs NF1$^{+/-}$）可能在其中发挥重要功能。神经纤维瘤微环境中存在大量的 MCs NF1$^{+/-}$，它们在维持慢性炎症状态、细胞增殖、细胞外基质沉积及组织纤维化中发挥重要作用[7]。然而，以上观点无法明确 PN 中 Schwann 细胞具有肿瘤细胞特性所涉及的分子网络。这些特性，包括细胞增殖不依赖于黏附基底膜、增殖活性高以及代谢功能的改变等。为了更好地理解 NF1$^{+/-}$ 遗传背景在 PN 中的作用，我们采用分子肿瘤领域中的分析框架，分析本领域内的科学数据。受到"肿瘤是不愈的伤口"这个传统概念的启发，有些证据表明，纤维化发展成癌症亦可

经历"伤口愈合—慢性纤维化—癌症"三部曲。分析发现，伤口愈合过程中的细胞、细胞因子和细胞外基质也可以通过不同的信号通路驱动慢性纤维化和肿瘤进展[8]。慢性纤维化的最终产物是具有特定生物化学和生物机械学特性的异常纤维化的细胞外基质（extracellular matrix, ECM）。异常的细胞外基质可以产生额外的生物机械力打破原有的机械平衡，并由此诱导突变细胞的间充质转化，从而获得干细胞特性，驱动肿瘤快速发展[9]。因此，尽管肿瘤细胞中基因突变可以导致肿瘤发生，细胞外基质的动态改变可能通过调控肿瘤起始细胞和相关基质细胞决定肿瘤的进展[10]。基于这一理论，PN 最初可由 Schwann 细胞中 *NF1* 缺失引发。随后，由于细胞对慢性炎症引发的细胞分裂刺激和来源于细胞外基质的机械应力更加敏感，最终使得 Schwann 细胞发生复杂的基因组改变并转化成肿瘤细胞。除此之外，实体肿瘤中高机械力学状态还能够抑制药物吸收，并能促进肿瘤的恶性进展。因此，深入研究肿瘤机械力学改变及其机制，可为新型抗肿瘤药物和治疗策略的研发提供新的思路。

组织修复的挑战：纤维化

纤维化，指在发生过炎症或损伤的组织中或周围，纤维结缔组织（主要由胶原和纤维蛋白构成的细胞外基质）大量形成，纤维化可导致永久性瘢痕化和器官功能障碍[11]。生理状态下，细胞外基质以复杂的三维大分子网络结构存在[12, 13]。这种分子网络结构可以维持组织局部微环境中的水合和 pH 稳态，亦能够调节生长因子和细胞因子的释放，经配体-受体结合的途径调控组织细胞的生长、凋亡、迁移和分化等过程[14-16]。

组织受损后，巨噬细胞和肥大细胞（mast cells, MC）快速活化，并立即启动损伤愈合过程（wound healing, WH）[17, 18]。损伤愈合过程中，胶原丰富的未成熟细胞外基质（immature ECM）替代受损的细胞成分；在未成熟细胞外基质中，水平排列的弹性纤维可在伤口愈合过程中发生持续性收缩。反复或者持续性损伤刺激可以引起慢性纤维化，导致畸变的组织愈合，最终形成成熟的纤维化细胞外基质（瘢痕）。众所周知，M2 型巨噬细胞能够促进组织纤维化，亦能够在肿瘤微环境中促进肿瘤恶性进展；M1 型巨噬细胞主要发挥促进炎症的功能，能够抑制组织纤维化，亦在肿瘤微环境中抑制肿瘤恶性进展。在这种失衡的微环境中，M2 和 M1 型巨噬细胞的平衡被打破，M2 型巨噬细胞数目占有优势[19, 20]。近有研究表明，肥大细胞也参与组织愈合 / 纤维化的过程。补体系统中的过敏毒素 C3a 和 C5a 能够趋化肥大细胞。在组织愈合的不同阶段，肥大细胞能够合成并分泌组织纤溶酶原激活物（tissue plasminogen activator, tPA）和血纤维蛋白溶酶原（plasminogen）。其中，tPA 以游离和酶活化的状态存在；而血纤维蛋白溶酶原则是纤溶酶原 / 纤维蛋白溶解系统（plasminogen/ fibrinolytic system）的重要组成部分，并参与维持纤维蛋白稳态（例如，血栓吸收）和组织重构[20-22]。以上信息提示，肥大细胞和巨噬细胞在组织愈合 / 纤维化过程中相辅相成。一旦血栓形成，肥大细胞可以通过两种途径避免纤维蛋白的过度聚集：① 延长出血时间[23]。② 分泌类胰蛋白酶-肝素复合体（tryptase-heparin complexes）降解纤维蛋白原，避免其被凝血酶转化成纤维蛋白[24]。当凝血酶局部浓度异常增高时，小鼠肥大细胞表达凝血酶受体 Par-1[22]，激发类胰蛋白酶-肝素复合体释放，降解纤维蛋白原。以小儿肥大细胞增多症为例，在一些患者中，有大量的类胰蛋白酶 β$^+$/肝素$^+$ 的肥大细胞存在于组织中，导致这些患者易出现皮肤和胃肠黏膜出血[25, 26]。以上结论亦可以解释，为数不多的几篇临床病例报道过，在Ⅰ型神经纤维瘤病和溃疡性肠炎同时存在的病例[27]中，肥大细胞在两种疾病的发病过程中都发挥重要作用[28]。在增殖阶段，肥大细胞和巨噬细胞一起发挥细胞碎片清道夫的功能，并且能够产生并分泌生长因子促进组织新生。在 ECM 沉积阶段，肥大细胞亦能分泌丝氨酸类糜蛋白酶（serine protease chymase），后者能促进转化生长因子 β（transforming growth factor-β，TGF-β）的分泌和激活；而 TGF-β 是激发 ECM 沉积的主要因子[29, 30]。

巨噬细胞和肥大细胞能够分泌 TGF-β 和血小板衍生生长因子（platelet-derived growth factor, PDGF）。在这些细胞因子的强大刺激和纤维化 ECM 产生的牵张力下，成纤维细胞进行增殖，并分化成肌成纤维细胞。肌成纤维细胞具有强大的 ECM 合成能力，ECM 大量合成可增加局部牵张力[31-33]。因此，肌成纤维细胞可促进大而硬的胶原束形成；这些胶原束被赖氨酰氧化酶（lysyl oxidases, LOX）相互交联在一起后，增加了受损组织的机械强度，最终促进伤口的愈合。肌成纤维细胞及其他相关细胞的过度增殖，是慢性炎症条件下伤口不良愈合的特点[34]。在肾脏、肺和心脏的纤维化实验模型中发现，内皮细胞可以经转化获得间充质表型［内皮-间充质转化（endothelial-mesenchymal transition, EndMT）］。因此，我们可以设想一下，在 PN 微环境中也可能发生 EndMT 协同上皮-间充质转化（epithelial-

mesenchymal transition, EMT）促进成纤维细胞聚集的情况；进而促进间充质细胞的聚集，这类间充质细胞表达肌成纤维细胞标志物平滑肌蛋白 A（smooth muscle protein A，αSMA）和平滑肌蛋白 22α（smooth muscle protein 22α）。然而，尚不能明确纤维组织或者癌症组织中的功能性肌成纤维细胞是否由上皮细胞或者内皮细胞转化而来。可以明确的是，在胚胎发育过程和一些疾病的进展过程中，血管内皮细胞可以转化成其他类型的细胞[35]。

在调控间充质转化的众多信号通路中，TGF-β 家族信号通路可以通过 SMAD3/β-catenin 轴发挥强大的作用。在 TGF-β 的刺激下，SMAD3 诱导转录因子 MRTF 的表达和入核，MRTF 通过调控 SNAIL2 等基因的表达水平诱导肌成纤维细胞分化[36, 37]。除此之外，从细胞间紧密连接处释放的 β-catenin 可以拮抗 SMAD3 对 MRTF-SRF 复合体的抑制作用，继而促进 αSMA 的表达。许多类型的细胞可以被招募并分化成肌成纤维细胞[38]。例如，在受损的肝脏中，依据损伤的部位和类型不同，门静脉成纤维细胞（portal fibroblasts）和肝星状细胞（hepatic stellate cells）都可以转化成肌成纤维细胞。在神经组织中，管周细胞和成纤维细胞是肌成纤维细胞的主要来源[39]。

为了解释神经纤维瘤中 Schwann 细胞过度增殖的现象，Parrinello 等证实，NF1$^{-/-}$ Schwann 细胞由于 Sema4F 表达水平降低（Sema4F 是涉及 Schwann 细胞黏附轴突的分子之一），其黏附和包裹轴突的能力亦随之降低。在他们构建的小鼠模型中，*Nf1*$^{+/-}$ 神经有轴突分离缺陷，在由 C-纤维轴突（无髓鞘轴突）构成的神经束或者 Remak 束（Remak bundles）中该缺陷较为明显。小鼠出生后，Remak 束无法包裹的轴突增加，形成不稳定状态。一段时间后，这种缺陷会导致神经束断裂以及 Schwann 细胞-轴突相互作用不充分，引起神经相关疾病。轴突受损引起 Schwann 细胞快速去分化，变成起始细胞状态并进入细胞分裂周期。与此同时，伴随着巨噬细胞和肥大细胞的招募，炎症反应发生。巨噬细胞和肥大细胞清除髓鞘和轴突碎片，并产生大量的细胞因子和生长因子刺激基质细胞。研究发现，尽管在正常组织中存在相应的分子机制来抑制"伤口愈合"进程，但是在 NF1 神经元，一旦炎症发生，"伤口愈合"进程便不

会停止。研究表明，该"慢性炎症环路"依赖于 Schwann 细胞分离、去分化、增殖，免疫细胞浸润和细胞外基质沉积等的连续过程[6, 40]。NF1[+/-] 肥大细胞在此"慢性炎症"过程中发挥重要作用，因为 Ras 过度活化可激起一系列获得功能（gain-of-function）的效应。NF1[+/-] 肥大细胞过度表达 c-Kit 受体（肥大细胞增殖和生物活性的重要调节分子）；因此，在 NF1 患者炎症部位以 c-Kit 所介导的肥大细胞募集，数目上要明显多于正常人群[7]。此外，由于 Ras 是 c-Kit 受体的下游效应分子，c-Kit 所介导的体内、外生物学过程明显增强，如细胞增殖、生存、迁移和细胞脱颗粒

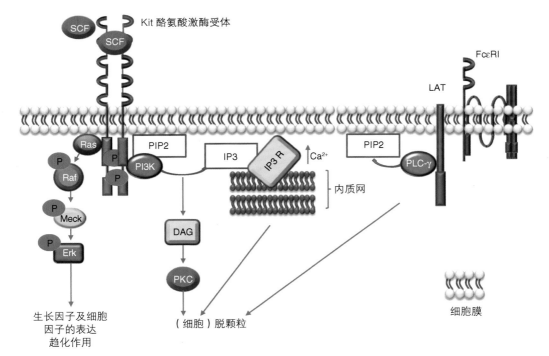

图 10.1　酪氨酸激酶受体 c-Kit 的活化对肥大细胞增殖、分化和生存至关重要，并且通过趋化作用参与诱导肥大细胞迁移 / 归巢。当结合特异性配体 SCF（stem cell factor）或者因为受体高表达水平导致随机结合发生时，c-Kit 形成二聚体并开始发挥催化活性作用和激活下游信号通路。研究证实单纯依靠 c-Kit 活化引起的下游信号是无法诱导肥大细胞发生脱颗粒变的；但是 c-Kit 可通过 PI3K 信号通路与高亲和 IgE 受体 FcεRI 发挥协同作用，最终活化 PKC 分子。此外，KIT 与 FcεRI 结合后，衔接分子 LAT（linker for activation of T cells）可以通过依赖于 LYN- 和 SYK（spleen tyrosine kinase）的方式发生磷酸化。这可最终导致胞质衔接分子 PLC-γ 直接或间接与 LAT 结合，引起肥大细胞脱颗粒。c-Kit 受体活化后可通过 Ras/Erk 轴诱导细胞因子的分泌和趋化过程。DAG，甘油二酯；IP3，1,4,5-三磷酸肌醇；PIP2，二磷酸磷脂酰肌醇

等（图 10.1）[29, 41]。已有研究证实，敲低造血系统相关细胞的 c-Kit 基因，可明显抑制 PN 小鼠模型的成瘤[42]。移植瘤实验表明，异常的肥大细胞可以凭借营养支持维持肿瘤微环境。NF1[+/-] 肥大细胞分泌的促炎因子明显增加[43]。例如，Yang 等通过体外实验证实，NF1[+/-] 肥大细胞分泌 TGF-β 的水平比野生型肥大细胞高 2.5 倍[42]（图 10.2）。以上这些研究结果充分表明，NF1[+/-] 肥大细胞是旁分泌诱导神经纤维瘤发病过程中至关重要的一环。

肥大细胞与 NF1 相关 PN 联系紧密，众多研究结果表明，肥大细胞参与神经纤维变性的过程。根据神经束膜存在与否，NF1 相关神经纤维瘤可分为囊内型或者弥漫型，Tucker 等检测了这两种 NF1 相关神经纤维瘤内肥大细胞的密度和分布情况。研究发现，这两种 NF1 相关神经纤维瘤中肥大细胞的密度和分布明显不同，并且与 PN 的侵袭性行为密切相关[44]。此外，NF1[-/-] Schwann 细胞高表达酪氨酸激酶受体 c-Kit 的配体干细胞因子（stem cell factor, SCF），后者在富集肥大细胞过程中发挥主要作用。Vincent Riccardi 曾报道长期服用酮替芬（肥大细胞强效稳定剂）治疗 NF1 有效的病例，该药可明显减轻患者的瘙痒、疼痛、压痛等

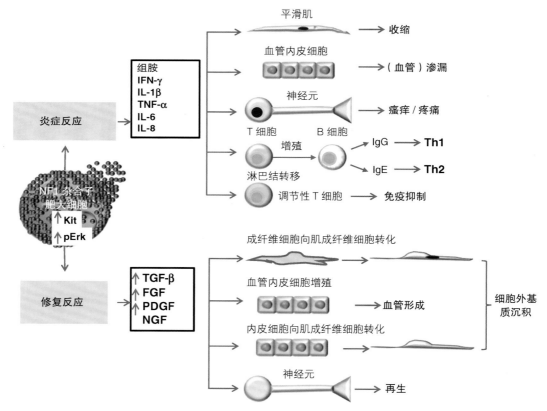

图 10.2 在伤口愈合过程中，肥大细胞既能调控炎症反应，又能调控组织修复相关的信号通路。肥大细胞分泌组胺作用于不同的受体，可诱导平滑肌收缩或舒张，增加血管内皮细胞通透性，活化感觉神经元引起瘙痒或疼痛。肥大细胞产生大量细胞因子和趋化因子促进继发免疫反应（Th1 细胞和 Th2 细胞）和免疫抑制功能。当配体刺激增强或者随机结合增加时，c-Kit 受体过度活化，导致 NF1[-/+] 肥大细胞分泌大量的生长因子和细胞因子

不适。由于皮肤神经纤维瘤的病情得到缓解，患者反馈身体的整体状况持续好转[45]。该药的显著疗效与近来的一些研究结果相一致，肥大细胞和轴突在疼痛控制上发挥着协同作用。解剖结构上的毗邻赋予肥大细胞和神经元间重要的分子交流与联系。慢性炎症的存在引发了两者间的协同作用，通过由大量神经递质、细胞因子和黏附分子构成的复杂信号网络，两者共同参与调控疼痛的产生与传播[46]。感觉神经和自主神经（尤其交感神经）广泛分布于皮肤内，并能影响皮肤的一系列生理和病理功能。在炎症或者创伤期间，尤其是伤口愈合期间，神经递质的水平显著提高[47]。这依赖于肥大细胞发挥的重要调控作用。然而，具体的功能机制尚需更深入的研究。

结合上述研究基础，由于一些 NF1 相关症状，如持续性瘙痒、瘢痕增生、先天性黑素痣，或者自身免疫性疾病等，都可能和肥大细胞功能失调有关，基于肥大细胞稳定剂的治疗策略可能会成为改善 NF1 相关症状的推荐方案[26]。Vincent Riccardi 最早报道了 NF1 丢失和伤口过度愈合之间的重要联系[48]。小鼠 Nf1 敲除模型也出现了成纤维细胞异常增生和胶原沉积增加[49]。在 2007 年，Miyawaki 等试图研究 NF1 患者伤口是否会发生瘢痕疙瘩或者瘢痕过度增生。这项研究发现，NF1 丛状神经纤维瘤患者伤口愈合并不会形成瘢痕疙瘩或者瘢痕过度增生；然而，孤立性神经纤维瘤患者手术后瘢痕过度增生的风险明显要高[50]。后续研究得出了不同的结论，诸如 Koivunen 等发现，NF1 患者和正常人上皮愈合效率基本相同[49]。此外，回顾性研究和随访研究结果提示，NF1 患者活检伤口的真皮愈合功能基本正常，这说明神经纤维蛋白并不是伤口愈合的重要调节因子。基于这些不同的研究结果，伤口愈合的瘢痕形成参与诱导 PN 的发病尚有待验证。

Salgado 等认为，大型/巨型先天性黑素痣（NF1 的标志之一）与肥大细胞的浸润增多、活性增强密切相关[51, 52]。除此之外，利用胫骨假关节（clinical pseudarthrosis of tibia, CPT）相关小鼠模型，组织学分析发现，骨折处有更多的纤维性、高增殖活性组织长入；与野生型小鼠相比，Nf1−/− 小鼠骨折区域纤维组织的数目增加有 10 倍之多。在愈合的骨折区域，增殖活性提高及 ERK 活化的细胞并不是破骨细胞，而有可能是基质细胞。上述结果说明在 CPT 模型中，慢性炎症刺激了基质细胞的增殖，并且严重影响骨折愈合区域骨组织改建[53, 54]。在炎症条件下，CPT 模型亦常常伴有动脉和静脉增殖紊乱。有两项研究证实，在假关节附近的纤维组织中，动脉和静脉管壁明显增厚，管腔直径明显缩小[55, 56]。伤口下方动脉的管周组织增殖活性提高，增殖细胞表现出 ERK 活化，这说明发生了 NF1 丢失、慢性纤维化和伤口愈合。这种伤口愈合形成了独立于初始刺激的信号体系并改变了组织稳态。正如 Vincent Riccardi 最早的报道所示，脉管病变在 NF1 患者中比较常见，脉管病变是 NF1 患者的重要症状之一[57-60]。目前，仍需要更多研究将这些临床和实验结果整合到一起，最近关于慢性纤维化的研究有望实现这个目标。Nancy Ratner 课题组采用生物信息学的方法分析肥大细胞/Schwann 细胞基因网络[61]，这项工作更深入地揭示了调控这些细胞间相互作用的主要信号通路，并发现 I 型干扰素信号通路减弱在神经纤维瘤生长中发挥重要作用。

以上众多研究的结论，尚有待验证。

事实上，在其他肿瘤模型中，也会存在除肥大细胞以外的其他髓系和淋巴系白细胞浸润，这与炎症-免疫反应过程中经典的细胞浸润并不完全相符。例如，在胰腺癌中，细胞免疫极大地受到细胞因子和趋化因子的影响，这些细胞因子可来源于肿瘤细胞本身（如 IL-6、IL-1、IL-10 等），也可来源于除肥大细胞以外的其他免疫细胞（如 IL-4、IL-5、IL-13、IFN-γ 等）；这些细胞因子和免疫细胞无疑使肿瘤微环境更加复杂。研究发现，在特发性肺纤维化患者的肺组织中出现了新型纤维化间充质始细胞（mesenchymal progenitor cells, MPC），这说明还存在与炎症并不相关的纤维化机制[31, 62]。综上所述，除肥大细胞所介导的炎症反应外，PN 还可能存在其他维持纤维化进展的分子机制。因此，尽管有证据支持早期炎症反应是 PN 发展的危险因素，但是，应该深入研究引起基因组显著变化的分子机制。这项研究需要利用由 *Nf1* 基因杂合缺失（LOH）引发生物学改变的疾病动物模型，在纤维化导致的生物机械压力变化下，病变发生恶性转化。

纤维化组织是肿瘤发展的"沃土"：丛状神经纤维瘤研究的新思路

大量的临床和病理研究已证实，炎症、纤维化以及癌症之间存在密切联系[8, 63]。曾经有一种观点认为，肿瘤类似于无法愈合的伤口[64, 65]。事实上，肿瘤基质确实表现出某些未愈合伤口的特性，如"硬化"的微环境[66]。在本部分内容中，我们将阐述细胞外基质"硬化"在肿瘤发展中的作用，并进一步合理地探讨纤维化和丛状神经纤维瘤发病之间的关系（图 10.3）。

细胞外基质的异常沉积、重塑，以及细胞外基质成分的翻译后修饰，已被证实是癌症发展的"沃土"。例如，大疱性表皮松解症（recessive dystrophic epidermolysis bullosa）相关的皮肤纤维化，会诱发高转移性皮肤癌[67]；肺纤维化相关的进展性肺部瘢痕，是肺癌发生的高危因素[68]。肝脏持续性慢性炎症与进展性肝纤维化密切相关，肝硬化的病理特点包括肝脏组织受损及明显的细胞外基质沉积。细胞外基质"硬化"是肝硬化的不良预后因素，并且是肝癌发病的高危因素[69]。同时，转录因子 YAP 在肺纤维化和肝纤维化组织中表达和活化，YAP 是 Hippo 信号通路中细胞外基质"硬化"的标志物之一[70, 71]。

使用原子力显微镜（atomic force microscopy, AFM）测量组织弹性模量（elastic modulus）后发现，与正常组织相比，对于进展期的实体肿瘤，局部细胞外基质有丰富的厚胶原纤维。肿瘤的整体质地通常软硬不一，其质地最硬的区域往往侵袭性最强[72]。尤其是在乳腺癌中，硬性包块数目越多的患者预后越差。目前，尽管临床观察已发现在快速生长的神经纤维瘤中常伴有大量硬性结节，但尚无研究阐明细胞外基质的硬度是否可以作为 PN 生长或者恶变的预后标志。

众所周知，癌症进展的关键事件是上皮间充质转化（epithelial-mesenchymal transition, EMT），间充质转化后的细胞结构和功能发生改变，包括细胞极性及细胞间紧密连接丧失。最新的研究结果证实，硬化细胞外基质会构建复杂的环境体系促进伤口愈合。其中，硬化细胞外基质可以持续刺激组织固有以及外来的免疫细胞、炎症细胞和正常细胞群（如管周细胞、组织干细胞、成纤

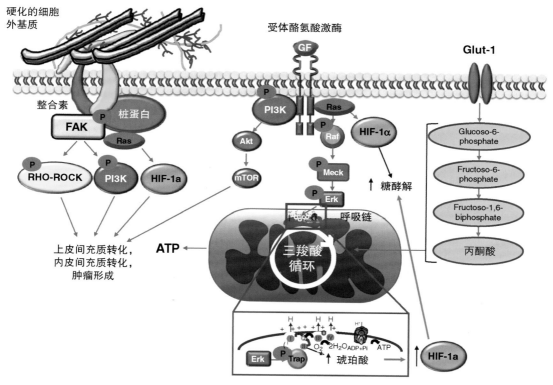

图 10.3　肿瘤发生是多种信号通路异常活化导致的复杂的过程。细胞外基质硬化和致癌基因 Ras 的活化都会引起细胞内基因表达水平异常。在 ECM 的压力下，发生癌基因突变的细胞的基因表达水平发生彻底改变。这些改变会影响细胞代谢过程，增加糖酵解水平，或者导致细胞发生上皮-间充质转化（EMT）和内皮细胞-间充质转化（End-MT）

维细胞等）[31]。与此同时，细胞外刺激通过信号通路拮抗伤口愈合过程，激活了细胞延缓伤口愈合的功能，回调了上皮-间充质转化相关基因的表达水平。

　　EMT 是常见的生物学现象，它在特定条件下发挥关键作用，如胚胎发育过程。上皮-间充质的异常转化会通过激活一系列相关转录因子（EMT-TF）促进癌症的发生和转移扩散，这些转录因子包括 Snail、SNAI226、ZEB1/ZEB2、E47（又名 TCF3）、KLF8 及 Brachyury[73]。近期研究指出，该过程极其复杂，具体分子机制不明[74, 75]。事实上，在特定条件下，细胞会在上皮和间充质两种表型间发生高频率转变[75]，并且

该过程受到反馈信号调控。当调控上皮细胞的信号网络被彻底干扰后，上皮细胞才会发生完全的间充质转化，并处在间充质状态；EMT 会累及多条分子信号环路。在一些组织中，转录因子 SNAI1 或者 ZEB2 活化会影响细胞稳态，但并不意味着 EMT 一定会发生。当表达 EMT 相关转录因子的细胞中同时存在其他致癌分子活化时，发生 EMT 的可能性更大。例如，在胰腺导管腺癌（pancreatic ductal adenocarcinoma, PDAC）中，TWIST 激活协同 K-Ras 突变引起不同信号通路发生级联反应，导致 EMT 发生。在胰腺腺癌的肿瘤进展模型中，导管细胞 K-Ras 过度活化使其更容易发生 EMT[76, 77]。在 2010

年，Arima 等首次发现，神经纤维瘤蛋白丧失引起的 Ras 活化可能与 EMT 相关，他们的研究发现，在神经纤维瘤样本和 NF1 来源的 Schwann 细胞中，EMT 相关转录因子的 mRNA 转录和蛋白表达水平明显提高[78]。在 2012 年，Beak 等发现，神经纤维瘤蛋白是心外膜发生 EMT 以及心外膜来源细胞（epicardial-derived cells, EPDC）生成的重要调控因子。体内外研究发现，发生突变的心外膜细胞更容易变成间充质细胞，NF1 基因丢失可以促进 EPDC 增殖，最终导致更多心脏成纤维细胞产生[79]。以上研究结果可解释心肌肥厚复发的现象，心肌肥厚是 NF1 相关疾病的表现之一，也是 Noonan 综合征等其他 RAS 相关疾病的（RASopathies）常见表现之一[80]。

尽管神经纤维瘤蛋白缺失和 EMT 之间的关系尚不明确，受 PDAC 模型的启发，可以推测 NF1 基因纯合突变可能会引起 Ras 过度活化，使受累细胞更易发生 EMT。然而，尽管 Ras 的致癌突变可以使其持续以非生长因子依赖性的方式对酶活性和相关信号通路产生更大的影响，神经纤维瘤蛋白仅需要通过阻断 Ras 相关 GTPase 功能，就可以导致 Ras 信号通路 RAS-GAP 蛋白失活。因此，我们可以推测 NF1−/− 细胞需要额外的刺激协同 Ras 信号通路促进 EMT 相关基因的表达，该刺激可能来源于硬化的细胞外基质。

细胞通过机械转导机制感受外源性力学刺激，并将其转化成内源性信号。目前可以确定的是，机械转导始于 ECM 所介导的整合素激活和聚集，引起黏着斑蛋白活化。后者能够促进黏着斑组装，黏着斑激酶（focal adhesion kinase, FAK）和桩蛋白（paxillin）磷酸化，随后导致 Rho-ROCK 依赖的肌动蛋白重构，并引起肌动球蛋白所介导的细胞收缩。硬化 ECM 协同上皮机械信号转导，促进了生长因子受体依赖的 PI3K 信号活化，增强了肿瘤细胞的恶性生物学行为。与此同时，肿瘤细胞产生的高强度牵拉力引起细胞间连接断裂，改变组织细胞极性，提高细胞非贴壁生长的存活能力，强化 EMT 带来的细胞侵袭能力。

E-cadherin 表达水平降低是 EMT 的标志之一，E-cadherin 低表达会引起贴壁细胞间的连接不稳定。细胞发生 EMT 转化后，与上皮细胞间的连接丧失，经 N-cadherin 与间充质细胞黏附，这种黏附作用要明显弱于同型 E-cadherin 细胞连接，因此，细胞更容易发生迁移和侵袭[74, 81]。发生 EMT 后，细胞表达神经细胞黏附分子（neural cell adhesion molecule, NCAM），NCAM 与 N-cadherin 连接并调控受体酪氨酸蛋白激酶（receptor tyrosine kinases, RTK）的活化[82]。NCAM 可与 SRC 家族酪氨酸激酶 FYN 作用，促进黏着斑组装、细胞迁移和侵袭。在 NF1 患者中，相较于正常神经中的非髓鞘 Schwann 细胞，NCAM 在慢性轴突神经病变和神经鞘瘤来源的 Schwann 细胞中表达水平明显提高。相反，NCAM 在 MPNST 中表达水平较低，可能是由于 Schwann 细胞已经转化为去分化的高侵袭性细胞。目前，间充质标志物和干性分子特征在许多病理状态下都会表达，并且与 ECM 硬化和耐药相关[83]。PDAC 的治疗经验提示，纤维化组织是多种治疗药物的屏障。EMT 发生后，细胞内基因表达模式更加复杂，细胞倾向于具有多向分化潜能，这可能是吡非尼酮治疗 NF1 患者无效的原因。此外，Weaver 课题组明确证实，TGF-β 抑制剂和其他促纤维生长因子抑制剂治疗 PDAC 是无效的，因为粗而成熟的胶原纤维形成及生物机械力的产生调控了肿瘤细胞和基质细胞的基因表达[76]。然而，Jian 等正在探索新的治疗策略，研究已经证实，靶向黏着斑激酶（FAK）抑制剂的免疫治疗方案可能对 PDAC 有效[84]。

恶性肿瘤发展的另一个特点是细胞代谢的改变[85]。在很长一段时间里，研究者认为恶性肿瘤细胞为了快速增殖提高了需氧糖酵解代谢水平[86]。如今，越来越多的证据支持线粒体是恶性肿瘤细胞增殖的"生物合成工厂"[87]。不过，也有证据表明在生物力学和代谢之间存在其他形式的联系。根据最新的研究结果，Ras 依赖的 PI3K/AKT 信号通路活化可通过己糖激酶调控葡萄糖转运蛋白 GLUT1 和 GLUT4 的表达[88]；随后，通过刺激磷酸果糖激酶提高葡萄糖的摄取能力，保证维持高需氧糖降解状态所需[89, 90]。

同时，基质硬化进一步强化整个反馈环路，它可经 Fak 激酶介导 PI3K/AKT 活化。Myc 依赖的基质硬化也可诱导 miR18a 的表达，miR18a 可抑制 PTEN 表达及糖酵解代谢途径。此外，细胞外基质增厚和脉管系统损伤改变了肿瘤微环境，导致局部乏氧（预后不良因素）[91]。乏氧环境通过激活促癌转录因子 HIF-1，强化了 Warburg 效应（Warburg effect）；这是由于缺氧诱导因子 1α（hypoxia-inducible factor 1α，$HIF1\alpha$）可引起编码糖酵解相关酶和葡萄糖转运蛋白的基因表达水平提高。癌基因 Ras 主要通过上调 $HIF1\alpha$ 表达水平引起肿瘤细胞代谢改变。$HIF1\alpha$ 与 $HIF1\beta$ 结合形成 HIF 转录因子，$HIF1\alpha$ 具有改变肿瘤细胞糖代谢状态

的能力。Ras 可同时活化 MAPK 和 PI3K 信号通路，激活 mTOR 活性，mTOR 活化后通过 cap 依赖途径促进 $HIF1\alpha$ 的翻译过程。RAS 家族依赖性 $HIF1\alpha$ 表达水平提高可增强肿瘤细胞葡萄糖的转运和糖酵解能力，也促进了生物合成中间体的生成。RAS 家族癌基因提高了 GLUT1 的转录水平，使肿瘤细胞获取葡萄糖的能力增强。此外，RAS 也参与调控糖代谢相关酶的表达，如己糖激酶、磷酸果糖激酶和乳酸脱氢酶等。鉴于 Ras 可经多种途径调控肿瘤细胞代谢，因此，尚可能存在除 $HIF1\alpha$ 外的其他 Ras 下游基因参与此过程。

Andrea Rasola 课题组近期发现 Ras 活性、$HIF1\alpha$ 以及 NF1 代谢改变之间存在复杂的联系。神经纤维瘤蛋白缺乏会引起 Ras/ERK 信号通路活化，引起细胞内糖酵解增多，细胞呼吸代谢减弱[92]。研究发现，在线粒体基质中，部分活化的 ERK1/2 结合并激活线粒体分子伴侣 TRAP1，抑制呼吸复合体 II 琥珀酸脱氢酶（succinate dehydrogenase，SDH）[93]。最终，细胞内琥珀酸羟丙酯水平提高，抑制脯氨酰羟化酶活性，而后者负责将 $HIF1\alpha$ 转运至蛋白酶体降解[94]。

综上所述，NF1 缺失后的信号通路改变、ECM 硬化、EMT，以及组织代谢水平的改变之间，存在复杂的交互调控网络，并且在肿瘤发展过程中发挥了重要作用。虽然仍需大量的研究才能彻底明确这些复杂的信号网络，但这一新兴领域已经为研究神经纤维瘤发生和发展的分子机制提供了新思路。

（肖孟　译）

参考文献

［1］Gottfried ON, Viskochil DH, Couldwell WT. Neurofibromatosis type 1 and tumorigenesis: molecular mechanisms and therapeutic implications. Neurosurg Focus. 2010; 28(1): E8.

［2］Rubin JB, Gutmann DH. Neurofibromatosis type 1-a model for nervous system tumour formation? Nat Rev Cancer. 2005; 5(7): 557−64.

［3］Harrisingh MC, Perez-Nadales E, Parkinson DB, Malcolm DS, Mudge AW, Lloyd AC. The Ras/Raf/ERK signalling pathway drives Schwann cell dedifferentiation. EMBO J. 2004; 23(15): 3061−71.

［4］Aragona M, Panciera T, Manfrin A, Giulitti S, Michielin F, Elvassore N, et al. A mechanical checkpoint controls multicellular growth through YAP/TAZ regulation by actin-processing factors. Cell. 2013; 154(5): 1047−59.

［5］Levental KR, Yu H, Kass L, Lakins JN, Egeblad M, Erler JT, et al. Matrix crosslinking forces tumor progression by enhancing integrin signaling. Cell. 2009; 139(5): 891−906.

［6］Parrinello S, Noon LA, Harrisingh MC, Wingfield Digby P, Rosenberg LH, Cremona CA, et al. NF1 loss disrupts Schwann cell-axonal interactions: a novel role for semaphorin 4F. Genes Dev. 2008; 22(23): 3335−48.

［7］Staser K, Yang FC, Clapp DW. Mast cells and the neurofibroma microenvironment. Blood. 2010; 116(2): 157−64.

［8］Yamauchi M, Barker TH, Gibbons DL, Kurie JM. The fibrotic tumor stroma. J Clin Investig. 2018; 128(1): 16−25.

［9］Tschumperlin DJ, Ligresti G, Hilscher MB, Shah VH. Mechanosensing and fibrosis. J Clin Invest. 2018; 128(1): 74−84.

［10］Kweh F, Zheng M, Kurenova E, Wallace M, Golubovskaya V, Cance WG. Neurofibromin physically interacts with the N-terminal domain of focal adhesion kinase. Mol Carcinog. 2009; 48(11): 1005−17.

［11］Ueha S, Shand FH, Matsushima K. Cellular and molecular mechanisms of chronic inflammation-associated organ fibrosis. Front Immunol. 2012; 3: 71.

［12］Frantz C, Stewart KM, Weaver VM. The extracellular matrix at a glance. J Cell Sci. 2010; 123(Pt 24): 4195−200.

［13］Mouw JK, Ou G, Weaver VM. Extracellular matrix assembly: a multiscale deconstruction. Nat Rev Mol Cell Biol. 2014; 15(12): 771−85.

［14］Bonnans C, Chou J, Werb Z. Remodelling the extracellular matrix in development and disease. Nat Rev Mol Cell Biol. 2014; 15(12): 786−801.

［15］Mouw JK, Yui Y, Damiano L, Bainer RO, Lakins JN, Acerbi I, et al. Tissue mechanics modulate microRNA-dependent PTEN expression to regulate malignant progression. Nat Med. 2014; 20(4): 360−7.

［16］Rubashkin MG, Ou G, Weaver VM. Deconstructing signaling in three dimensions. Biochemistry. 2014; 53(13): 2078−90.

［17］Ehrlich HP. A snapshot of direct cell-cell communications in wound healing and scarring. Adv Wound Care. 2013; 2(4): 113−21.

［18］Chen CZ, Peng YX, Wang ZB, Fish PV, Kaar JL, Koepsel RR, et al. The scar-in-a-jar: studying potential antifibrotic compounds from the epigenetic to extracellular level in a single well. Br J Pharmacol. 2009; 158(5): 1196−209.

［19］Wynn TA, Ramalingam TR. Mechanisms of fibrosis: therapeutic translation for fibrotic disease. Nat Med. 2012; 18(7): 1028−40.

［20］Mescher AL. Macrophages and fibroblasts during inflammation and tissue repair in models of organ regeneration. Regeneration. 2017; 4(2): 39−53.

［21］Stenton GR, Nohara O, Dery RE, Vliagoftis H, Gilchrist M, Johri A, et al. Proteinase-activated receptor (PAR)-1 and -2 agonists induce mediator release from mast cells by pathways distinct from PAR-1 and PAR-2. J Pharmacol Exp Ther. 2002; 302(2): 466−74.

［22］Vliagoftis H. Thrombin induces mast cell adhesion to fibronectin: evidence for involvement of protease-activated receptor-1. J Immunol. 2002; 169(8): 4551−8.

［23］Kauhanen P, Kovanen PT, Reunala T, Lassila R. Effects of skin mast cells on bleeding time and coagulation activation at the site of platelet plug formation. Thromb Haemost. 1998; 79(4): 843−7.

［24］Prieto-Garcia A, Zheng D, Adachi R, Xing W, Lane WS, Chung K, et al. Mast cell restricted mouse and human tryptase. Heparin complexes hinder thrombin-induced coagulation of plasma and the generation of fibrin by proteolytically destroying fibrinogen. J Biol Chem. 2012; 287(11): 7834−44.

［25］Kettelhut BV, Metcalfe DD. Pediatric mastocytosis. J Invest Dermatol. 1991; 96(3): 15S−8S.

［26］Wulff BC, Wilgus TA. Mast cell activity in the healing wound: more than meets the eye? Exp Dermatol. 2013; 22(8): 507−10.

［27］Fukunaga S, Takedatsu H, Mitsuyama K, Torimura T. A rare case of ulcerative colitis with neurofibromatosis type 1. Kurume Med J. 2017; 64: 25−7.

［28］Douaiher J, Succar J, Lancerotto L, Gurish MF, Orgill DP, Hamilton MJ, et al. Development of mast cells and importance of their tryptase and chymase serine proteases in inflammation and wound healing. Adv Immunol. 2014; 122: 211−52.

［29］Gilfillan AM, Beaven MA. Regulation of mast cell responses in health and disease. Crit Rev Immunol. 2011; 31(6): 475−529.

［30］Ribatti D, Crivellato E. Mast cells, angiogenesis, and tumour growth. Biochim Biophys Acta. 2012; 1822(1): 2−8.

［31］Herrera J, Henke CA, Bitterman PB. Extracellular matrix as a driver of progressive fibrosis. J Clin Investig. 2018; 128(1): 45−53.

［32］Chen H, Xu Y, Yang G, Zhang Q, Huang X, Yu L, et al. Mast cell chymase promotes hypertrophic scar fibroblast proliferation and collagen synthesis by activating TGF-beta1/Smads signaling pathway. Exp Ther Med. 2017; 14(5): 4438−42.

［33］Gruber BL. Mast cells in the pathogenesis of fibrosis. Curr Rheumatol Rep. 2003; 5(2): 147−53.

［34］Oskeritzian CA. Mast cells and wound healing. Adv Wound Care. 2012; 1(1): 23−8.

［35］Medici D, Kalluri R. Endothelial-mesenchymal transition and its contribution to the emergence of stem cell phenotype. Semin Cancer Biol. 2012; 22(5–6): 379–84.

[36] Wang S, Meng XM, Ng YY, Ma FY, Zhou S, Zhang Y, et al. TGF-beta/Smad3 signalling regulates the transition of bone marrow-derived macrophages into myofibroblasts during tissue fibrosis. Oncotarget. 2016; 7(8): 8809–22.

[37] Meng XM, Nikolic-Paterson DJ, Lan HY. TGF-beta: the master regulator of fibrosis. Nat Rev Nephrol. 2016; 12(6): 325–38.

[38] Falke LL, Gholizadeh S, Goldschmeding R, Kok RJ, Nguyen TQ. Diverse origins of the myofibroblast-implications for kidney fibrosis. Nat Rev Nephrol. 2015; 11(4): 233–44.

[39] Tomasek JJ, Gabbiani G, Hinz B, Chaponnier C, Brown RA. Myofibroblasts and mechano-regulation of connective tissue remodelling. Nat Rev Mol Cell Biol. 2002; 3(5): 349–63.

[40] Staser K, Yang FC, Clapp DW. Plexiform neurofibroma genesis: questions of Nf1 gene dose and hyperactive mast cells. Curr Opin Hematol. 2010; 17(4): 287–93.

[41] Khalaf WF, Yang FC, Chen S, White H, Bessler W, Ingram DA, et al. K-ras is critical for modulating multiple c-kit-mediated cellular functions in wild-type and Nf1+/− mast cells. J Immunol. 2007; 178(4): 2527–34.

[42] Yang FC, Ingram DA, Chen S, Zhu Y, Yuan J, Li X, et al. Nf1-dependent tumors require a microenvironment containing Nf1+/− and c-kit-dependent bone marrow. Cell. 2008; 135(3): 437–48.

[43] Chernousov MA, Yu WM, Chen ZL, Carey DJ, Strickland S. Regulation of Schwann cell function by the extracellular matrix. Glia. 2008; 56(14): 1498–507.

[44] Tucker T, Riccardi VM, Sutcliffe M, Vielkind J, Wechsler J, Wolkenstein P, et al. Different patterns of mast cells distinguish diffuse from encapsulated neurofibromas in patients with neurofibromatosis 1. J Histochem Cytochem. 2011; 59(6): 584–90.

[45] Riccardi VM. Ketotifen suppression of NF1 neurofibroma growth over 30 years. Am J Med Genet A. 2015; 167(7): 1570–7.

[46] Monk KR, Wu J, Williams JP, Finney BA, Fitzgerald ME, Filippi MD, et al. Mast cells can contribute to axon-glial dissociation and fibrosis in peripheral nerve. Neuron Glia Biol. 2007; 3(3): 233–44.

[47] Suzuki R, Furuno T, Okamoto K, Teshima R, Nakanishi M. ATP plays a role in neurite stimulation with activated mast cells. J Neuroimmunol. 2007; 192(1–2): 49–56.

[48] Riccardi VM. Histogenesis control genes and neurofibromatosis 1. Eur J Pediatr. 2000; 159(7): 475–6.

[49] Koivunen J, Karvonen SL, Yla-Outinen H, Aaltonen V, Oikarinen A, Peltonen J. NF1 tumor suppressor in epidermal wound healing with special focus on wound healing in patients with type 1 neurofibromatosis. Arch Dermatol Res. 2005; 296(12): 547–54.

[50] Miyawaki T, Billings B, Har-Shai Y, Agbenorku P, Kokuba E, Moreira-Gonzalez A, et al. Multicenter study of wound healing in neurofibromatosis and neurofibroma. J Craniofac Surg. 2007; 18(5): 1008–11.

[51] Ball NJ, Kho GT. Melanocytic nevi are associated with neurofibromas in neurofibromatosis, type I, but not sporadic neurofibromas: a study of 226 cases. J Cutan Pathol. 2005; 32(8): 523–32.

[52] Salgado CM, Silver RB, Bauer BS, Basu D, Schmitt L, Khakoo Y, et al. Skin of patients with large/giant congenital melanocytic nevi shows increased mast cells. Pediatr Dev Pathol. 2014; 17(3): 198–203.

[53] El-Hoss J, Sullivan K, Cheng T, Yu NY, Bobyn JD, Peacock L, et al. A murine model of neurofibromatosis type 1 tibial pseudarthrosis featuring proliferative fibrous tissue and osteoclast-like cells. J Bone Miner Res. 2012; 27(1): 68–78.

[54] El-Hoss J, Cheng T, Carpenter EC, Sullivan K, Deo N, Mikulec K, et al. A combination of rhBMP-2 (recombinant human bone morphogenetic protein-2) and MEK (MAP kinase/ERK kinase) inhibitor PD0325901 increases bone formation in a murine model of Neurofibromatosis type I pseudarthrosis. J Bone Joint Surg Am. 2014; 96(14): e117.

[55] Kuorilehto T, Kinnunen P, Nissinen M, Alanne M, Leskela HV, Lehenkari P, et al. Vasculopathy in two cases of NF1-related congenital pseudarthrosis. Pathol Res Pract. 2006; 202(9): 687–90.

[56] Hermanns-Sachweh B, Senderek J, Alfer J, Klosterhalfen B, Buttner R, Fuzesi L, et al. Vascular changes in the periosteum of congenital pseudarthrosis of the tibia. Pathol Res Pract. 2005; 201(4): 305–12.

[57] Riccardi VM. The vasculopathy of NF1 and histogenesis control genes. Clin Genet. 2000; 58(5): 345–7.

[58] Kaas B, Huisman TA, Tekes A, Bergner A, Blakeley JO, Jordan LC. Spectrum and prevalence of vasculopathy in pediatric neurofibromatosis type 1. J Child Neurol. 2013; 28(5): 561–9.

[59] Saif I, Seriki D, Moore R, Woywodt A. Midaortic syndrome in neurofibromatosis type 1 resulting in bilateral renal artery stenosis. Am J Kidney Dis. 2010; 56(6): 1197–201.

[60] Falcone JL, Go MR, Baril DT, Oakley GJ, Makaroun MS, Chaer RA. Vascular wall invasion in neurofibromatosis-induced aortic rupture. Vasc Endovasc Surg. 2010; 44(1): 52–5.

[61] Choi K, Komurov K, Fletcher JS, Jousma E, Cancelas JA, Wu J, et al. An inflammatory gene signature distinguishes neurofibroma Schwann cells and macrophages from cells in the normal peripheral nervous system. Sci Rep. 2017; 7: 43315.

[62] Yang L, Herrera J, Gilbertsen A, Xia H, Smith K, Benyumov A, et al. IL-8 mediates idiopathic pulmonary fibrosis mesenchymal progenitor cell fibrogenicity. Am J Physiol Lung Cell Mol Physiol. 2018; 314(1): L127–L36.

[63] Rybinski B, Franco-Barraza J, Cukierman E. The wound healing, chronic fibrosis, and cancer progression triad. Physiol Genomics. 2014; 46(7): 223–44.

[64] Dvorak HF. Tumors: wounds that do not heal. Similarities between tumor stroma generation and wound healing. N Engl J Med. 1986; 315(26): 1650–9.

[65] Schafer M, Werner S. Cancer as an overhealing wound: an old hypothesis revisited. Nat Rev Mol Cell Biol. 2008; 9(8): 628–38.

[66] Bissell MJ, Radisky D. Putting tumours in context. Nat Rev Cancer. 2001; 1(1): 46–54.

[67] Guerra L, Odorisio T, Zambruno G, Castiglia D. Stromal microenvironment in type VII collagen-deficient skin: the ground for squamous cell carcinoma development. Matrix Biol. 2017; 63: 1–10.

[68] Avdeev SN. Idiopatic pulmonary fibrosis: a new paradigm.

Ter Arkh. 2017; 89(1): 112−22.

[69] Friedman SL. Mechanisms of hepatic fibrogenesis. Gastroenterology. 2008; 134(6): 1655−69.

[70] Liu F, Lagares D, Choi KM, Stopfer L, Marinkovic A, Vrbanac V, et al. Mechanosignaling through YAP and TAZ drives fibroblast activation and fibrosis. Am J Physiol Lung Cell Mol Physiol. 2015; 308(4): L344−57.

[71] Calvo F, Ege N, Grande-Garcia A, Hooper S, Jenkins RP, Chaudhry SI, et al. Mechanotransduction and YAP-dependent matrix remodelling is required for the generation and maintenance of cancer-associated fibroblasts. Nat Cell Biol. 2013; 15(6): 637−46.

[72] Tung JC, Barnes JM, Desai SR, Sistrunk C, Conklin MW, Schedin P, et al. Tumor mechanics and metabolic dysfunction. Free Radic Biol Med. 2015; 79: 269−80.

[73] Brabletz T, Kalluri R, Nieto MA, Weinberg RA. EMT in cancer. Nat Rev Cancer. 2018; 18(2): 128−34.

[74] Tzanakakis G, Kavasi RM, Voudouri K, Berdiaki A, Spyridaki I, Tsatsakis A, et al. Role of the extracellular matrix in cancer-associated epithelial to mesenchymal transition phenomenon. Dev Dynamics. 2017; 247(3): 368−81.

[75] Nieto MA, Huang RY, Jackson RA, Thiery JP. Emt: 2016. Cell. 2016; 166(1): 21−45.

[76] Laklai H, Miroshnikova YA, Pickup MW, Collisson EA, Kim GE, Barrett AS, et al. Genotype tunes pancreatic ductal adenocarcinoma tissue tension to induce matricellular fibrosis and tumor progression. Nat Med. 2016; 22(5): 497−505.

[77] Neesse A, Algul H, Tuveson DA, Gress TM. Stromal biology and therapy in pancreatic cancer: a changing paradigm. Gut. 2015; 64(9): 1476−84.

[78] Arima Y, Hayashi H, Kamata K, Goto TM, Sasaki M, Kuramochi A, et al. Decreased expression of neurofibromin contributes to epithelial-mesenchymal transition in neurofibromatosis type 1. Exp Dermatol. 2010; 19(8): e136−41.

[79] Baek ST, Tallquist MD. Nf1 limits epicardial derivative expansion by regulating epithelial to mesenchymal transition and proliferation. Development. 2012; 139(11): 2040−9.

[80] Calcagni G, Limongelli G, D'Ambrosio A, Gesualdo F, Digilio MC, Baban A, et al. Cardiac defects, morbidity and mortality in patients affected by RASopathies. CARNET

study results. Int J Cardiol. 2017; 245: 92−8.

[81] Northey JJ, Przybyla L, Weaver VM. Tissue force programs cell fate and tumor aggression. Cancer Discov. 2017; 7(11): 1224−37.

[82] Stukel JM, Willits RK. Mechanotransduction of neural cells through cell-substrate interactions. Tissue Eng Part B Rev. 2016; 22(3): 173−82.

[83] Sotiriou C, Neo SY, McShane LM, Korn EL, Long PM, Jazaeri A, et al. Breast cancer classification and prognosis based on gene expression profiles from a population-based study. Proc Natl Acad Sci U S A. 2003; 100(18): 10393−8.

[84] Jiang H, Hegde S, Knolhoff BL, Zhu Y, Herndon JM, Meyer MA, et al. Targeting focal adhesion kinase renders pancreatic cancers responsive to checkpoint immunotherapy. Nat Med. 2016; 22(8): 851−60.

[85] Hanahan D, Weinberg RA. Hallmarks of cancer: the next generation. Cell. 2011; 144(5): 646−74.

[86] Warburg O. On respiratory impairment in cancer cells. Science. 1956; 124(3215): 269−70.

[87] Ahn CS, Metallo CM. Mitochondria as biosynthetic factories for cancer proliferation. Cancer Metab. 2015; 3(1): 1.

[88] Flier JS, Mueckler MM, Usher P, Lodish HF. Elevated levels of glucose transport and transporter messenger RNA are induced by ras or src oncogenes. Science. 1987; 235(4795): 1492−5.

[89] Laplante M, Sabatini DM. mTOR signaling in growth control and disease. Cell. 2012; 149(2): 274−93.

[90] Laplante M, Sabatini DM. mTOR Signaling. Cold Spring Harb Perspect Biol. 2012; 4(2): a011593.

[91] Vaupel P. Prognostic potential of the pre-therapeutic tumor oxygenation status. Adv Exp Med Biol. 2009; 645: 241−6.

[92] Masgras I, Ciscato F, Brunati AM, Tibaldi E, Indraccolo S, Curtarello M, et al. Absence of neurofibromin induces an oncogenic metabolic switch via mitochondrial ERK-mediated phosphorylation of the chaperone TRAP1. Cell Rep. 2017; 18(3): 659−72.

[93] Guzzo G, Sciacovelli M, Bernardi P, Rasola A. Inhibition of succinate dehydrogenase by the mitochondrial chaperone TRAP1 has anti-oxidant and anti-apoptotic effects on tumor cells. Oncotarget. 2014; 5(23): 11897−908.

[94] Sciacovelli M, Guzzo G, Morello V, Frezza C, Zheng L, Nannini N, et al. The mitochondrial chaperone TRAP1 promotes neoplastic growth by inhibiting succinate dehydrogenase. Cell Metab. 2013; 17(6): 988−99.

第11章

Ⅰ型神经纤维瘤病相关良性神经鞘瘤的诊断与治疗：丛状神经纤维瘤向非典型神经纤维瘤的演变及新型治疗方案

Diagnosis and Management of Benign Nerve Sheath Tumors in NF1: Evolution from Plexiform to Atypical Neurofibroma and Novel Treatment Approaches

Andrea M. Gross, Eva Dombi, and Brigitte C. Widemann

引 言

作为一种具有肿瘤易感性的遗传性综合征，Ⅰ型神经纤维瘤病（NF1）的显著特征之一是，组织学上同时具有良性和恶性肿瘤的特征。而在诊断和治疗方面，NF1 相关良性肿瘤的多样性和异质性的特点，会让患者和医护人员面临挑战[1, 2]。值得注意的是，美国国立卫生院（NIH）提出的 6 个 NF1 诊断标准共识中，有 3 个是指存在良性或低级别肿瘤（神经纤维瘤、视神经胶质瘤和虹膜错构瘤）[3]，这充分说明了肿瘤性病变在明确诊断方面的重要性。在本章中，我们将讨论这些良性肿瘤的表现、诊断和治疗方案，并重点关注神经纤维瘤（总结见表 11.1）。

皮肤神经纤维瘤

皮肤神经纤维瘤（cNF）发生在皮肤（真皮或表皮）[5]，源自肿瘤性 Schwann 细胞[6, 7]，并包含其他细胞，如肥大细胞、成纤维细胞、神经周围细胞和内皮细胞[1, 8-10]。

自然病程下，皮肤神经纤维瘤的大小和数量都随着时间的推移而增加[11]。高达 99% 的成年 NF1 患者会发生 cNF，这种病变在组织学是良性的，不会发生恶性转化[11, 12]，但可因毁容和心理问题而导致严重后果[13]。尽管皮肤神经纤维瘤在儿童和年轻人中不太常见，但仍有将近 40% 的患者为青春期前儿童[14]。回顾性研究表明，在青春期和妊娠等激素变化的情况下，皮肤神经纤维瘤可能会生长加快[15]；然而，这尚未在前瞻性研究中得到证实。

尽管皮肤神经纤维瘤非常普遍，但是，在患者个体之间，其数量和位置存在很大差异。皮肤神经纤维瘤的发展有一些非常具体的基因型-表型相关性[5]。例如，一些Ⅰ型神经纤维瘤病患者基因缺失，更可能在儿童

表 11.1　Ⅰ型神经纤维瘤病（NF1）相关周围神经鞘瘤的特征：皮肤神经纤维瘤（cNF）、丛状神经纤维瘤（pNF）、非典型神经纤维瘤（aNF）和恶性周围神经鞘瘤（MPNST）。该表由 Widemann 等修订[4]

肿瘤类型	NF1 皮肤神经纤维瘤（cNF）	NF1 丛状神经纤维瘤（pNF）	NF1 非典型神经纤维瘤（aNF）	恶性周围神经鞘瘤（MPNST）
终身发病率（%）	高达 99	25 ～ 50	未知	8 ～ 15.8
诊断中位年龄（岁）	青少年和（或）青年	幼儿	27（7.6 ～ 60）	13 ～ 36
进展	神经	神经	pNF/ 神经	pNF/aNF/ 神经
肿瘤遗传学	双等位基因 NF1 缺失	双等位基因 NF1 缺失	+CDKN2A/B 缺失	+ 多梳抑制复合物：EED、SUZ12、p53 等，其他
组织病理学	良性	良性	临界：包括 aNF 和 ANNUBP[a]	恶性：低度恶性[b] 至高度恶性
临床表现	真皮或表皮的散在病变；大小和数量随时间的推移而增加	生长缓慢的巨大肿瘤，疼痛，功能障碍，面部畸形	结节性肿瘤，生长速度比 PN 快，疼痛，功能障碍	肿瘤迅速增大，疼痛加重，功能障碍
影像学	摄影，3D 摄影，超声	MRI（STIR），全身 MRI	具有对比度和表观扩散系数的 MRI，FDG-PET	具有对比度和表观扩散系数的 MRI+ 胸部 / 腹部 / 骨盆 CT，FDG-PET
治疗	手术切除或消融（肿瘤可能复发）；临床试验	完全手术切除常不可行；临床试验：MEK 抑制剂	可行手术切除，复发率低（不需要扩大切除至阴性边缘）	高度恶性 MPNST：完全手术切除，阴性边缘扩大切除；根据指征：放疗，化疗；低度恶性 MPNST：完全手术切除，不需要阴性边缘扩大切除

注：[a]ANNUBP：生物潜力不确定的非典型神经纤维瘤。在 Miettinen 等 2017 年的综述中描述了非典型神经纤维瘤和 ANNUBP 的组织学特征[60]。[b] 低度恶性 MPNST 具有与 ANNUBP 类似的组织学特点。MRI，磁共振成像；FDG-PET，氟脱氧葡萄糖－正电子发射断层成像。

期即发生皮肤神经纤维瘤[16]，并且患者丛状神经纤维瘤的肿瘤负荷越大，皮肤神经纤维瘤的数量就越多[17]。相反，具有特定 p.Met992del 缺失或影响 p.Arg1809 错义突变的Ⅰ型神经纤维瘤病患者，很少发生皮肤神经纤维瘤。除了这些有限的情况之外，目前仍无法预测哪些患者会发展为皮肤神经纤维瘤[18-21]。在他们的一生中，甚至当父母及其子女具有相同的基因突变时，他们的皮肤神经纤维瘤病情也可能存在显著差异。

目前，皮肤神经纤维瘤的治疗选择十分有限，有创性治疗（如激光或电灼伤）[11, 22] 或手术切除导致面部畸形的肿瘤，是目前唯一的标准治疗方法[23]。在设计用于治疗这些病变的临床试验时存在一些挑战，如缺乏有效的测量工具和不同的皮肤神经纤维瘤分类系统。2018 年，Ortonne 等提出了一个统一的分类系统，可以同时考虑临床外观不同（如扁平与带蒂病变）和组织学形态变异（如弥漫型与丛状型）[5]。该系统目前正在一项前瞻性临床试验中得到验证，并且正在评估各种不同的测量技术，以便在未来的临床试验中使用它们来治疗这些肿瘤。最近，关于皮肤神经纤维瘤的峰会回顾了Ⅰ型神经纤维瘤病中皮肤神经纤维瘤的共识与进展，并制订了优先为皮肤神经纤维瘤研发有效疗法的目标[5, 24-27]。

丛状神经纤维瘤

与皮肤神经纤维瘤不同，丛状神经纤维瘤由周围神经细胞增殖而成，涉及多个神经束和分支[28]。作为组织学上的良性肿瘤，其细胞群类似于皮肤神经纤维瘤。丛状神经纤维瘤的基因组分析表明，与皮肤神经纤维瘤类似，NF1 双等位基因丢失是丛状神经纤维瘤的致病驱动因素[29]。虽然在组织学和基因组学上相似，但皮肤神经纤维瘤和丛状神经纤维瘤的临床表现却截然不同。与皮肤神经纤维瘤相比，丛状神经纤维瘤通常在年轻时即获得诊断，并被认为是先天性的。丛状神经纤维瘤通常在儿童期迅速增大，而后期很少有显著进展。最后，与皮肤神经纤维瘤相比，丛状神经纤维瘤有转化为恶性外周神经鞘瘤（MPNST）[30, 31]、侵袭性肉瘤的风险，这是导致Ⅰ型神经纤维瘤病患者较高死亡率的主要原因。

丛状神经纤维瘤的临床诊断

丛状神经纤维瘤的临床表现和诊断取决于其发生部位。部分丛状神经纤维瘤具有非常复杂的形态，有时会形成巨大的肿瘤。累及浅表组织的丛状神经纤维瘤，常由于可以观察到细微的不对称和快速进展的组织增厚而得到早期确诊。丛状神经纤维瘤的表面触诊可呈海绵样质地，表现为过度的色素沉着和毛发过度生长。大面积的皮肤色素过度沉着的区域，提示更深层组织中可能存在丛状神经纤维瘤，也可能直到出现临床症状才能被诊断出来。四肢部位的丛状神经纤维瘤，可能与四肢发育过度相关[28]。图 11.1 显示快速进展的四肢神经纤维瘤。

丛状神经纤维瘤可以发生在身体的所有周围神经，因此，pNF 相关的症状和严重程度会因人而异。几项研究表明，丛状神经纤维瘤的肿瘤负荷与症状的轻重程度相关，体

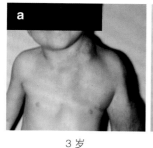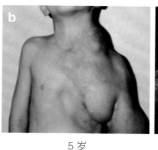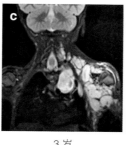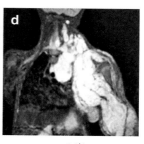

| 3 岁 | 5 岁 | 3 岁 | 5 岁 |

图 11.1 丛状神经纤维瘤随时间逐步进展。基于摄影（a、b）和冠状 STIR MRI（c、d），一例幼儿丛状神经纤维瘤快速生长：患儿罹患巨大的左颈部 / 胸部 / 手臂丛状神经纤维瘤，2 年内进行性增大。神经纤维瘤病变表面的皮肤区域存在色素过度沉着，左患肢过度发育。左患肢的功能和感觉极差

积较大的丛状神经纤维瘤出现并发症的风险较高[32]。重要的是，这些疾病通常发病年龄较小[32, 33]。美国国家癌症研究所（NCI）在一项针对Ⅰ型神经纤维瘤的回顾性队列研究中发现，41名中位年龄为8岁的患者中，有36名（70%）就诊时至少有一种神经纤维瘤相关临床表现[34]。临床表现涉及多个方面，包括运动功能障碍、气道损伤、疼痛、视力障碍和毁容。在超过7年的随访后，丛状神经纤维瘤患者的相关症状没有任何自发消退的迹象。相反，随着时间的推移，患者罹患疾病的数量及严重程度显著增加。虽然体积较小的丛状神经纤维瘤也可能导致临床症状，如眼眶区的病变，但我们发现，体积较大和快速增殖的丛状神经纤维瘤更可能导致运动功能障碍和疼痛。尽管丛状神经纤维瘤在组织学上是良性的，但是，体积较大者，不仅恶变率更高，也增加了NF1相关并发症（包括恶变）的死亡风险[35]。

丛状神经纤维瘤的影像学表现

丛状神经纤维瘤的影像学表现为识别这些肿瘤的临床特征提供了极大的帮助。早期研究多使用计算机断层扫描（CT）或X线成像，常常低估了肿瘤的发病率[36, 37]。磁共振成像（MRI）可以更好地将丛状神经纤维瘤与周围组织区分开，并能够更准确地辨识和量化这些肿瘤[38, 39]。因此，MRI已成为丛状神经纤维瘤的标准检查方法。基于MRI影像，多达50%的Ⅰ型丛状神经纤维瘤患者会发生丛状神经纤维瘤[28, 40]。典型的丛状神经纤维瘤，在T2加权成像序列上呈高信号，并经常表现出"中心点征"，即在葡萄簇般的丛状神经纤维瘤区域，中心处却存在低信号影。当目的是测量病变大小时，MRI检查不需要注射增强剂[39, 41]。丛状神经纤维瘤可以同时累及深部和浅表组织，并含有弥漫性或结节/束状成分。作为丛状神经纤维瘤的一个特定分型，浅表型丛状神经纤维瘤仅限于皮肤和皮下组织，并具有特征性的弥漫性成像而非束状或结节形态[42]。不同类型丛状神经纤维瘤的磁共振影像如图11.2所示。最近，全身MRI已可用于全面评估NF1总的肿瘤负荷、表征NF1的自然病程和评估肿瘤的恶变风险[43, 44]。

丛状神经纤维瘤的MRI检查，对了解周围神经肿瘤的自然病程至关重要，有时，在临床试验研究中准确评估丛状神经纤维瘤的瘤体体积至关重要。在早期针对丛状神经纤维瘤的干预性临床试验中，通常使用基于一维（1D）和二维（2D）的实体瘤反应标准进行肿瘤测量[45-48]。由于丛状神

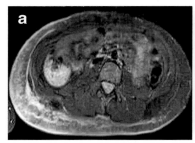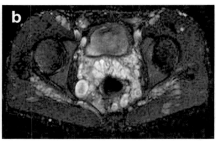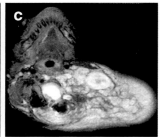

图11.2　丛状神经纤维瘤的不同部位分布及MRI表现。a. 浅表型丛状神经纤维瘤局限于皮肤和皮下组织。这种神经纤维瘤没有结节状或束状成分。b. 深部盆腔丛状神经纤维瘤具有结节状和束状成分的肌肉筋膜。c. 颈部丛状神经纤维瘤浅表和深部受累，具有弥漫性、结节性和束状成分

经纤维瘤通常体积较大，形状（非球形）不规则，生长缓慢，因此，这些检测方法在其治疗结果的评估中价值有限。为了可重复和精确地量化这些复杂的病变，并且能够检测瘤体大小随治疗时间推移而发生的微小变化，逐步发展出了利用 MRI 成像特征测量丛状神经纤维瘤体积的方案[41, 49, 50]。在 NCI 研发的方案中，非对比增强、短 T1 反转恢复（STIR-MR）图像，被用于研发自动图像分析程序，与正常的周围组织相比，丛状神经纤维瘤是高信号病变。该方法具有良好的重复性、较小的观察者偏倚。与线性测量相比，在检测丛状神经纤维瘤大小的微小变化方面更敏感[41]。该方法已经在 NCI 儿科肿瘤学分部应用，以评估临床试验（NCT00924196）中丛状神经纤维瘤随时间推移的变化，同时，大多数正在进行的儿童 NF1 和 pNF 相关多中心临床试验中，也在利用该方案评估丛状神经纤维瘤的体积变化[51]。其他测定体积的 MRI 方法有的也在被使用，有的正在研发中[52]。最近，由 NCI 研发且已用于大多数临床试验的肿瘤体积评估方案，与麻省总医院研发的体积法进行了比较，证明两种方法具有良好的一致性[49]。

丛状神经纤维瘤的自然病程

NCI 研发的半自动 MRI 体积测定分析法，已经有力地推动了对丛状神经纤维瘤自然病程的了解[41]。丛状神经纤维瘤在儿童期（年龄 ≤ 8 岁）似乎生长速度最快[53, 54]，而青春期未出现这种现象[55, 56]。成年后，丛状神经纤维瘤通常仅有小幅增大。一项研究报道提及，丛状神经纤维瘤的体积可自发出现小幅减小（肿瘤体积每年减小 3.4%）[57]。值得注意的是，随着时间的

推移，这项纵向研究并未发现新生的丛状神经纤维瘤[57]。这些发现与先前的临床观察相反，即丛状神经纤维瘤的生长可能是不稳定的[28]，并且也进一步强调了需要针对年轻患者研发有效的靶向疗法，因为这类患者罹患的丛状神经纤维瘤往往生长最为迅速。

非典型神经纤维瘤

除了描述丛状神经纤维瘤的自然病程外，NCI 的研究还能够识别和分析一些特别类型的结节病变。这些结节首先在监测丛状神经纤维瘤生长的 MRI 检查中被发现。主要的特征包括：病变瘤结节 ≥ 3 cm，明显区别于周围的丛状神经纤维瘤组织或突破肿瘤外围生长（图 11.3）。MRI 体积分析发现，与邻近的丛状神经纤维瘤相比，这些病变增殖速度更快，使用氟脱氧葡萄糖-正电子发射断层扫描（FDG-PET）进行评估，与丛状神经纤维瘤中的低摄取相比，这些病变中的 FDG 摄取增加。这些发现表明，与周围丛状神经纤维瘤相比，这些特殊结节的生物学表现更为特殊，有转变为恶性肿瘤的可能。对这些病变进行活检后，多数可以被确认为非典型神经纤维瘤（aNF）[58, 59]。非典型神经纤维瘤的诊断基于病理特征，包括核异型性、细胞质增加、神经纤维瘤结构丧失[60]。Eric Legius 和其他研究人员首先将这些病变定义为恶性周围神经鞘瘤的前驱病变，他们描述了非典型神经纤维瘤和恶性周围神经鞘瘤中 CDKN2A/B 缺失，但在皮肤神经纤维瘤和丛状神经纤维瘤中并未发现该类基因改变[61]。自此，非典型神经纤维瘤作为恶性周围神经鞘瘤前驱病变的重要性已经被确认。一项针对在比利时、英国和美国 NCI 接受治疗的Ⅰ型丛状神经纤维瘤和非典型神经纤维瘤患者的回顾性研究证实，大多

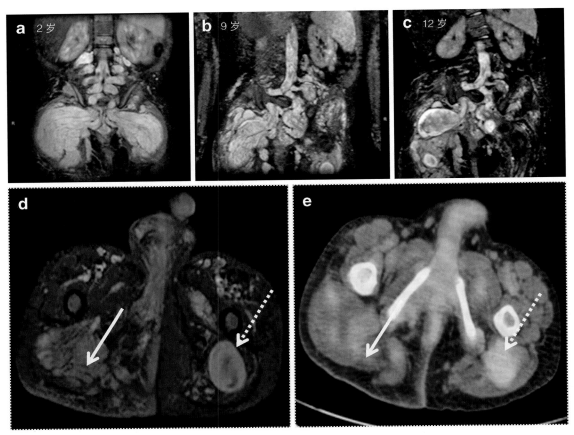

图 11.3　a～c. 冠状 STIR MRI 记录了一例丛状神经纤维瘤（pNF）内特殊结节性病变在 10 年内的变化。该病变最后是通过活组织检查和病理学评估证实为非典型神经纤维瘤（aNF）。d、e. 盆腔丛状神经纤维瘤（实线箭头）和非典型神经纤维瘤（虚线箭头）的轴向 STIR MRI（d）和氟脱氧葡萄糖（FDG）正电子发射断层扫描（e）。相比于丛状神经纤维瘤，非典型神经纤维瘤表现出更强的 FDG 摄取能力

数结节触诊大多质地较硬，MRI 上表现为彼此存在差异却均结界清晰的病灶，并且有恶变的风险[59]。这具有较高的临床指导意义，因此，可以在不引起严重并发症的情况下，将非典型神经纤维瘤进行手术切除。此外，与手术切除范围更大、需获得阴性切缘的高度恶性周围神经鞘瘤相比，非典型神经纤维瘤的切除范围相对更小，但已经可以明显降低复发风险[62, 63]。因此，有一部分恶性周围神经鞘瘤不是直接从丛状神经纤维瘤，而是从非典型神经纤维瘤发展而来，后者出现在丛状神经纤维瘤的内部或外部[60]。

最近一次会议共识确立了针对非典型神经纤维瘤病理学特征的诊断标准以及对应的临床治疗建议[64]。

丛状神经纤维瘤的治疗和临床试验

目前，除手术外，丛状神经纤维瘤尚无其他治疗选择。然而，完全切除丛状神经纤维瘤通常不可行，因为肿瘤较大，血运丰富，且与周围组织界限不清。此外，丛状神经纤维瘤的术后复发很常见[65, 66]，尤其是年轻患者[67]。

NF1 相关肿瘤的特征在于激活 RAS 信

号导致一系列信号通路的启动，例如，Raf 和 MAPK 的激活导致细胞增殖[68, 69]。此外，mTOR 通路的激活已在 NF1 相关良性和恶性肿瘤中被发现[70-72]，并且，肿瘤微环境有助于丛状神经纤维瘤的发生与发展[8]。Schwann 细胞已被证实会分泌 kit 配体，招募肥大细胞并导致肿瘤异常生长[73-75]。因此，阻断 RAS 信号为丛状神经纤维瘤相关的治疗研究提供了思路。

最近，NCI 研发的肿瘤体积计算方法已用于大多数临床试验，该方法与麻省总医院研发的体积法进行比较后发现，两者之间有良好的一致性[49]（沙利度胺[47]和替比法尼Ⅰ期[48]）。最近的临床试验中，与基线相比，肿瘤体积增加 ≥ 20% 定义为肿瘤进展，体积减小 ≥ 20% 定义为治疗有效。2013 年，由国际工作组，即神经纤维瘤病和神经鞘瘤病疗效评价合作组织（Response Evaluation in Neurofibromatosis and Schwannotomosis, REINS），发布了关于丛状神经纤维瘤在临床试验中的影像学和反应评估的共识建议，旨在为Ⅰ型丛状神经纤维瘤、Ⅱ型神经纤维瘤病和神经鞘瘤病患者的临床试验制订有意义和标准化的终点和结果评估[76, 39]，得出的结论是肿瘤体积评估优于所有其他 MRI 分析技术。体积分析的主要优势是，能够更早地检测疾病进展，从而限制患者暴露于研究药物潜在毒性的持续时间。

多项针对丛状神经纤维瘤的临床试验已经完成，Gutmann 及其同事[77]试验了包括转移酶抑制剂替比法尼[78]、抗纤维化药物吡非尼酮[79-81]、mTOR 抑制剂西罗莫司[82, 83]以及抗血管生成和免疫调节剂聚乙二醇干扰素 α-2b[84, 85]。这些试验旨在检测肿瘤无进展生存率（progression free survival, PFS），所有体积反应评估都在 NCI 集中进行。替比法尼试验是第一个使用 MRI 体积测量分析来描述 PFS 的。该试验是在无对照数据、丛状神经纤维瘤自然病程未知的情况下开始的，设计为随机、双盲、安慰剂对照、灵活的交叉试验。试验将在第一或第二治疗阶段为每位患者提供替比法尼，使用替比法尼的前提是疾病在第一阶段进展。对于进展的丛状神经纤维瘤，安慰剂组（29 名患者）的中位进展时间（time to progression, TTP）为 10.6 个月。与安慰剂组相比，替比法尼组并未实现 TTP 翻倍。这是迄今唯一一项针对丛状神经纤维瘤开展的空白安慰剂对照试验，提供了有关进展性丛状神经纤维瘤自然病程的宝贵数据。随后的三项开放标签Ⅱ期试验（吡非尼酮[86]、西罗莫司[87]和聚乙二醇干扰素 α-2b[85]）使用替比法尼作为安慰剂组来评估感兴趣的药物是否会导致对照组 TTP 增加。与安慰剂-替比法尼组相比，只有聚乙二醇干扰素 α-2b 在 TTP 上翻了 1 倍[76]。西罗莫司组的 TTP 增加了 3.5 个月，差异具有统计学意义[82]。在接受聚乙二醇干扰素 α-2b 治疗的 82 名患者中，仅在 4 名患者（5%）中观察到丛状神经纤维瘤体积减小 ≥ 20%[85]。在最近由 Kent Robertson 进行的 c-kit 和 PDGFR 抑制剂伊马替尼的Ⅱ期试验（23 例）中，6 名治疗有效的患者中观察到丛状神经纤维瘤体积减小 20% ～ 40%[52]。该试验使用了不同的体积分析方法，治疗有效的情况仅限于体积小的丛状神经纤维瘤（≤ 20 cm³）。相比之下，大多数入组 NCI 临床试验的丛状神经纤维瘤体积要大得多：替比法尼研究中，丛状神经纤维瘤中位体积 364 cm³（范围 20.5 ～ 5 573 cm³）；吡非尼酮研究中，丛状神经纤维瘤中位体积 349 cm³（范围 12 ～ 5 629 cm³）。以改善 PFS 为目标进行试验具有挑战性，因为这些试验需要大量时间。美国国防部赞助的 NF 临床试验联盟随后开展了以用药后反应作为主要试验终点的试验。

直到最近，大多数针对丛状神经纤维瘤的临床试验都侧重于肿瘤测量，以评估一种新药物的效果，但并未包含患者报告的或功能性的终点。设计丛状神经纤维瘤临床试验的最大挑战之一，就在于确定可重复且精确的方案来评估随时间不断进展的肿瘤体积变化。需要同时结合患者报告结局（patient reported outcome, PRO）和功能结局评估，监测异质性极强的丛状神经纤维瘤相关症状。几个团队正在应对这一挑战，包括 REINS 组织将临床医师、研究人员和患者聚集在一起，共同合作为丛状神经纤维瘤相关试验制订更有意义的临床终点[88]。此外，其他小组也正在努力验证针对 NF1 人群[89, 90]开展功能和 PRO 监测的意义，而几项正在进行的临床试验，包括使用 MEK 抑制剂的试验，已经在评估这些监测措施在靶向治疗 pNF 中的作用。

MEK 抑制剂和其他针对丛状神经纤维瘤的靶向治疗

MEK 抑制剂是针对丝裂原活化蛋白激酶（MEK）的靶向药物，MEK 位于 NF1 相关肿瘤中过度活化的 RAS 通路的下游[91]。在开始使用 MEK 抑制剂治疗丛状神经纤维瘤的第一个临床试验之前，MEK 抑制剂（PD0325901）被证明能够消除 NF1 小鼠模型中的骨髓增生性疾病[92]。在随后的Ⅰ期试验（NCT01362803）中，MEK 抑制剂司美替尼（AZD6244，ARRY-142886）被用于罹患不能手术的丛状神经纤维瘤的儿童 NF1 患者，最终观察到丛状神经纤维瘤出

现了前所未有的缩小，24 名患者中有 17 名（71%）获得部分缓解（MRI 示肿瘤体积减小 >20%）[51]。本研究中的肿瘤体积范围跨度较大，中位体积为 1 205 cm³，即使在这些较大的肿瘤中也观察到了缩小。值得注意的是，即使没有达到体积减小标准的患者也从治疗中获益，在治疗 30 个周期（1 个周期 =28 天）后，没有患者出现疾病进展。这与丛状神经纤维瘤的自然病程形成鲜明对比，后者进展的中位时间约为 10 个月[78]，也与上一部分内容详述的既往其他临床试验的结果形成鲜明对比。在这项研究中看到的最大体积收缩是从基线缩小了 47%，是在大约 18 个月的治疗后实现的。司美替尼耐受性良好，主要副作用包括痤疮样皮疹、胃肠道症状和无症状的肌酸激酶升高[51]。

尽管在司美替尼的Ⅰ期试验中报道了丛状神经纤维瘤相关并发症（如疼痛和面部畸形）有所改善，但在该试验中并未对其进行前瞻性评估。针对罹患不能手术的丛状神经纤维瘤的儿童 NF1 患者，正在进行的司美替尼Ⅱ期研究通过结合广泛的标准化功能和 PRO 监测（NCT01362803）以解决这个问题。鉴于人群中丛状神经纤维瘤相关发病情况的异质性，多种疗效评估的方案都正在使用，并且需要针对每名患者丛状神经纤维瘤的部位和临床表现进行量身定制。例如，对于肿瘤影响气道的患者，在第 1 年接受每次 MRI 复查的同时，需要进行一系列多导睡眠图、肺活量测定、脉冲振荡肺功能监测等特殊监测。这项研究既概括和重复了Ⅰ期研究中总体响应率为 70% 的结果，还观察到疼痛和运动功能在统计学和临床意义上的改善[93, 94]。另一项正在进行的临床研究，针对的是罹患不能手术的丛状神经纤维瘤的成年 NF1 患者，也开展了类似的功能和 PRO

监测，同时，开展了治疗前和治疗中的肿瘤活检检查（NCT02407405）。

除了开展 MEK 抑制剂曲美替尼和 PD0325901 治疗 NF1 相关 pNF 的研究外[95, 96]，另一种 MEK 抑制剂比美替尼（NCT03231306）的临床试验也在进行中，其具有儿科口服液的剂型优势。值得注意的是，应用 MEK 抑制剂治疗 NF1 相关肿瘤，已经在对低级别胶质瘤的治疗研究中获得了证据支持[97, 98]。

在未来其他靶向疗法也可能用于治疗丛状神经纤维瘤。例如，卡博替尼是一种多受体酪氨酸激酶抑制剂，在一项研究中显示出了初步疗效。针对罹患无法手术的丛状神经纤维瘤的青少年 NF1 患者开展的研究中，19 名患者有 8 名（42%）达到部分缓解（NCT02101736）[99]。

临床前试验为针对丛状神经纤维瘤的临床试验提供信息

Ⅰ型丛状神经纤维瘤的基因工程小鼠模型，已经能够在临床前试验中评估靶向药物，目的是筛选用于临床评价的最佳活性药物[74, 100-102]。利用神经纤维瘤相关动物模型，最早被证明能促进神经纤维瘤体积持续减小的药物之一就是 MEK 抑制剂（PD0325901）[68]，MEK 抑制剂司美替尼也

被观察到具有类似的活性[51]。虽然在开展司美替尼治疗丛状神经纤维瘤的Ⅰ期试验之前并未获得这些结果，但这些后续发现也验证了神经纤维瘤小鼠模型的作用及地位，该模型可以有力地支持临床前研究，有助于评估和选择用于临床试验的新药物。

未 来 方 向

更加独特的临床试验终点，包括 MRI 体积评测、功能和 PRO 监测，已经开始用于 NF1 相关良性神经鞘瘤的治疗研究。尽管 MEK 抑制剂显示出较好结果，但并非所有患者都能改善，并且一些患者在减少司美替尼的剂量或停药后会出现丛状神经纤维瘤复发。虽然这些新的治疗策略能够缩小肿瘤体积，但是，丛状神经纤维瘤的相关并发症均不可逆，如视力丧失，因此，抑制儿童丛状神经纤维瘤的生长潜能，可能是未来临床试验努力的一个方向。重要的是，经过神经纤维瘤小鼠模型验证的临床前研究成果，为发现更多潜在活性药物提供了工具与机遇。多个正在进行的临床试验都在评估治疗丛状神经纤维瘤的新疗法。未来，包括靶向药物的联合治疗、非典型神经纤维瘤治疗等在内的多种治疗都将会在研究规划之中。

（张凌　译）

参考文献

[1] Friedman J. Neurofibromatosis 1: clinical manifestations and diagnostic criteria. J Child Neurol. 2002; 17: 548-54.

[2] Monroe CL, Dahiya S, Gutmann DH. Dissecting clinical heterogeneity in Neurofibromatosis type 1. Annu Rev Pathol. 2017; 12: 53-74.

[3] National Institutes of Health Consensus Development Conference Statement: neurofibromatosis. Bethesda, MD., USA, July 13-15, 1987. Neurofibromatosis. 1988; 1(3): 172-8.

[4] Widemann, B. C. and A. Italiano. Biology and Management of Undifferentiated Pleomorphic Sarcoma, Myxofibrosarcoma, and Malignant Peripheral Nerve Sheath Tumors: State of the Art and Perspectives. J Clin Oncol. 2018; 36(2): 160-167.

[5] Ortonne N, et al. Cutaneous neurofibromas: Current clinical and pathologic issues. Neurology. 2018; 91(2 Supplement 1): S5-S13.

[6] Wu M, Wallace MR, Muir D. Tumorigenic properties of neurofibromin-deficient Schwann cells in culture and as syngrafts in Nf1 knockout mice. J Neurosci Res. 2005; 82(3): 357-67.

［7］Rutkowski JL, et al. Genetic and cellular defects contributing to benign tumor formation in neurofibromatosis type 1. Hum Mol Genet. 2000; 9(7): 1059−66.

［8］Le LQ, Parada LF. Tumor microenvironment and neurofibromatosis type I: connecting the GAPs. Oncogene. 2007; 26(32): 4609−16.

［9］Munchhof AM, et al. Neurofibroma-associated growth factors activate a distinct signaling network to alter the function of neurofibromin-deficient endothelial cells. Hum Mol Genet. 2006; 15(11): 1858−69.

［10］Yang FC, et al. Neurofibromin-deficient Schwann cells secrete a potent migratory stimulus for Nf1+/− mast cells. J Clin Invest. 2003; 112(12): 1851−61.

［11］Cannon A, et al. Cutaneous neurofibromas in Neurofibromatosis type I: a quantitative natural history study. Orphanet J Rare Dis. 2018; 13(1): 31.

［12］Ferner RE, et al. Guidelines for the diagnosis and management of individuals with neurofibromatosis 1. J Med Genet. 2007; 44(2): 81−8.

［13］Page PZ, et al. Impact of neurofibromatosis 1 on quality of life: a cross-sectional study of 176 American cases. Am J Med Genet A. 2006; 140(18): 1893−8.

［14］Boulanger JM, Larbrisseau A. Neurofibromatosis type 1 in a pediatric population: Ste-Justine's experience. Can J Neurol Sci. 2005; 32(2): 225−31.

［15］Dugoff L, Sujansky E. Neurofibromatosis type 1 and pregnancy. Am J Med Genet. 1996; 66(1): 7−10.

［16］Leppig KA, et al. Familial neurofibromatosis 1 microdeletions: cosegregation with distinct facial phenotype and early onset of cutaneous neurofibromata. Am J Med Genet. 1997; 73(2): 197−204.

［17］Jett K, et al. Quantitative associations of scalp and body subcutaneous neurofibromas with internal plexiform tumors in neurofibromatosis 1. Am J Med Genet A. 2015; 167(7): 1518−24.

［18］Pinna V, et al. p.Arg1809Cys substitution in neurofibromin is associated with a distinctive NF1 phenotype without neurofibromas. Eur J Hum Genet. 2015; 23(8): 1068−71.

［19］Quintans B, et al. Neurofibromatosis without neurofibromas: confirmation of a genotype-phenotype correlation and implications for genetic testing. Case Rep Neurol. 2011; 3: 86−90.

［20］Santoro C, et al. Arg(1809) substitution in neurofibromin: further evidence of a genotype-phenotype correlation in neurofibromatosis type 1. Eur J Hum Genet. 2015; 23(11): 1460−1.

［21］Upadhyaya M, et al. An absence of cutaneous neurofibromas associated with a 3-bp inframe deletion in exon 17 of the NF1 gene (c.2970−2972 delAAT): evidence of a clinically significant NF1 genotype-phenotype correlation. Am J Hum Genet. 2007; 80(1): 140−51.

［22］Elwakil TF, Samy NA, Elbasiouny MS. Non-excision treatment of multiple cutaneous neurofibromas by laser photocoagulation. Lasers Med Sci. 2008; 23(3): 301−6.

［23］Williams VC, et al. Neurofibromatosis type 1 revisited. Pediatrics. 2009; 123(1): 124−33.

［24］Blakeley JO, et al. Creating a comprehensive research strategy for cutaneous neurofibromas. Neurology. 2018; 91(2 Supplement 1): S1−4.

［25］Brosseau JP, et al. The biology of cutaneous neurofibromas:

Consensus recommendations for setting research priorities. Neurology. 2018; 91(2 Supplement 1): S14−20.

［26］Verma SK, et al. Considerations for development of therapies for cutaneous neurofibroma. Neurology. 2018; 91(2 Supplement 1): S21−30.

［27］Cannon A, et al. Clinical trial design for cutaneous neurofibromas. Neurology. 2018; 91(2 Supplement 1): S31−7.

［28］Korf BR. Plexiform neurofibromas. Am J Med Genet. 1999; 89(1): 31−7.

［29］Pemov A, et al. The primacy of NF1 loss as the driver of tumorigenesis in neurofibromatosis type 1-associated plexiform neurofibromas. Oncogene. 2017; 36(22): 3168−77.

［30］Evans DG, et al. Malignant peripheral nerve sheath tumours in neurofibromatosis 1. J Med Genet. 2002; 39(5): 311−4.

［31］Ferner RE, Gutmann DH. International consensus statement on malignant peripheral nerve sheath tumors in neurofibromatosis. Cancer Res. 2002; 62(5): 1573−7.

［32］Nguyen R, et al. Plexiform neurofibromas in children with neurofibromatosis type 1: Frequency and associated clinical deficits. Journal of Pediatrics. 2011; 159: 652−655.e2.

［33］Cnossen MH, et al. A prospective 10 year follow up study of patients with neurofibromatosis type 1. Arch Dis Child. 1998; 78(5): 408−12.

［34］Gross AM, et al. Association of plexiform neurofibroma volume changes and development of clinical morbidities in neurofibromatosis 1. Neuro-Oncology. 2018; 20(12): 1643−51.

［35］Prada CE, et al. Pediatric plexiform neurofibromas: impact on morbidity and mortality in neurofibromatosis type 1. J Pediatr. 2012; 160(3): 461−7.

［36］Schorry EK, et al. Thoracic tumors in children with neurofibromatosis-1. Am J Med Genet. 1997; 74(5): 533−7.

［37］Tonsgard JH, et al. CT imaging in adults with neurofibromatosis-1: frequent asymptomatic plexiform lesions. Neurology. 1998; 50(6): 1755−60.

［38］Plotkin SR, et al. Quantitative assessment of whole-body tumor burden in adult patients with neurofibromatosis. PLoS One. 2012; 7(4): e35711.

［39］Dombi E, et al. Recommendations for imaging tumor response in neurofibromatosis clinical trials. Neurology. 2013; 81: S33−40.

［40］Mautner VF, et al. Assessment of benign tumor burden by whole-body MRI in patients with neurofibromatosis 1. Neuro-Oncology. 2008; 10(4): 593−8.

［41］Solomon J, et al. Automated detection and volume measurement of plexiform neurofibromas in neurofibromatosis 1 using magnetic resonance imaging. Comput Med Imaging Graph. 2004; 28(5): 257−65.

［42］Mautner VF, et al. MRI growth patterns of plexiform neurofibromas in patients with neurofibromatosis type 1. Neuroradiology. 2006; 48(3): 160−5.

［43］Cai W, et al. Tumor burden in patients with neurofibromatosis types 1 and 2 and schwannomatosis: determination on whole-body MR images. Radiology. 2009; 250(3): 665−73.

［44］Ahlawat S, et al. Current whole-body MRI applications in the neurofibromatoses: NF1, NF2, and schwannomatosis. Neurology. 2016; 87(7 Suppl 1): S31−9.

［45］Gupta A, et al. Phase I study of thalidomide for the

treatment of plexiform neurofibroma in neurofibromatosis 1. Neurology. 2003; 60: 130–2.

[46] Widemann BC, et al. Phase 1 trial and pharmacokinetic study of the farnesyl transferase inhibitor tipifarnib in children and adolescents with refractory leukemias: a report from the Children's Oncology Group. Pediatr Blood Cancer. 2011; 56(2): 226–33.

[47] Estey E, et al. Therapeutic response in phase I trials of antineoplastic agents. Cancer Treat Rep. 1986; 70(9): 1105–15.

[48] Therasse P, et al. New guidelines to evaluate the response to treatment in solid tumors. J Natl Cancer Inst. 2000; 92(3): 205–16.

[49] Cai W, et al. Volumetric MRI analysis of plexiform neurofibromas in neurofibromatosis type 1: comparison of two methods. Acad Radiol. 2018; 25(2): 144–52.

[50] Poussaint TY, et al. Interobserver reproducibility of volumetric MR imaging measurements of plexiform neurofibromas. AJR Am J Roentgenol. 2003; 180(2): 419–23.

[51] Dombi E, et al. Activity of selumetinib in neurofibromatosis type 1-related plexiform neurofibromas. N Engl J Med. 2016; 375(26): 2550–60.

[52] Robertson KA, et al. Imatinib mesylate for plexiform neurofibromas in patients with neurofibromatosis type 1: a phase 2 trial. Lancet Oncol. 2012; 13(12): 1218–24.

[53] Dombi E, et al. NF1 plexiform neurofibroma growth rate by volumetric MRI: relationship to age and body weight. Neurology. 2007; 68(9): 643–7.

[54] Korf B. Natrual history of plexiform neurofibormas in NF1. New Orleans: Children's Tumor Foundation; 2012.

[55] Akshintala S, et al. Longitudinal evaluation of peripheral nerve sheath tumors in neurofibromatosis type 1: Growth analysis of plexiform neurofibromas and distinct nodular lesions. Neuro Oncol; 2020.

[56] Dagalakis U, et al. Puberty and plexiform neurofibroma tumor growth in patients with neurofibromatosis type I. J Pediatr. 2013; 164(3): 620–4.

[57] Nguyen R, et al. Growth dynamics of plexiform neurofibromas: a retrospective cohort study of 201 patients with neurofibromatosis 1. Orphanet J Rare Dis. 2012; 7: 75.

[58] Meany H, et al. 18-fluorodeoxyglucose-positron emission tomography (FDG-PET) evaluation of nodular lesions in patients with Neurofibromatosis type 1 and plexiform neurofibromas (PN) or malignant peripheral nerve sheath tumors (MPNST). Pediatr Blood Cancer. 2013; 60(1): 59–64.

[59] Higham CS, et al. The characteristics of 76 atypical neurofibromas as precursors to neurofibromatosis 1 associated malignant peripheral nerve sheath tumors. Neuro-Oncology. 2018; 20(6): 818–25.

[60] Miettinen MM, et al. Histopathologic evaluation of atypical neurofibromatous tumors and their transformation into malignant peripheral nerve sheath tumor in patients with neurofibromatosis 1-a consensus overview. Hum Pathol. 2017; 67: 1–10.

[61] Beert E, et al. Atypical neurofibromas in neurofibromatosis type 1 are premalignant tumors. Genes Chromosomes Cancer. 2011; 50(12): 1021–32.

[62] Bernthal NM, et al. The effect of surgical margins on outcomes for low grade MPNSTs and atypical neurofibroma.

J Surg Oncol. 2014; 110(7): 813–6.

[63] Higham C, et al. Atypical neurofibromas in NF1: Clinical, imaging and pathology characteristics. Austin: Children's Tumor Foundation; 2016.

[64] Reilly KM, et al. Neurofibromatosis Type 1-Associated MPNST State of the Science: Outlining a Research Agenda for the Future. J Natl Cancer Inst. 2017; 109(8): djx124.

[65] Canavese F, Krajbich JI. Resection of plexiform neurofibromas in children with neurofibromatosis type 1. J Pediatr Orthop. 2011; 31(3): 303–11.

[66] Needle MN, et al. Prognostic signs in the surgical management of plexiform neurofibroma: the Children's Hospital of Philadelphia experience, 1974–1994. J Pediatr. 1997; 131(5): 678–82.

[67] Needle MN, et al. Prognostic signs in the surgical management of neurofibroma : the Children's Hospital of Philadelphia experience, 1974–1994. J Pediatr. 1997; 131: 678–82.

[68] Jessen WJ, et al. MEK inhibition exhibits efficacy in human and mouse neurofibromatosis tumors. J Clin Invest. 2013; 123(1): 340–7.

[69] Weiss B, Bollag G, Shannon K. Hyperactive Ras as a therapeutic target in neurofibromatosis type 1. Am J Med Genet. 1999; 89(1): 14–22.

[70] Dasgupta B, et al. Proteomic analysis reveals hyperactivation of the mammalian target of rapamycin pathway in neurofibromatosis 1-associated human and mouse brain tumors. Cancer Res. 2005; 65(7): 2755–60.

[71] Johannessen CM, et al. The NF1 tumor suppressor critically regulates TSC2 and mTOR. Proc Natl Acad Sci U S A. 2005; 102(24): 8573–8.

[72] Johansson G, et al. Effective in vivo targeting of the mammalian target of rapamycin pathway in malignant peripheral nerve sheath tumors. Mol Cancer Ther. 2008; 7(5): 1237–45.

[73] Khalaf WF, et al. K-ras is critical for modulating multiple c-kit-mediated cellular functions in wild-type and Nf1+/− mast cells. J Immunol. 2007; 178(4): 2527–34.

[74] Yang FC, et al. Nf1-dependent tumors require a microenvironment containing Nf1+/− and c-kit-dependent bone marrow. Cell. 2008; 135(3): 437–48.

[75] Yang FC, Staser K, Clapp DW. The plexiform neurofibroma microenvironment. Cancer Microenviron. 2012; 5(3): 307–10.

[76] Plotkin SR, et al. Achieving consensus for clinical trials: The REiNS International Collaboration. Neurology. 2013; 81(Supp): S1–5.

[77] Gutmann DH, et al. Optimizing biologically targeted clinical trials for neurofibromatosis. Expert Opin Investig Drugs. 2013; 22(4): 443–62.

[78] Widemann BC, et al. Phase 2 randomized, flexible crossover, double-blinded, placebo-controlled trial of the farnesyltransferase inhibitor tipifarnib in children and young adults with neurofibromatosis type 1 and progressive plexiform neurofibromas. Neuro-Oncology. 2014; 16(5): 707–18.

[79] Babovic-Vuksanovic D, et al. Phase II trial of pirfenidone in adults with neurofibromatosis type 1. Neurology. 2006; 67(10): 1860–2.

[80] Babovic-Vuksanovic D, et al. Phase I trial of pirfenidone

in children with neurofibromatosis 1 and plexiform neurofibromas. Pediatr Neurol. 2007; 36(5): 293−300.

[81] Widemann BC, et al. Phase II trial of pirfenidone in children and young adults with neurofibromatosis type 1 and progressive plexiform neurofibromas. Pediatr Blood Cancer. 2014; 61(9): 1598−602.

[82] Weiss B, et al. Sirolimus for progressive neurofibromatosis type 1-associated plexiform neurofibromas: a Neurofibromatosis Clinical Trials Consortium phase II study. Neuro-Oncology. 2014; 17(4): 596−603.

[83] Weiss B, et al. Sirolimus for non-progressive NF1-associated plexiform neurofibromas: an NF clinical trials consortium phase II study. Pediatr Blood Cancer. 2014; 61(6): 982−6.

[84] Jakacki RI, et al. Phase I trial of pegylated interferon-alpha-2b in young patients with plexiform neurofibromas. Neurology. 2011; 76(3): 265−72.

[85] Jakacki RI, et al. Phase II trial of pegylated interferon alfa-2b in young patients with neurofibromatosis type 1 and unresectable plexiform neurofibromas. Neuro-Oncology. 2017; 19(2): 289−97.

[86] Widemann BC, et al. Phase II trial of pirfenidone in children and young adults with neurofibromatosis type 1 and progressive plexiform neurofibroma. Pediatr Blood Cancer. 2014; 61: 1598−602.

[87] Weiss B, et al. Sirolimus for progressive neurofibromatosis type 1-associated plexiform neurofibromas: a neurofibromatosis Clinical Trials Consortium phase II study. Neuro-Oncology. 2015; 17(4): 596−603.

[88] Jakacki R, et al. Preliminary results of a phase II trial of pegylated interferon-alfa-2B (PI) in pediatric patients with documented progression of neurofibromatosis type 1-related unresectable plexiform neurofibromas (PNF). Neuro-Oncology. 2012; 14: 16.

[89] Mullin RL, et al. Reliability of functional outcome measures in adults with neurofibromatosis 1. SAGE Open Med. 2018; 6: 2050312118786860.

[90] Martin S, et al. Development and validation of the English pain interference index and pain interference index-parent report. Pain Med. 2015; 16(2): 367−73.

[91] Friday BB, Adjei AA. Advances in targeting the Ras/Raf/MEK/Erk mitogen-activated protein kinase cascade with MEK inhibitors for cancer therapy. Clin Cancer Res. 2008; 14(2): 342−6.

[92] Lauchle JO, et al. Response and resistance to MEK inhibition in leukaemias initiated by hyperactive Ras. Nature. 2009; 461(7262): 411−4.

[93] Gross A. M, et al. Selumetinib in Children with Inoperable Plexiform Neurofibromas. N Engl J Med. 2020. https: //doi.org/10.1056/NEJMoa1912735.

[94] Gross A, et al. SPRINT: phase II study of the MEK 1/2 inhibitor selumetinib (AZD6244, ARRY-142886) in children with neurofibromatosis type 1 (NF1) and inoperable plexiform neurofibromas (PN). J Clin Oncol. 2018; 36(15): 10503. Abstract presented at ASCO June 2, 2018, Chicago IL.

[95] McCowage GB, et al. Trametinib in pediatric patients with neurofibromatosis type 1 (NF-1)-associated plexiform neurofibroma: a phase I/IIa study. J Clin Oncol. 2018; 36(15): 10504.

[96] Weiss B, et al. NF106: Phase 2 Trial Of The Mek Inhibitor PD-0325901 in Adolescents and Adults with NF1-Related Plexiform Neurofibromas: an NF Clinical Trials Consortium Study; Abstracts from the 18th International Symposium on Pediatric Neuro-Oncology (ISPNO 2018) June 30 − July 3, 2018 Hyatt Regency Hotel Denver, Colorado, USA. Neuro-Oncology. 2018; 20(suppl_2): i27−i213.

[97] Banerjee A, et al. A phase I trial of the MEK inhibitor selumetinib (AZD6244) in pediatric patients with recurrent or refractory low-grade glioma: a Pediatric Brain Tumor Consortium (PBTC) study. Neuro-Oncology. 2017; 19(8): 1135−44.

[98] Fangusaro J, et al. Selumetinib in paediatric patients with BRAF-aberrant or neurofibromatosis type 1-associated recurrent, refractory, or progressive low-grade glioma: a multicentre, phase 2 trial. Lancet Oncol. 2019; 20(7): 1011−1022.

[99] Shih C-S, et al. NF105: A Phase II Prospective Study Of cabozantinib (Xl184) for plexiform neurofibromas In Subjects with Neurofibromatosis Type 1: A Neurofibromatosis Clinical Trial Consortium (NFCTC) Study; abstracts from the 18th International Symposium on Pediatric Neuro-Oncology (ISPNO 2018) June 30−July 3, 2018 Hyatt Regency Hotel Denver, Colorado, USA. Neuro-Oncology. 2018; 20(suppl_2): i27−i213.

[100] Gutmann DH, Hunter-Schaedle K, Shannon KM. Harnessing preclinical mouse models to inform human clinical cancer trials. J Clin Invest. 2006; 116(4): 847−52.

[101] Wu J, et al. Preclinical testing of sorafenib and RAD001 in the Nf(flox/flox); DhhCre mouse model of plexiform neurofibroma using magnetic resonance imaging. Pediatr Blood Cancer. 2012; 58(2): 173−80.

[102] Wu J, et al. Plexiform and dermal neurofibromas and pigmentation are caused by Nf1 loss in desert hedgehog-expressing cells. Cancer Cell. 2008; 13(2): 105−16.

第12章

Ⅰ型神经纤维瘤病相关恶性肿瘤的诊断和治疗：从非典型神经纤维瘤到恶性周围神经鞘瘤的演变及治疗方案

Diagnosis and Management of Malignant Tumors in NF1: Evolution from Atypical Neurofibroma to Malignant Peripheral Nerve Sheath Tumor and Treatment Options

Rosalie E. Ferner

背　景

1840 年，外科医师 Frederick Hale Thomson 在一次演讲中向同事描述了这样一位患者。该患者是一名 36 岁的马车夫，长期患有多发性皮肤肿瘤[5]，曾因右侧大腿迅速增大的肿物并伴有剧烈跳痛来诊。尽管医师为他应用了当时最好的药物，包括碘化汞、鸦片类麻醉剂、猪油、松节油和硫酸，最终，他还是因为病情加重而痛苦地死去。经过回顾分析，这位马车夫的疾病特征、临床表现与早期报道的 NF1 相关恶性周围神经鞘瘤（MPNST）病例一致。

引　言

Ⅰ型神经纤维瘤病属于遗传性肿瘤抑制因子疾病，受影响的个体罹患良恶性肿瘤的概率增加[1]。神经纤维瘤是一种外周神经鞘瘤，表现为散发或丛状生长的皮肤或皮下病损，可涉及多个不同神经分布区域。绝大多数患者表现为良性神经纤维瘤，伴有疼痛、瘙痒、面部畸形、神经功能障碍和出血等症状和体征[1]。皮肤神经纤维瘤为良性，但是位于皮下深部和丛状生长的瘤体具有恶性转化潜能。患者一生中发展为恶性周围神经鞘瘤（MPNST）的风险为 15.8%，高级别肿瘤常发生广泛转移，提示预后不良[2, 3]。NF1 相关恶性周围神经鞘瘤通常出现在已患有丛状神经纤维瘤的患者中，任何年龄均可发病，但最常见于 20 岁末和 30 岁初的人群，并且丛状型往往比散发型更早发病[3, 4]。

NF1 相关恶性周围神经鞘瘤的诊断

危险因素

一些危险因素与 MPNST 有高度相关

表 12.1　NF1 进展为恶性周围神经鞘肿瘤的危险因素

MPNST 家族史

既往放疗史

NF1 基因微缺失

内脏丛状神经纤维瘤

NF1 相关神经系统疾病

非典型神经纤维瘤

性，具有这些危险因素的患者需要密切随访（表 12.1）[4]。

在 4 801 份 NF1 患者问卷中，878 份得到反馈[6]。家族史是 NF1 患者发展为 MPNST 的重要危险因素。家庭成员中有相关病史，19.4% 发展为 MPNST，而没有 MPNST 家族史的患者仅有 7.5% 进展为 MPNST。且有家族史的 NF1 患者，被诊断为 MPNST 的发病年龄较无家族史者更早。

在接受放射治疗的 NF1 患者中，部分患者会发展为 MPNST；英国进行的一项全国性回顾性研究中，18 名 NF1 患者因视神经胶质瘤进行了放疗，在放疗后平均持续随访的 21 年时间中，有 4 名患者进展为 MPNST[7]。

4.7% ～ 11% 的 NF1 患者具有与基因大片段缺失相关的严重临床表型，这些缺失可发生在 17q11.2 的整个 *NF1* 基因编码区及其侧翼区[8]，这些患者为高肿瘤负荷人群。据报道，他们进展为 MPNST 的终身风险增加（16% ～ 26%），并且与没有 *NF1* 基因微缺失的患者相比，该类患者会更早地进展为 MPNST[9, 10]。此外，作为 Polycomb 多梳抑制复合物 2（PRC2）组成部分的 *SUZ12* 基因共缺失，会进一步增加该类人群罹患 MPNST 的风险[11, 12]。PRC2 具有组蛋白甲基转移酶活性，参与染色质沉默，从而抑制转录。

已有的研究表明，伴有大量内脏丛状神经纤维瘤的人群患 MPNST 的风险增加。Mautner 和他的同事对 13 名患有 NF1 相关 MPNST 的实验组患者和 26 名没有 MPNST 的对照组 NF1 患者进行了全身磁共振成像扫描研究[13]。结果显示，在 11 名 30 岁以下没有 MPNST 的患者中，只有 3 名发现内脏丛状神经纤维瘤，而所有 6 名年龄相似的 MPNST 患者都被发现患有内脏丛状神经纤维瘤。

NF1 与成人长度依赖性感觉运动轴突神经病变相关。患病个体的外周神经增粗，早期发展为皮肤神经纤维瘤和多发性脊神经根神经纤维瘤[14]。虽然临床表现轻微，神经病变无明显疼痛，但仍有丛状神经纤维瘤患者发生恶变的报道。神经病变可以发生在患者被诊断为 MPNST 之前或之后。

非典型神经纤维瘤是具有恶性转化潜力的神经纤维瘤。该肿瘤可与 MPNST 共存于身体的不同部位，并且可在患者进展为 MPNST 之前或之后发生[15]。组织病理学上，非典型神经纤维瘤特征为高细胞密度、核不典型性和每个高倍视野（high powered field, HPF）不到 3/10 的有丝分裂[16]。单纯核异型性的神经纤维瘤为良性肿瘤，相反，镜下表现为坏死和高有丝分裂象的，则提示为恶性肿瘤[3, 4]。最近，有研究团队提出了"具有不确定生物学潜能的非典型神经纤维肿瘤"（atypical neurofibromatous neoplasm of uncertain biological potential, ANNUBP）这一术语来描述此类病变。因为在病理学上，非典型神经纤维瘤和低度恶性神经纤维瘤之间存在重叠，该团队研究者建议对非典型神经纤维瘤和低级别 MPNST 进行回顾性研究，以助于明确是否存在恶变潜能[4]。CDKN2A/B 基因位点的染色体拷贝数丢失已在非典型神经纤维瘤和恶性周围神经鞘肿瘤中被发现，但良性神经纤维瘤中未发现该基因位点异常，这一发现支持非典型神经纤维瘤是恶性肿瘤前期病变的观点[17]。

一项多中心研究对 63 名 NF1 患者共 76 处非典型神经纤维瘤进行了回顾性分析。结果显示，患者被诊断为非典型病变的中位年龄为 27.1 岁[15]。非典型神经纤维瘤瘤体可以遍布全身，多数位于肌内，有 15 名患者表现为（24%）多发性肿瘤。大多数肿瘤有临床症状，其中最常见的主诉为疼痛，伴有肿瘤的渐进性生长。病变大多表现为明显的结节样、18F-FDG PET-CT 扫描阳性的占位。4 例非典型神经纤维瘤患者转化为高级别 MPNST，17 例患者在身体其他部位出现 MPNST。2 列病灶不完全切除的患者术后复发，但 57 例局部切除的病例为临床治愈。

MPNST 的临床表现

大多数恶性肿瘤发生于已存在的皮下或丛状神经纤维瘤中，但偶有新发病变[1, 4]。罕见情况下，MPNST 可以无症状，偶然被发现并诊断，但通常会有 1 种或多种症状或体征，这些症状或体征常与良性神经纤维瘤患者的临床表现重叠（表 12.2）[3, 4]。当身体同一部位有多个有临床症状的神经纤维瘤时，可能很难确定哪个神经纤维瘤发生恶变。在Ⅰ型神经纤维瘤病的背景下，患者通常不会意识到新发肿块与现有病变有何不同。此外，NF1 患者可有多种疾病并存，其症状难以分辨，并可能混淆诊断。例如，脊髓神经纤维瘤引起的背痛可能很难与脊柱侧凸引起的相同症状区分开来。

表 12.2　MPNST 的临床表现（注意，症状可与良性神经纤维瘤有重叠）

持续痛和（或）夜间痛

快速生长

质地由软变硬

虚弱、刺痛、麻木或肢体不协调

吞咽或呼吸困难

排尿或排便紊乱

性功能障碍

出血

NF1 相关 MPNST 的诊断

详细询问临床病史，可以提示 NF1 患者是否具有 MPNST 进展的可能及表现，包括危险因素的询问（参见危险因素的内容）以及一般和神经病理学评估。体表可见的神经纤维瘤应常规拍照并测量记录大小，MRI 用来进一步确定肿瘤的部位、范围和体积（或三次线性测量值），尤其对于深部肿瘤具有诊断价值。

推荐采用 STIR 脂肪抑制技术序列的全身 MRI（WBMRI）作为 NF1 患者的有利检测方法。其被用来检测 NF1 患者可能存在的内脏病变，并可对涉及多个解剖部位的巨大丛状神经纤维瘤进行成像[18]。肿瘤内分叶、T1 加权像上的不规则对比增强和边界不清已被确定为与 MPNST 相关的全身 MRI 特征，但其灵敏度不如 FDG PET-CT。1.5 T 和 3.0 T 磁场强度都可用于检查，但目前对轴位或冠状位是否是最佳成像平面，或者 2D 是否优于 3D 数据采集还没有达成共识。一项小规模回顾性研究中，研究者采用功能性磁共振成像技术，包括弥散加权成像

（DWI）、表观弥散系数图（ADC mapping）和动态增强磁共振成像，对 22 例良性神经纤维瘤患者和 9 例 MPNST 患者进行了影像学分析[19]。结果显示，最小表观弥散系数和平均肿瘤直径可作为潜在的有意义的恶性肿瘤标志测量指标，但研究者同时强调有必要进一步研究。

结合动态成像技术的 FDG PET-CT 将细胞中的葡萄糖代谢可视化并且量化。恶性肿瘤葡萄糖代谢增加，FDG PET-CT 可检测出这一改变，从而将恶性肿瘤与良性丛状神经纤维瘤鉴别开来。之前的研究表明，延迟成像 FDG PET-CT 的灵敏度为 0.95（95% CI 0.76 ～ 0.96），特异性为 0.89（95% CI 0.88 ～ 0.98）[20]。早期和延迟成像的最大标准摄取值（SUVmax）是一种半定量成像技术，可反映葡萄糖的局部代谢摄取。Warbey 等采用 90 分钟的早期成像和 4 小时的延迟成像，试图证明良性和恶性肿瘤之间的显著差异[21]。他们的研究得出平均 SUVmax 值和肿瘤分级之间的相关性，但是数据有明显的重叠，并不能用来预测某个患者个体的肿瘤分级。良性和非典型神经纤维瘤的平均 SUVmax 值有显著差异，这一结果支持非典型神经纤维瘤属于恶性肿瘤疾病谱低端的假设（参见非典型神经纤维瘤相关内容）。碳-11 甲硫氨酸 PET 显像可反映细胞增殖活性。Bredella 等主张将这种示踪剂与 FDG PET-CT 结合使用，以提高可疑病例的特异性，但这种示踪剂尚未被用作有症状的丛状神经纤维瘤的常规检测模式[22]。

但 PET 作为临床诊断工具，在跨医疗机构使用时变得越来越困难。不同医疗机构的机器类型、性能、示踪剂选择、成像步骤和选用的时间点各不相同，并且对 PET 的

结果解释也存在争议[4]。出于辐射剂量的考虑，对无症状的 NF1 患者进行 FDG PET-CT 定期监测似乎并无益处，而且在两次扫描之间，肿瘤可能发生恶变。

建议在专业医疗机构对潜在的高级别 MPNST 进行手术前活检，以制订最佳的手术方案[4]。根据临床和影像学表现，非典型和低度恶性肿瘤可以在术前未活检明确诊断的情况下直接予以切除[16]。非典型神经纤维瘤和低度恶性神经纤维瘤在病理学上难以区分（参见非典型神经纤维瘤相关内容）。但是高度恶性神经纤维瘤特征明显，表现为高有丝分裂率（每个高倍视野 >10/10）、高细胞密度、细胞核不典型性、坏死和横纹肌母细胞变性[16]。一些生物标志物可用来提示恶变，包括肿瘤抑制基因，肿瘤蛋白（Tp）53 和 p16/ 细胞周期蛋白依赖性激酶抑制剂（CDKN）2A、增殖标志物（ki67）、Schwann 细胞谱系标志物（S100/Sox10）缺失和成纤维细胞分化框架簇（CD）34 缺失[16]。

治　疗

对于非典型神经纤维瘤和低级别 MPNST，肿块的局部切除治疗可以消除疼痛，避免明显的功能障碍。因为没有证据表明局部切除会增加复发率，因此，对这类肿瘤无须扩大切除[16]。高级别 MPNST 的手术方式是根治性的扩大切除。考虑到肿瘤复发和再次手术可能，不建议臂丛或腰骶丛 MPNST 切除时进行神经重建[3, 16]。建议对体积较大、高级别或切除不充分的病变进行放射治疗。放疗最好在手术前进行，这样可以使用较小的辐射剂量，将副作用最小化[3, 16]。

NF1 相关 MPNST 患者对化疗的反应似乎比散发性 MPNST 患者差，化疗通常用于转移病例。有效的药物很少，主要的治疗方案是单独使用阿霉素，或与异环磷酰胺联合应用，以改善症状、控制或缩小肿瘤体积，为手术切除创造条件[3, 4]。

最近的一项临床试验纳入了 34 名 NF1 相关高级别 MPNST 患者和 14 名散发患者。他们接受了 2 个周期的异环磷酰胺和阿霉素新辅助治疗，随后又接受了 2 个周期的异环磷酰胺和依托泊苷治疗[23]。依托泊苷和阿霉素是拓扑异构酶 2α 的抑制剂，而该酶在高级别 MPNST 中表达。28 名可随访到的 NF1 患者中有 5 人部分缓解（17.9%），而 9 名散发性 MPNST 患者中有 4 人部分缓解（44.4%），有 22 名 NF1 相关 MPNST 患者经治疗后病情稳定，而散发性 MPNST 患者中病情稳定者有 4 人。该试验无法有效区分 NF1 相关患者和散发患者的客观反应差异，但大多数患者疗效达到临床稳定。

患 者 宣 教

应当反复强调诊断 NF1 相关 MPNST 的难度，特别是当患者的症状与良性神经纤维瘤的症状相同时，诊断困难更大。对基层医师来说，他们很少有机会遇到这类肿瘤患者，更不要谈早期识别。神经纤维瘤病专科、临床护理专家和神经纤维瘤病民间组织是教育患者和家属的理想人选和平台，他们可以为罹患有症状丛状神经纤维瘤的患者何时寻求医疗干预提供建议。在国家神经纤维瘤病服务体系中，我们为患者提供一张卡片，卡片的一面是我们机构的联系方式，另一面是重要症状，首字母缩写为"HELP"——Hard（疼痛）、Enlarging rapidly（快速扩大）、Limb weakness, numbness or incoordination（四肢无力、麻木或不协调）、Pain（持续痛或夜间痛）。为受这些严重并发症影响或有并发症风险的患者和家庭提供足够的心理支持也是必要的，以患者为中心的生活质量监测可能有助于评估患者个人需求[24]。

展　　望

令人沮丧的是，对于 NF1 和 MPNST 患者，目前的治疗选择仍然较局限。非常有必要进行国际合作，以从更大样本量的患者身上收集更可信的数据，从而提高我们对这类疾病的理解和认识[4]。影像学诊断技术的应用和解读，包括 MRI、DWI 和 PET，在不同医疗机构之间需要标准化，并且诊断效力需要反馈和监测。不同医疗机构之间病理医师使用的术语应该统一，并为主治医师提供有益的信息。建立血液和肿瘤样本的中央存储库，以便于寻找肿瘤标志物，用来预测患者进展为 MPNST 的风险、评估对治疗的反应和预后。临床前模型有助于理解这类疾病，这些模型包括 MPNST 谱系 DNA 指纹、模拟疾病发生和转移从而筛选新疗法的动物模型和患者来源的异种移植模型。临床试验应致力于评估新疗法，探索联合疗法，并使用恰当的结果评判标准，该标准应当包括针对特定疾病患者的生活质量问卷的内容。

（贺捷　译）

参考文献

［1］Ferner RE, Gutmann DH. Neurofibromatosis type 1 (NF1): diagnosis and management. Handb Clin Neurol. 2013; 115: 939–55.

［2］Uusitalo E, Leppavirta J, Koffert A, Suominen S, Vahtera J, Vahlberg T, et al. Incidence and mortality of neurofibromatosis: a total population study in Finland. J Invest Dermatol. 2015; 135(3): 904–6.

［3］Ferner RE, Gutmann DH. International consensus statement on malignant peripheral nerve sheath tumors in neurofibromatosis. Cancer Res. 2002; 62(5): 1573–7.

［4］Reilly KM, Kim A, Blakely J, Ferner RE, Gutmann DH, Legius E, et al. Neurofibromatosis type 1-associated MPNST state of the science: outlining a research agenda for the future. J Natl Cancer Inst. 2017; 109(8): djx124.

［5］CLINICAL LECTURE ON MOLLUSCUM. Lancet. 1841; 36(924): 256–60.

［6］Malbari F, Spira M, Knight PB, Zhu C, Roth M, Gill J, et al. Malignant peripheral nerve sheath tumors in neurofibromatosis: impact of family history. J Pediatr Hematol Oncol. 2018; 40(6): e359–e63.

［7］Evans DG, Birch JM, Ramsden RT, Sharif S, Baser ME. Malignant transformation and new primary tumours after therapeutic radiation for benign disease: substantial risks in certain tumour prone syndromes. J Med Genet. 2006; 43(4): 289–94.

［8］Kehrer-Sawatzki H, Mautner VF, Cooper DN. Emerging genotype-phenotype relationships in patients with large NF1 deletions. Hum Genet. 2017; 136(4): 349–76.

［9］De Raedt T, Brems H, Wolkenstein P, Vidaud D, Pilotti S, Perrone F, et al. Elevated risk for MPNST in NF1 microdeletion patients. Am J Hum Genet. 2003; 72(5): 1288–92.

［10］Mautner VF, Kluwe L, Friedrich RE, Roehl AC, Bammert S, Hogel J, et al. Clinical characterisation of 29 neurofibromatosis type-1 patients with molecularly ascertained 1.4 Mb type-1 NF1 deletions. J Med Genet. 2010; 47(9): 623–30.

［11］De Raedt T, Beert E, Pasmant E, Luscan A, Brems H, Ortonne N, et al. PRC2 loss amplifies Ras-driven transcription and confers sensitivity to BRD4-based therapies. Nature. 2014; 514(7521): 247–51.

［12］Zhang M, Wang Y, Jones S, Sausen M, McMahon K, Sharma R, et al. Somatic mutations of SUZ12 in malignant peripheral nerve sheath tumors. Nat Genet. 2014; 46(11): 1170–2.

［13］Mautner VF, Asuagbor FA, Dombi E, Funsterer C, Kluwe L, Wenzel R, et al. Assessment of benign tumor burden by whole-body MRI in patients with neurofibromatosis 1. Neuro-Oncology. 2008; 10(4): 593–8.

［14］Ferner RE, Hughes RA, Hall SM, Upadhyaya M, Johnson MR. Neurofibromatous neuropathy in neurofibromatosis 1 (NF1). J Med Genet. 2004; 41(11): 837–41.

［15］Higham CS, Dombi E, Rogiers A, Bhaumik S, Pans S, Connor SEJ, et al. The characteristics of 76 atypical neurofibromas as precursors to neurofibromatosis 1 associated malignant peripheral nerve sheath tumors. Neuro-Oncology. 2018; 20(6): 818–25.

［16］Miettinen MM, Antonescu CR, Fletcher CDM, Kim A, Lazar AJ, Quezado MM, et al. Histopathologic evaluation of atypical neurofibromatous tumors and their transformation into malignant peripheral nerve sheath tumor in patients with neurofibromatosis 1-a consensus overview. Hum Pathol. 2017; 67: 1–10.

［17］Beert E, Brems H, Daniels B, De Wever I, Van Calenbergh F, Schoenaers J, et al. Atypical neurofibromas in neurofibromatosis type 1 are premalignant tumors. Genes Chromosomes Cancer. 2011; 50(12): 1021–32.

［18］Ahlawat S, Fayad LM, Khan MS, Bredella MA, Harris GJ, Evans DG, et al. Current wholebody MRI applications in the neurofibromatoses: NF1, NF2, and schwannomatosis. Neurology. 2016; 87(7 Suppl 1): S31–9.

［19］Demehri S, Belzberg A, Blakeley J, Fayad LM. Conventional and functional MR imaging of peripheral nerve sheath tumors: initial experience. AJNR Am J Neuroradiol. 2014; 35(8): 1615–20.

［20］Ferner RE, Golding JF, Smith M, Calonje E, Jan W, Sanjayanathan V, et al. [18F] 2-fluoro-2-deoxy-D-glucose positron emission tomography (FDG PET) as a diagnostic tool for neurofibromatosis 1 (NF1) associated malignant peripheral nerve sheath tumours (MPNSTs): a long-term clinical study. Ann Oncol. 2008; 19(2): 390–4.

［21］Warbey VS, Ferner RE, Dunn JT, Calonje E, O'Doherty MJ. [18F] FDG PET/CT in the diagnosis of malignant peripheral nerve sheath tumours in neurofibromatosis type-1. Eur J Nucl Med Mol Imaging. 2009; 36(5): 751–7.

［22］Bredella MA, Torriani M, Hornicek F, Ouellette HA, Plamer WE, Williams Z, et al. Value of PET in the assessment of patients with neurofibromatosis type 1. AJR Am J Roentgenol. 2007; 189(4): 928–35.

［23］Higham CS, Steinberg SM, Dombi E, Perry A, Helman LJ, Schuetze SM, et al. SARC006: phase II trial of chemotherapy in sporadic and neurofibromatosis type 1 associated chemotherapynaive malignant peripheral nerve sheath tumors. Sarcoma. 2017; 2017: 8685638.

［24］Ferner RE, Thomas M, Mercer G, Williams V, Leschziner GD, Afridi SK, et al. Evaluation of quality of life in adults with neurofibromatosis 1 (NF1) using the impact of NF1 on Quality Of Life (INF1-QOL) questionnaire. Health Qual Life Outcomes. 2017; 15(1): 34.

第13章

Ⅰ型神经纤维瘤病相关神经并发症

Neurological Complications in NF1

Una-Marie Sheerin and Rosalie E. Ferner

引 言

神经并发症是影响Ⅰ型神经纤维瘤病（NF1）发病率和死亡率的重要原因，这些并发症不仅来自神经纤维瘤本身，也来源于中枢神经系统肿瘤以及由头颅和骨骼畸形引起的继发性并发症。

与NF1相关的神经系统并发症的发生率和发病年龄列于表13.1。NF1的神经系统并发症中，常见的是学习障碍和行为问题，第14章有更深入的讨论。视神经胶质瘤在第6章也有讨论。恶性周围神经鞘瘤是高度侵袭性肉瘤，通常预后不良，将在第12章讨论。

对NF1患者进行常规临床复查的目的

表 13.1 Ⅰ型神经纤维瘤病神经系统并发症的发生率和发病年龄

神经系统并发症	发生率	发病年龄
学习困难	30%～60%	婴儿期
严重认知障碍（智商 <70）	4%～8%	婴儿期
视神经胶质瘤	15%（仅5%出现症状）	通常从出生到7岁
癫痫	6%～7%	终身
胚胎发育异常型神经上皮肿瘤	<5%	终身
多发性硬化症	<5%	成人
大脑和脊髓胶质瘤	2%～3%	终身
蝶骨翼发育异常	<1%	先天性
导水管狭窄	1.5%	终身

（续表）

神经系统并发症	发 生 率	发 病 年 龄
Chiari Ⅰ型畸形（小脑扁桃体下疝畸形）	1.5%	终身
神经纤维瘤性神经病变	1.3%	成人
恶性周围神经鞘瘤	15.8% 的终身患病风险[2]	终身
脑血管畸形	2.5%[3]	儿童

是辨认和处理并发症。在年度评估期间，神经系统检查应由熟悉 NF1 的临床医师进行，出现任何无法解释的神经系统症状或体征时，都应前往神经科医师处就诊。如果患者出现急性或进行性感觉障碍、肢体不协调或运动障碍，伴或不伴括约肌障碍，可能表明患者颅内病变或脊髓受压，则需要给予重点关注和检查。晨起头痛、呕吐和意识改变，提示颅内压升高，构成神经急症。罕见或可能危及生命的并发症，应由多学科专家团队进行诊断和终身监护治疗[1]。由于并发症很可能在预约复诊的间隔期出现，所以对患者的宣教很关键，从而使患者能辨识需要立即就医的症状。

认 知 障 碍

在儿童期，认知障碍（另参见第 14 章）是最常见的神经症状。其特征是智商（IQ）处于平均范围（～ 90.6）内，IQ 分数的分布向正态分布的左侧移动了一个标准差。智力低下（IQ<70）并不常见[4]。

近 20% 的 NF1 患儿符合一种特定的学习障碍的诊断标准，是一般发育阶段儿童人群中所观察到的 2 倍以上。多达 75% 的 NF1 患儿在学校学习中需要辅导补习[5]。除了特定的学习障碍外，NF1 患儿通常在其他特定的认知领域也存在缺陷，包括语言学习、视觉空间和视觉感知处理、语言缺陷和执行障碍问题[6-10]。NF1 患儿有特定的注意力缺陷[9]，特别是在持续注意力方面[4]，高达 60% 的儿童符合注意缺陷多动障碍（attention deficit hyperactivity disorder, ADHD）的诊断标准[11]。与在一般人群中观察到的注意缺陷多动障碍相比，NF1 患儿很少符合多动 / 冲动型注意缺陷多动障碍的标准，而是更有可能被诊断为注意力不集中型或混合型注意缺陷多动障碍[11]。也有充分的证据表明，NF1 患者的社会功能低下以及临床自闭症谱系障碍（autistic spectrum disorder, ASD）的发病率显著升高[12-14]，25% ～ 40% NF1 患者符合 ASD 的诊断标准，而在一般人群中 ASD 仅为 1% ～ 2%[13, 14]。早期认识到行为和学习困难，有助于对患儿尽早实施适当的行为和学业干预措施，和（或）及时就医治疗。

癫 痫

与一般人群相比，NF1 患者癫痫发作的可能性增加了 10 倍。由于癫痫发作频率的评估是基于研究设计和对患者确认，故发作频率在 4% ～ 13%[15-17]。所有癫痫发作类型都可见到，而最常见的是复杂的部分发作型，提示有潜在的皮质发育不良[15]。这得到了病理研究的支持：在伴有 NF1 和认知障碍[18]的癫痫发作患者中，发现了异常的大脑结构、皮质下组织结构异位和胶质结节。癫痫的发病年龄可以从婴儿延续到中年后期，其症状的严重程度与其他伴发的神经皮肤病变相比通常是轻微的。由于癫痫发作可能继发于其他已知的 NF1 并发症，包括神经实质胶质瘤和导水管狭窄，首次发作的患者应该进行 MRI 脑成像检查，即便他们之前的神经成像是正常的。用单一的抗癫痫药物治疗伴有 NF1 癫痫的儿童通常比一般人群中患癫痫的儿童更难。相反，患有 NF1 的成年人通常有非常轻微的癫痫发作[17, 19]。患有 NF1 和癫痫发作的患者可能是癫痫手术治疗的良好适应证[17]。在一组 12 例接受癫痫手术的 NF1 患者中，在 1 年的随访中，8 例无癫痫发作，1 例癫痫发作强度降低[20]。

NF1 患者中已有神经胶质细胞肿瘤（如神经节胶质瘤和胚胎发育异常神经上皮肿瘤）的报道，且这类肿瘤几乎总是与癫痫发作相关[21-23]。涉及 NF1 最大样本量的一组癫痫手术系列病例中，40% 切除的肿瘤为胚胎发育异常神经上皮肿瘤[20]；而该类型肿瘤通常仅占非 NF1 癫痫病例的 14%～18%[24]。胚胎发育异常神经上皮肿瘤是基于皮质的神经胶质肿瘤，最多见于颞叶，常与相邻的局灶性皮质发育不良共存，提示这两种结构异常源于共同的发育因素。

脑　肿　瘤

胶质瘤通常是指世界卫生组织（WHO）定义的一级胶质瘤（毛细胞型星形细胞瘤），可以发生在 NF1 患者中枢神经系统的任何部位。大多数毛细胞型星形细胞瘤是惰性肿瘤；有症状的胶质瘤大多具有侵袭性行为，多发生在视觉通路之外和 8 岁以上的患者身上[25]。

视觉通路胶质瘤

NF1 患儿最常见的脑肿瘤是视觉通路胶质瘤（optic pathway glioma, OPG），占 NF1 患儿所有脑肿瘤的 2/3。OPG 是典型的 WHO Ⅰ 级毛细胞星形细胞瘤，在多达 15.20% 的 NF1 患儿中存在 OPG，但只有 57% 曾出现症状或体征[26]。OPG 通常见于 6 岁以下的儿童[26-28]，罕见 7 岁以后出现新发症状的 OPG[29, 30]。这些肿瘤可发生于视神经通路的任何部位，包括视神经、视交叉、后交叉束和视放射；而大多数 OPG 起源于前视路[31]。NF1 患者发生双侧 OPG 比一般人更常见[32]。非 NF1 的散发性 OPG 视力预后更差，发病率更高，死亡率也更高。尽管接受了治疗，但是视力预后与 OPG 在视神经束/视放射中的位置、女性、治疗时视乳头苍白和诊治年龄（2 岁前诊治或 5 岁后诊治）均有关[30, 33-37]。研究表明，肿瘤的影像学进展不一定足以引起视力丧失[36, 38-41]。

筛选有症状的 OPG

儿童不会抱怨视力障碍，除非视力受到严重损害。因此，由有经验的、熟悉 NF1 的眼科医师或神经科医师进行视力检查是有必要的，OPG 的症状包括视力下降、色觉受损、斜视、眼球凸出、相对性瞳孔传入障碍、视乳头水肿或萎缩和视野缺陷。性早熟提示 OPG 侵犯下丘脑。父母也需要对患儿视力丧失的症状加以特别关注和警觉，如患儿无法捡起小玩具和经常撞到物体，可能提示视觉障碍。

每年至少对所有 8 岁以下的儿童进行一

次视力筛查是必需的，随后可平均每2年1次，直到18岁。然而针对成年患者，没有具体建议[26, 37]。由于色觉障碍、斜视和眼球震颤通常与NF1相关OPG（NF1-OPG）的视觉丧失相关，故视力测量是最有用的筛查工具[26]。色觉和视野的基线评估应该在儿童生长到能够应对测试时进行。MRI筛查不作为检测OPG的常规手段，因其并不影响结果；但对于无法进行有效视觉评估的儿童，例如年龄太小，或不成熟、无法应对测试的儿童，可以应用MRI检测。研究表明，视觉诱发电位无法辨别哪些OPG需要治疗、哪些需要监测对治疗的视觉反应效果[42-44]。对于NF1-OPG而言，用于测量视网膜乳头周围神经纤维层厚度的光学相干体层扫描（OCT）的有效性，以及用于测量水分子扩散的弥散张量成像和体积MRI的有效性正在研究中。

一旦临床医师怀疑存在OPG，应进行脑部和眼部MRI检查。典型的OPG在MRI上表现为明显的钆造影剂增强的膨胀性肿块（图13.1）。

患儿OPG的影像学和放射学检测频率，取决于肿瘤部位、视觉损伤程度和相关的临床症状、疾病进展的迹象[26]。确诊儿童患有NF1-OPG后，建议第1年每3个月进行1次MRI检查和眼科检查[26, 37]，因为大多数儿童的NF1-OPG治疗是在第1年开始的[36]。如果肿瘤在第1年后没有进展，则后续评估的时间间隔可延长至每6个月1次。超过3年保持稳定的肿瘤不太可能出现症状[36]，可以每年行MRI检查监测，但眼科评估应保持每6个月1次，直到至少8岁，然后延长到每年1次。OPG患者在眼科评估中保持稳定时，则MRI成像检查可以减少频次。眼科评估应每年1次，持续到18岁；如果临床稳定，可以停止眼科评估，因为OPG在成年期罕见进展。

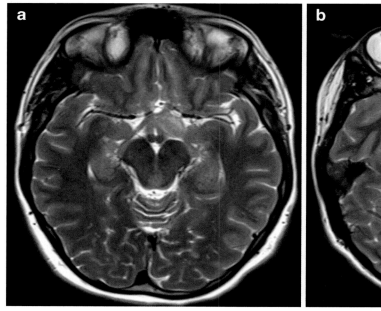
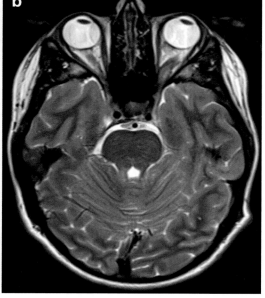

图13.1 a. T2加权轴向MRI显示左侧视交叉和近端视束显著局灶性扩张。b. 视神经鞘复合体扭曲，特别是在左眶内、小管和前交叉视神经扩张伴有视神经胶质瘤

OPG 的治疗

在 NF1 专科中心，对于启动 NF1-OPG 治疗的指征尚未达成共识。最常用的重要治疗指征，包括视力丧失和影像学评估显示肿瘤进展[36]。需要进一步研究来制定最有可能阻止或减轻 NF1-OPG 儿童视力丧失的治疗指南。何时启动治疗已经形成指南并于最近发表[37]。启动治疗的最佳指征是，进展性、临床视力显著丧失的病例。单眼最小分辨角对数视力（logMAR）与特定年龄正常值相差 0.2 或 0.2 以上被认为是异常的，视力的变化达 0.2 或 0.2 以上被认为具有临床意义[26, 45, 46]。由于 NF1-OPG 导致的视力下降隐匿而不易发现，或许在 OPG 发生之前就已经存在，所以，若已经发现肿瘤并将其认定为缓慢进展，此时发现的眼科异常可能不需要治疗。出现新的或渐进性视野丧失的可靠证据（例如一个新的象限盲），此时就构成临床视力的显著丧失，具有治疗指征。基于远期失明的潜在影响，还有其他 3 种情况需要考虑治疗：第一，失明或近乎失明的儿童（一只眼的视力低于 1 logMAR），或另一只眼的视力低于相应年龄标准值 0.2，或磁共振成像显示肿瘤进展；第二，因任何视力变化而导致的单眼视力下降接近功能阈值（相对于年龄标准 0.6 ～ 1.0 logMAR）的儿童，可接受化疗以保持或提高视力[36]；最后，当怀疑视力下降，但视力检查不可靠，加之影像上有明显的肿瘤进展时，可以考虑治疗。在没有新的视力改变或新的视野缺损的情况下，视力检查改变，如视乳头苍白、视神经肿胀、传入瞳孔缺损、斜视或眼球震颤，可以提高监测频率，但不是治疗的指征。大量既往研究表明，影像学上进展的肿瘤不一定也不足以导致视力丧失[36, 38-41]。肿瘤有进展，而视力和视野稳定的情况下，

通常不需要治疗，加强监测即可。与 NF1-OPG 相关的性早熟可使用促性腺激素释放激素拮抗剂治疗，但不是化疗的适应证。

治疗 NF1-OPG 的目的是降低视力损害。一线治疗是化疗（长春新碱和卡铂），化疗在许多患儿中达到了影像学上肿瘤消退的效果。不推荐放射治疗，因为 NF1 患者有发展为中枢神经系统继发性肿瘤的倾向，这恰恰是放射暴露本身的远期后遗症（即放射治疗本身可能诱发肿瘤）。在一项对接受放射治疗的 OPG 患者的纵向研究中，50% 的患者发生继发性肿瘤，包括恶性周围神经鞘瘤和其他胶质瘤[47]。放射治疗还与一些神经系统问题有关，包括 moya-moya 综合征、心理和内分泌问题[27, 48, 49]。只有在不寻常的情况下才需要手术，如近乎失明的毁容性凸眼或肿瘤增大并对关键结构造成压迫[50]。目前，临床试验正在评估使用 mTOR 和 MEK 抑制剂治疗 OPG 的效果。

NF1 中非视觉神经通路胶质瘤

脑干肿瘤是 NF1 患者中有关视觉通路以外最常见的脑肿瘤，主要是毛细胞型星形细胞瘤，生长缓慢，呈惰性[25]。NF1 脑干胶质瘤通常发生在年龄稍大的儿童（平均年龄 8 ～ 9.5 岁）中，并且最常见于延髓；与之相对，散生的脑干胶质瘤通常发生在脑桥。这些肿瘤需要与 T2 流体衰减反转恢复 MRI 序列上的信号强度焦点区区分开来，后者常见于大多数 NF1 儿童，有时可持续至成年期（图 13.2）[51, 52]。这些 T2 高信号通常出现在基底神经节、小脑、脑干和视神经通路。与一些低级别胶质瘤相似，它们不会有对比度增强，因此，难以与低级别肿瘤相鉴别。然而，信号强度焦点区不是占位性病变，并未表现出肿块效应。由于这些挑战

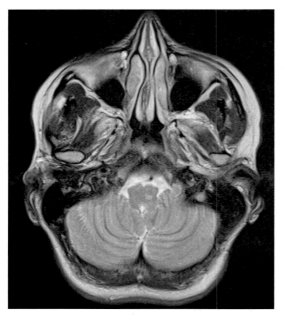

图 13.2　T2 加权轴向 MRI 显示左侧延髓高信号灶区

虽然大多数脑干胶质瘤为惰性，但可导致神经功能障碍。主要症状包括脑神经病变、嗜睡、间脑综合征、步态不稳、脑积水、头痛和（或）体重减轻。仔细的神经系统检查很重要，以便发现提示脑干胶质瘤的细微异常变化。肿瘤导致神经系统出现体征或症状的儿童患者，可能需要脑积液分流、肿瘤手术切除或化疗。

成人 NF1 患者中，新发高级别胶质瘤的患病率与一般人群相比高 50 ～ 100 倍[53]。高级别胶质瘤可能来自预先存在的低级别胶质瘤，或者偶见于既往并无低级别胶质瘤的患者中。发生高级别胶质瘤的许多风险因素已被确定，在儿童时期接受过 OPG（视通路胶质瘤）放疗的成人患者中，继发性高级别胶质瘤的发生率会增加[47]。一项包含 100 例成人和儿童 NF1 患者的大型研究发现，丘脑肿瘤更有可能是高级别肿瘤，手术干预更适合丘脑、额叶和小脑的肿瘤，其他解剖部位则不需要[54]（图 13.3）。

的存在，建议由在 NF1 相关影像学方面经验丰富的神经放射学专家鉴别这两种状况。许多胶质瘤无须治疗，每年进行 1 次 MRI 随访监测即可。

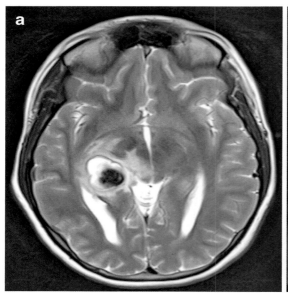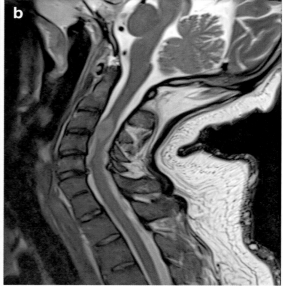

图 13.3　a. MRI 轴向 T2 显示右侧丘脑背外侧肿瘤伴肿块效应。b. T2 加权矢状向 MRI 显示一个边界清晰的扩张性肿瘤，位于 C_3 右半脊髓中心

进展中的肿瘤大多数为非毛细胞型星形细胞瘤，其组织学亚型更具侵袭性[25, 54-56]。总体而言，患有神经胶质瘤的 NF1 患者预后较好，5 年生存率达 95%，10 年生存率达 92%，随访时，65% 的患者无症状。因其他原因行影像学检查意外发现的胶质瘤病例中，需要手术的比例也较低（小于 1/5）[54]。转化为高级别胶质瘤或需要手术干预的患者，大多数发生在肿瘤被发现后的 5 年之内。然而，基于这些发现尚无可供遵循的共识或指南，对于丘脑肿瘤患者和那些非典型的组织学表现患者，应考虑加强影像学随访监测[54]。

脊 髓 肿 瘤

NF1 相关的脊髓受累，通常是脊神经根肿瘤的髓外生长所致。髓内脊髓肿瘤与 NF1 的关联虽然很少见，但也有报道[57, 58]。这些肿瘤通常是星形细胞瘤并且类似于 NF1 中的脑胶质瘤，它们通常表现为惰性，并且很少引起症状。需要仔细的神经放射学检查，从而在 MRI 中区分脊髓肿瘤与脊髓部位的 T2 高信号灶区，类似常见于脑内的高信号灶区。

神经纤维瘤性神经病

神经纤维瘤性神经病是一种惰性、长度依赖性感觉运动轴突病变，伴有周围神经增粗和早发型神经纤维瘤的神经病。临床表现通常轻微且无进行性发展，但伴有异常早发的神经纤维瘤和恶性周围神经鞘瘤风险增加，因此，长期随访是必不可少的[61, 62]。这些患者的腓肠神经活检显示，弥漫性神经纤维瘤浸润伴神经束膜破裂，这可能是神经鞘细胞、成纤维细胞和神经周围细胞之间信号交互异常的结果[61]。

神经系统畸形与骨发育异常对神经系统的影响

导水管狭窄引起的脑积水是 NF1 的罕见并发症，由室管膜下神经胶质细胞的导水管周围增殖所致，或由 Chiari Ⅰ型畸形所致，很少伴有导水管肿瘤[63, 64]。蝶骨翼部发育不良，可能在颅脑成像中偶然被发现，通常无症状，但可引起颞叶凸出进入眼眶，导致搏动性眼球凸出[63]。

血 管 病 变

与 NF1 相关的血管病变可影响到任何动脉血管，导致全身性继发于肾动脉狭窄的高血压[65]、脑血管意外[66] 或外周血管功能不全[67]。血管壁的所有层次均可发生病理变化，最终导致动脉腔狭窄。脑血管受累通常导致颈内动脉、大脑中动脉或大脑前动脉狭窄，继而导致小毛细血管狭窄后增殖，在大脑血管造影中出现"烟雾病"（moya-moya）。NF1 患儿因原发性脑肿瘤接受颅脑照射后，烟雾病的发病率是预期的 3 倍[68]。

NF1 和其他神经系统疾病

许多其他的慢性神经系统疾病也与 NF1 相关，包括头痛、多发性硬化症和睡眠障碍[69, 70]。据报道，NF1 患者偏头痛频率增加（系统回顾显示偏头痛在 NF1 患者中发生率达 65%），并且对生活质量产生显著影响。针对头痛进行准确表型和分析，对提供适当的治疗和建议非常重要[70]。头痛的复发-缓解与原发性进行性多发性硬化症有一定关系，头痛频率越高，原发性进行性多发性硬化症的发病率也会越高[71-73]，其病程一般无痛苦。NF1 与多发性硬化症相关联的原因尚不清楚，少突胶质细胞髓鞘糖蛋白（*OMGP*）基因突变和 *NF1* 基因内含子的基因嵌入已被排除[74]。其他假设的机制，包括 Schwann 细胞在神经纤维瘤发展过程中的增殖，导致外周髓磷脂抗原的异常暴露，激活中枢神经系统髓鞘中对相同抗原的自身免疫反应。然而，NF1 作为一种肿瘤抑制状态，可能导致易感患者对中枢神经系统髓磷脂的自身免疫反应失常[73]。临床医师应警惕，NF1 和多发性硬化症的症状有可能重叠，例如，源于椎管内神经纤维瘤的脊髓压迫或神经脱髓鞘。虽然 NF1 是一种肿瘤抑制状态，但对多发性硬化症的免疫抑制治疗没有禁忌。

患有 NF1 的儿童和成人也更有可能患有睡眠障碍[69]。特定睡眠障碍的发生率更高，包括梦游、睡眠恐惧、入睡困难、维持睡眠困难以及觉醒和睡眠-觉醒转变异常[75, 76]。这些问题导致睡眠质量差，需要仔细评估以确定潜在的触发因素和可能的治疗策略[77]。

中枢神经系统的浅表铁质沉着症是一种罕见疾病，是慢性蛛网膜下腔出血的结果。临床特征包括进展性感觉神经性耳聋和小脑性共济失调、脊髓病、多发性神经根病、嗅觉缺失症和痴呆症。有一些关于 NF1 患者浅表铁质沉着症的报道，可能是由于硬脑膜迂曲，产生薄弱点，蛛网膜下腔沟通处发生缓慢血液渗漏所导致[78-81]。

硬膜扩张即椎管囊扩大，可见于 NF1 患者，可能导致脊椎后部典型的、跨越数个脊椎水平的扇形扩展。硬脑膜扩张症通常可在磁共振成像上偶然被发现，但很少引起神经并发症。

外周神经鞘瘤

神经纤维瘤（另参见第 9 章和第 11 章）是良性周围神经鞘瘤，由肿瘤性 Schwann 细胞、成纤维细胞、血管和肥大细胞组成。神经纤维瘤表现为真皮（皮肤或皮下）、脊神经根、弥漫性丛状、结节状丛状肿瘤或神经纤维瘤性神经病。皮肤神经纤维瘤通常发生在青春期，并且通常随着年龄增长而增大（参见神经纤维瘤部分内容）。弥散的皮下神经纤维瘤和脊髓神经纤维瘤，可引起疼痛或神经功能障碍，包括感觉和运动丧失，但很少发生恶变[82]。丛状神经纤维瘤是良性肿瘤，表现为局限于神经的结节性病变或侵犯周围软组织的弥散性肿瘤，可能与骨肥大、脉管改变、上覆皮肤色素沉着或毛发过度生长有关[1]。由于存在恶变、毁容、疼痛和神经功能丧失的风险，以及可能发生危及生命的大出血，丛状神经纤维瘤会导致显著的病态。丛状神经纤维瘤的治疗包括仔细的临床监测、疼痛管理和切除可以手术切除的肿瘤。由于周围组织和神经的浸润，同时，肿瘤血运丰富，因此，手术可能导致危及生命的大出血，十分具有挑战性。

脊髓神经根神经纤维瘤可在整个脊柱或多个脊椎水平出现，并且可能代表基于多个神经束受累的丛状肿瘤。脊髓神经纤维瘤在 NF1 患者中很常见，然而患者大多无症状[58]，通常是在接受其他神经影像学检查中被偶然发现。虽然神经纤维瘤可累及任何颈神经根，但最常压迫的是上段脊柱 C_2 和 C_3（图 13.4）。

高位颈髓受压的原因尚不清楚，可能与 C_2 神经根从神经孔穿出并越过 C_2 椎板的上部时容易受到反复低强度创伤有关[83]。当肿瘤起源于神经根时，肿瘤在穿过神经孔

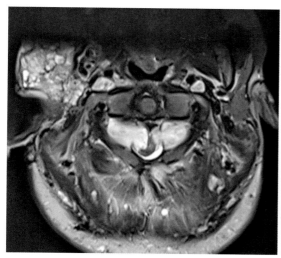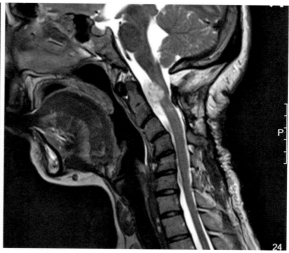

图 13.4　C_2 水平，双侧神经纤维瘤导致脊髓明显受压，C_2/C_3 颈髓内 T2 高信号，符合慢性脊髓病信号

时，呈哑铃形生长。任何年龄的患者都容易出现颈髓受压的体征或症状[83]。颈神经纤维瘤脊髓压迫最常见的症状是进行性四肢瘫痪，其他症状也包括下肢瘫痪、麻木、括约肌功能障碍和颈部疼痛。有症状的患者，需要在包括神经病学专家和神经外科医师在内的 NF1 多学科团队内，进行及时的神经学评估。需要神经放射学仔细检查，以确定有症状的神经纤维瘤所处节段水平，因为这些患者经常患有多个水平的脊髓神经纤维瘤。手术减压的指征，应基于神经系统症状和神经功能损害的进展特征。因神经纤维瘤而出现影像学脊髓压迫但无临床症状的患者，不应仅根据影像学表现来决定是否手术治疗，而是应密切监测临床症状和体征的进展情况。

非典型神经纤维瘤及恶性周围神经鞘瘤

非典型神经纤维瘤（另参见第 12 章）是有症状的、细胞丰富的周围神经鞘瘤，由胞核深染而无有丝分裂的细胞组成。非典型神经纤维瘤被证实具有潜在恶变的特征，并且表现出与恶性周围神经鞘瘤相同的分子变化[84]。治疗方法是完全切除，可降低恶性转化风险[85]（参见第 12 章"非典型神经纤维瘤"）。

恶性周围神经鞘瘤是高度侵袭性肿瘤，预后不佳[86]（参见第 12 章）。通常起源于已存在的丛状神经纤维瘤[87]，可发生于任何年龄，但 30 岁高发[86]。有关神经纤维瘤恶性转化的症状包括，神经纤维瘤快速生长并引起持续性疼痛或夜间痛，或神经损伤，或神经纤维瘤质地由软变硬。恶性神经纤维瘤症状，可能出现在随访就诊的间隔期，应该就恶性神经纤维瘤有关症状对患者进行宣教，从而使患者在出现相关症状时及时就诊。恶性神经纤维瘤诊断困难，因为患者可能同时有多个肿瘤并存，且与良性丛状神经纤维瘤混杂。磁共振检查被用于描述症状性病变的部位和大小，但不能确定肿瘤性质（图 13.5）。治疗的目标应是肿瘤完全切除且达到切缘阴性。经

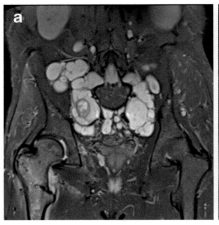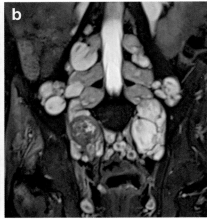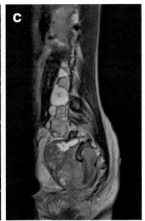

图 13.5　与坐骨神经有关的神经鞘瘤（a），病变内出血，快速生长期超过 2 个月（b）和 4 个月（c），活检证实为 2 级恶性周围神经鞘瘤

过适当治疗的低级别恶性周围神经鞘瘤可有长期的生存率；而高级别恶性周围神经鞘瘤常有广泛转移，预后较差[86]。

（陈传俊　译）

参考文献

［1］ Ferner RE, Huson SM, Thomas N, Moss C, Willshaw H, Evans DG, et al. Guidelines for the diagnosis and management of individuals with neurofibromatosis 1. J Med Genet. 2007; 44(2): 81–8.

［2］ Uusitalo E, Rantanen M, Kallionpaa RA, Poyhonen M, Leppavirta J, Yla-Outinen H, et al. Distinctive cancer associations in patients with neurofibromatosis type 1. J Clin Oncol. 2016; 34(17): 1978–86.

［3］ Rosser TL, Vezina G, Packer RJ. Cerebrovascular abnormalities in a population of children with neurofibromatosis type 1. Neurology. 2005; 64(3): 553–5.

［4］ Hyman SL, Shores A, North KN. The nature and frequency of cognitive deficits in children with neurofibromatosis type 1. Neurology. 2005; 65(7): 1037–44.

［5］ Krab LC, Oostenbrink R, de Goede-Bolder A, Aarsen FK, Elgersma Y, Moll HA. Health-related quality of life in children with neurofibromatosis type 1: contribution of demographic factors, disease-related factors, and behavior. J Pediatr. 2009; 154(3): 420–5, 5 e1.

［6］ Dilts CV, Carey JC, Kircher JC, Hoffman RO, Creel D, Ward K, et al. Children and adolescents with neurofibromatosis 1: a behavioral phenotype. J Dev Behav Pediatr. 1996; 17(4): 229–39.

［7］ Hyman SL, Arthur Shores E, North KN. Learning disabilities in children with neurofibromatosis type 1: subtypes, cognitive profile, and attention-deficit-hyperactivity disorder. Dev Med Child Neurol. 2006; 48(12): 973–7.

［8］ North KN, Riccardi V, Samango-Sprouse C, Ferner R, Moore B, Legius E, et al. Cognitive function and academic performance in neurofibromatosis. 1: consensus statement from the NF1 cognitive disorders task force. Neurology. 1997; 48(4): 1121–7.

［9］ North K, Hyman S, Barton B. Cognitive deficits in neurofibromatosis 1. J Child Neurol. 2002; 17(8): 605–12; discussion 27–9, 46–51.

［10］ Pride N, Payne JM, Webster R, Shores EA, Rae C, North KN. Corpus callosum morphology and its relationship to cognitive function in neurofibromatosis type 1. J Child Neurol. 2010; 25(7): 834–41.

［11］ Lidzba K, Granstrom S, Lindenau J, Mautner VF. The adverse influence of attention-deficit disorder with or without hyperactivity on cognition in neurofibromatosis type 1. Dev Med Child Neurol. 2012; 54(10): 892–7.

［12］ Walsh KS, Velez JI, Kardel PG, Imas DM, Muenke M, Packer RJ, et al. Symptomatology of autism spectrum disorder in a population with neurofibromatosis type 1. Dev Med Child Neurol. 2013; 55(2): 131–8.

［13］ Garg S, Green J, Leadbitter K, Emsley R, Lehtonen A, Evans DG, et al. Neurofibromatosis type 1 and autism spectrum disorder. Pediatrics. 2013; 132(6): e1642–8.

［14］ Morris SM, Acosta MT, Garg S, Green J, Huson S, Legius E, et al. Disease burden and symptom structure of autism in neurofibromatosis type 1: a study of the international NF1-ASD consortium team (INFACT). JAMA Psychiat. 2016; 73(12): 1276–84.

［15］ Korf BR, Carrazana E, Holmes GL. Patterns of seizures observed in association with neurofibromatosis 1. Epilepsia.

1993; 34(4): 616-20.

[16] Ferner RE, Jackson MJ. The neurofibromatoses. In: Shorvon SD, Anderman R, Rea G, editors. The causes of epilepsy. Cambridge: Cambridge University Press; 2011. p. 183-8.

[17] Ostendorf AP, Gutmann DH, Weisenberg JL. Epilepsy in individuals with neurofibromatosis type 1. Epilepsia. 2013; 54(10): 1810-4.

[18] Rosman NP, Pearce J. The brain in multiple neurofibromatosis (von Recklinghausen's disease): a suggested neuropathological basis for the associated mental defect. Brain. 1967; 90(4): 829-38.

[19] Jackson REFaMJ. Neurocutaneous syndromes: neurofibromatoses. In: Simon D. Shorvon FA, Renzo Guerrini, editor. The causes of epilepsy: Cambridge University PressCambridge; 2011. p. 183-188.

[20] Barba C, Jacques T, Kahane P, Polster T, Isnard J, Leijten FS, et al. Epilepsy surgery in neurofibromatosis type 1. Epilepsy Res. 2013; 105(3): 384-95.

[21] Lellouch-Tubiana A, Bourgeois M, Vekemans M, Robain O. Dysembryoplastic neuroepithelial tumors in two children with neurofibromatosis type 1. Acta Neuropathol. 1995; 90(3): 319-22.

[22] Fedi M, Anne Mitchell L, Kalnins RM, Gutmann DH, Perry A, Newton M, et al. Glioneuronal tumours in neurofibromatosis type 1: MRI-pathological study. J Clin Neurosci. 2004; 11(7): 745-7.

[23] Parizel PM, Martin JJ, Van Vyve M, van den Hauwe L, De Schepper AM. Cerebral ganglioglioma and neurofibromatosis type I. case report and review of the literature. Neuroradiology. 1991; 33(4): 357-9.

[24] Pasquier B, Peoc HM, Fabre-Bocquentin B, Bensaadi L, Pasquier D, Hoffmann D, et al. Surgical pathology of drug-resistant partial epilepsy. A 10-year-experience with a series of 327 consecutive resections. Epileptic Disord. 2002; 4(2): 99-119.

[25] Guillamo JS, Creange A, Kalifa C, Grill J, Rodriguez D, Doz F, et al. Prognostic factors of CNS tumours in neurofibromatosis 1 (NF1): a retrospective study of 104 patients. Brain. 2003; 126(Pt 1): 152-60.

[26] Listernick R, Ferner RE, Liu GT, Gutmann DH. Optic pathway gliomas in neurofibromatosis-1: controversies and recommendations. Ann Neurol. 2007; 61(3): 189-98.

[27] Listernick R, Louis DN, Packer RJ, Gutmann DH. Optic pathway gliomas in children with neurofibromatosis 1: consensus statement from the NF1 optic pathway glioma task force. Ann Neurol. 1997; 41(2): 143-9.

[28] King A, Listernick R, Charrow J, Piersall L, Gutmann DH. Optic pathway gliomas in neurofibromatosis type 1: the effect of presenting symptoms on outcome. Am J Med Genet A. 2003; 122A(2): 95-9.

[29] Leonard JR, Perry A, Rubin JB, King AA, Chicoine MR, Gutmann DH. The role of surgical biopsy in the diagnosis of glioma in individuals with neurofibromatosis-1. Neurology. 2006; 67(8): 1509-12.

[30] Listernick R, Ferner RE, Piersall L, Sharif S, Gutmann DH, Charrow J. Late-onset optic pathway tumors in children with neurofibromatosis 1. Neurology. 2004; 63(10): 1944-6.

[31] Listernick R, Charrow J, Greenwald M, Mets M. Natural history of optic pathway tumors in children with neurofibromatosis type 1: a longitudinal study. J Pediatr.

1994; 125(1): 63-6.

[32] Chateil JF, Soussotte C, Pedespan JM, Brun M, Le Manh C, Diard F. MRI and clinical differences between optic pathway tumours in children with and without neurofibromatosis. Br J Radiol. 2001; 74(877): 24-31.

[33] Balcer LJ, Liu GT, Heller G, Bilaniuk L, Volpe NJ, Galetta SL, et al. Visual loss in children with neurofibromatosis type 1 and optic pathway gliomas: relation to tumor location by magnetic resonance imaging. Am J Ophthalmol. 2001; 131(4): 442-5.

[34] Zeid JL, Charrow J, Sandu M, Goldman S, Listernick R. Orbital optic nerve gliomas in children with neurofibromatosis type 1. J AAPOS. 2006; 10(6): 534-9.

[35] Diggs-Andrews KA, Brown JA, Gianino SM, Rubin JB, Wozniak DF, Gutmann DH. Sex is a major determinant of neuronal dysfunction in neurofibromatosis type 1. Ann Neurol. 2014; 75(2): 309-16.

[36] Fisher MJ, Loguidice M, Gutmann DH, Listernick R, Ferner RE, Ullrich NJ, et al. Visual outcomes in children with neurofibromatosis type 1-associated optic pathway glioma following chemotherapy: a multicenter retrospective analysis. Neuro-Oncology. 2012; 14(6): 790-7.

[37] de Blank PMK, Fisher MJ, Liu GT, Gutmann DH, Listernick R, Ferner RE, et al. Optic pathway gliomas in neurofibromatosis type 1: an update: surveillance, treatment indications, and biomarkers of vision. J Neuroophthalmol. 2017; 37(Suppl 1): S23-32.

[38] Shofty B, Ben-Sira L, Freedman S, Yalon M, Dvir R, Weintraub M, et al. Visual outcome following chemotherapy for progressive optic pathway gliomas. Pediatr Blood Cancer. 2011; 57(3): 481-5.

[39] Grill J, Laithier V, Rodriguez D, Raquin MA, Pierre-Kahn A, Kalifa C. When do children with optic pathway tumours need treatment? An oncological perspective in 106 patients treated in a single Centre. Eur J Pediatr. 2000; 159(9): 692-6.

[40] Campagna M, Opocher E, Viscardi E, Calderone M, Severino SM, Cermakova I, et al. Optic pathway glioma: long-term visual outcome in children without neurofibromatosis type-1. Pediatr Blood Cancer. 2010; 55(6): 1083-8.

[41] Kelly JP, Weiss AH. Detection of tumor progression in optic pathway glioma with and without neurofibromatosis type 1. Neuro-Oncology. 2013; 15(11): 1560-7.

[42] Ng YT, North KN. Visual-evoked potentials in the assessment of optic gliomas. Pediatr Neurol. 2001; 24(1): 44-8.

[43] Falsini B, Ziccardi L, Lazzareschi I, Ruggiero A, Placentino L, Dickmann A, et al. Longitudinal assessment of childhood optic gliomas: relationship between flicker visual evoked potentials and magnetic resonance imaging findings. J Neuro-Oncol. 2008; 88(1): 87-96.

[44] Kelly JP, Leary S, Khanna P, Weiss AH. Longitudinal measures of visual function, tumor volume, and prediction of visual outcomes after treatment of optic pathway gliomas. Ophthalmology. 2012; 119(6): 1231-7.

[45] Avery RA, Ferner RE, Listernick R, Fisher MJ, Gutmann DH, Liu GT. Visual acuity in children with low grade gliomas of the visual pathway: implications for patient care and clinical research. J Neuro-Oncol. 2012; 110(1): 1-7.

[46] Fisher MJ, Avery RA, Allen JC, Ardern-Holmes SL, Bilaniuk LT, Ferner RE, et al. Functional outcome measures for NF1-associated optic pathway glioma clinical trials. Neurology. 2013; 81(21 Suppl 1): S15–24.

[47] Sharif S, Ferner R, Birch JM, Gillespie JE, Gattamaneni HR, Baser ME, et al. Second primary tumors in neurofibromatosis 1 patients treated for optic glioma: substantial risks after radiotherapy. J Clin Oncol. 2006; 24(16): 2570–5.

[48] Packer RJ, Ater J, Allen J, Phillips P, Geyer R, Nicholson HS, et al. Carboplatin and vincristine chemotherapy for children with newly diagnosed progressive low-grade gliomas. J Neurosurg. 1997; 86(5): 747–54.

[49] Desai SS, Paulino AC, Mai WY, Teh BS. Radiation-induced moyamoya syndrome. Int J Radiat Oncol Biol Phys. 2006; 65(4): 1222–7.

[50] Avery RA, Fisher MJ, Liu GT. Optic pathway gliomas. J Neuroophthalmol. 2011; 31(3): 269–78.

[51] Ferner RE, Chaudhuri R, Bingham J, Cox T, Hughes RA. MRI in neurofibromatosis 1. The nature and evolution of increased intensity T2 weighted lesions and their relationship to intellectual impairment. J Neurol Neurosurg Psychiatry. 1993; 56(5): 492–5.

[52] DeBella K, Poskitt K, Szudek J, Friedman JM. Use of "unidentified bright objects" on MRI for diagnosis of neurofibromatosis 1 in children. Neurology. 2000; 54(8): 1646–51.

[53] Gutmann DH, Rasmussen SA, Wolkenstein P, MacCollin MM, Guha A, Inskip PD, et al. Gliomas presenting after age 10 in individuals with neurofibromatosis type 1 (NF1). Neurology. 2002; 59(5): 759–61.

[54] Byrne S, Connor S, Lascelles K, Siddiqui A, Hargrave D, Ferner RE. Clinical presentation and prognostic indicators in 100 adults and children with neurofibromatosis 1 associated non-optic pathway brain gliomas. J Neuro-Oncol. 2017; 133(3): 609–14.

[55] Pollack IF, Shultz B, Mulvihill JJ. The management of brainstem gliomas in patients with neurofibromatosis 1. Neurology. 1996; 46(6): 1652–60.

[56] Molloy PT, Bilaniuk LT, Vaughan SN, Needle MN, Liu GT, Zackai EH, et al. Brainstem tumors in patients with neurofibromatosis type 1: a distinct clinical entity. Neurology. 1995; 45(10): 1897–902.

[57] Lee M, Rezai AR, Freed D, Epstein FJ. Intramedullary spinal cord tumors in neurofibromatosis. Neurosurgery. 1996; 38(1): 32–7.

[58] Thakkar SD, Feigen U, Mautner VF. Spinal tumours in neurofibromatosis type 1: an MRI study of frequency, multiplicity and variety. Neuroradiology. 1999; 41(9): 625–9.

[59] D'Amico A, Mazio F, Ugga L, Cuocolo R, Cirillo M, Santoro C, et al. Medullary unidentified bright objects in neurofibromatosis type 1: a case series. BMC Pediatr. 2018; 18(1): 91.

[60] Ruegger AD, Coleman L, Hansford JR, McLean N, Dabscheck G. Spinal cord hyperintensities in neurofibromatosis type 1: are they the cord equivalent of unidentified bright objects in the brain? Pediatr Neurol. 2018; 86: 63–5.

[61] Ferner RE, Hughes RA, Hall SM, Upadhyaya M, Johnson MR. Neurofibromatous neuropathy in neurofibromatosis 1 (NF1). J Med Genet. 2004; 41(11): 837–41.

[62] Drouet A, Wolkenstein P, Lefaucheur JP, Pinson S, Combemale P, Gherardi RK, et al. Neurofibromatosis 1-associated neuropathies: a reappraisal. Brain. 2004; 127(Pt 9): 1993–2009.

[63] Huson SM, Harper PS, Compston DA. Von Recklinghausen neurofibromatosis. A clinical and population study in South-East Wales. Brain. 1988; 111(Pt 6): 1355–81.

[64] Afifi AK, Dolan KD, Van Gilder JC, Fincham RW. Ventriculomegaly in neurofibromatosis-1. Association with Chiari type I malformation. Neurofibromatosis. 1988; 1(5–6): 299–305.

[65] Han M, Criado E. Renal artery stenosis and aneurysms associated with neurofibromatosis. J Vasc Surg. 2005; 41(3): 539–43.

[66] Terry AR, Jordan JT, Schwamm L, Plotkin SR. Increased risk of cerebrovascular disease among patients with neurofibromatosis type 1: population-based approach. Stroke. 2016; 47(1): 60–5.

[67] Farmakis SG, Han M, White F, Khanna G. Neurofibromatosis 1 vasculopathy manifesting as a peripheral aneurysm in an adolescent. Pediatr Radiol. 2014; 44(10): 1328–31.

[68] Ullrich NJ, Robertson R, Kinnamon DD, Scott RM, Kieran MW, Turner CD, et al. Moyamoya following cranial irradiation for primary brain tumors in children. Neurology. 2007; 68(12): 932–8.

[69] Madubata CC, Olsen MA, Stwalley DL, Gutmann DH, Johnson KJ. Neurofibromatosis type 1 and chronic neurological conditions in the United States: an administrative claims analysis. Genet Med. 2015; 17(1): 36–42.

[70] Afridi SK, Leschziner GD, Ferner RE. Prevalence and clinical presentation of headache in a National neurofibromatosis 1 service and impact on quality of life. Am J Med Genet A. 2015; 167A(10): 2282–5.

[71] Ferner RE, Hughes RA, Johnson MR. Neurofibromatosis 1 and multiple sclerosis. J Neurol Neurosurg Psychiatry. 1995; 58(5): 582–5.

[72] Etemadifar M, Fatehi F, Sahraian MA, Borhanihaghighi A, Ardestani PM, Kaji-Esfahani M, et al. Multiple sclerosis and neurofibromatosis type 1: report of seven patients from Iran. Mult Scler. 2009; 15(9): 1126–30.

[73] Perini P, Gallo P. The range of multiple sclerosis associated with neurofibromatosis type 1. J Neurol Neurosurg Psychiatry. 2001; 71(5): 679–81.

[74] Johnson MR, Ferner RE, Bobrow M, Hughes RA. Detailed analysis of the oligodendrocyte myelin glycoprotein gene in four patients with neurofibromatosis 1 and primary progressive multiple sclerosis. J Neurol Neurosurg Psychiatry. 2000; 68(5): 643–6.

[75] Johnson H, Wiggs L, Stores G, Huson SM. Psychological disturbance and sleep disorders in children with neurofibromatosis type 1. Dev Med Child Neurol. 2005; 47(4): 237–42.

[76] Licis AK, Vallorani A, Gao F, Chen C, Lenox J, Yamada KA, et al. Prevalence of sleep disturbances in children with neurofibromatosis type 1. J Child Neurol. 2013; 28(11): 1400–5.

[77] Leschziner GD, Golding JF, Ferner RE. Sleep disturbance as part of the neurofibromatosis type 1 phenotype in adults. Am J Med Genet A. 2013; 161A(6): 1319–22.

［78］Manfredi M, De Togni L, Beltramello A. Superficial siderosis of the central nervous system in a patient with neurofibromatosis type I. Eur Neurol. 2000; 43(2): 121−2.

［79］Matsumoto A, Suzuki H, Tobita M, Hisanaga K. An autopsy case of superficial siderosis of the central nervous system accompanied by anterior sacral polycystic meningocele in neurofibromatosis type 1. Rinsho Shinkeigaku. 2016; 56(7): 486−94.

［80］O'Hare M, Fearon C, Kavanagh EC, Murray B, Lynch T. Superficial siderosis and dural ectasia: a case report. Neurology. 2016; 87(16): 1743−4.

［81］Gonzalez-Pinto T, Perez Concha T, Moreno EA. Intracranial arterial dolichoectasia and superficial siderosis associated to neurofibromatosis type 1: report of one case. Neurol Sci. 2018; 39(12): 2209−11.

［82］Tucker T, Wolkenstein P, Revuz J, Zeller J, Friedman JM. Association between benign and malignant peripheral nerve sheath tumors in NF1. Neurology. 2005; 65(2): 205−11.

［83］Leonard JR, Ferner RE, Thomas N, Gutmann DH. Cervical cord compression from plexiform neurofibromas in neurofibromatosis 1. J Neurol Neurosurg Psychiatry. 2007; 78(12): 1404−6.

［84］Beert E, Brems H, Daniels B, De Wever I, Van Calenbergh F, Schoenaers J, et al. Atypical neurofibromas in neurofibromatosis type 1 are premalignant tumors. Genes Chromosomes Cancer. 2011; 50(12): 1021−32.

［85］Higham CS, Dombi E, Rogiers A, Bhaumik S, Pans S, Connor SEJ, et al. The characteristics of 76 atypical neurofibromas as precursors to neurofibromatosis 1 associated malignant peripheral nerve sheath tumors. Neuro-Oncology. 2018; 20(6): 818−25.

［86］Ferner RE, Gutmann DH. International consensus statement on malignant peripheral nerve sheath tumors in neurofibromatosis. Cancer Res. 2002; 62(5): 1573−7.

［87］McCarron KF, Goldblum JR. Plexiform neurofibroma with and without associated malignant peripheral nerve sheath tumor: a clinicopathologic and immunohistochemical analysis of 54 cases. Mod Pathol. 1998; 11(7): 612−7.

第14章

Ⅰ型神经纤维瘤病患者的学习和行为障碍

Learning Disabilities and Behavior in Neurofibromatosis Type 1 Patients

Shruti Garg and Jonathan Green

认知和语言障碍

智力障碍

早期研究普遍高估了 NF1 患者中智力障碍的患病率，据报道其患病率高达 30%。在这些研究中，患病率与实际存在偏差可能是由于研究者在确定和评估智力障碍过程中存在误差偏倚；研究对象均从精神病院和医院招募而来，并仅使用诸如受教育年限之类的粗略的智力测量指标[1]。而新近的研究则表明 NF1 患者的平均智商得分在 80～90；与普通人群中 3% 的患病率相比，NF1 患者智力障碍（定义为智商得分 <70 并表现出相关的适应性功能障碍）的患病率据估计在 4%～8%[2, 3]。严重的学习障碍常与 NF1 基因片段微缺失有关[4]。尽管其言语/操作智商存在差异[5]，NF1 患儿明显表现出更好的言语智商，但这一点并没有被普遍证明[6]。而特定的学习障碍（定义为基于共同标准化测试测得的智商和成绩之间存在 2 个标准差的差异）则更为普遍，据估计其发生率至少为 20%[7]。大约 75% 的

NF1 患儿在拼写、数学或阅读等 1 个或多个领域的成绩比同龄儿童低 1 个标准差，参加特殊教育的可能性也是同龄儿童的 4 倍[2]。纵向队列研究则进一步表明，NF1 基因突变所导致的认知障碍在学龄前儿童中是普遍存在的[8]。

视觉－空间与感知功能障碍

长期以来，视觉－空间功能障碍被认为是 NF1 患者的一个标志性特征，而最近的研究表明，这些障碍属于更广义的认知障碍的一部分[9]。这些障碍的特点是，难以组织和准确解释视觉信息。在既往不同的 NF1 研究中，均是通过直线方向判断测试（Judgement of Line Orientation，JLO）和 Rey-Osterrieth 复杂图形任务[10] 进行测定，表现不佳是在许多不同研究中的共性特征[6, 11]。Hyman 等学者也发现，56% 的 NF1 患儿在 JLO 测试上的得分比一般人群的平均值至少低 1 个标准差（standard deviation，SD）。然而，最近的一项对视觉－空间功能特定子过程进行的详细研究发现，其功能障碍实际

上是由于执行功能的潜在缺陷所致。在一项包括 39 名年龄 / 性别匹配的 NF1 患儿的病例对照研究中，Van Eylen 等学者发现，当以执行功能障碍为前提开展功能检查时，患儿均表现出完整的视觉形式辨别、视觉整合能力以及典型的视觉处理方式[9]。

执行功能

Lezak 将执行功能定义为"使一个人能够进行独立、有目的、自我服务的行为的能力"[12]。它涉及的能力包括诸如计划、注意、抑制、认知灵活性、组织和自我监督等。计划、自制力、工作记忆和注意力，都是一些已经被详细研究过的执行能力，并被发现其在 NF1 患者中功能受损[6, 13]。Roy 等学者在一项与健康对照组进行匹配的病例对照研究中，对 36 名 NF1 患儿使用了 3 项行动-计划任务进行测试。他们发现，与健康对照组相比，NF1 患儿在行动-计划任务上的表现普遍不佳。"认知控制"也存在缺陷，而"认知控制"就相当于执行功能，但是，同时在任务中合并复杂度[14, 15]。Huijbregts 等学者进一步发现，即使在排除了患有注意缺陷多动障碍（ADHD）的 NF1 患儿中，认知控制缺陷仍然很明显，这表明多动 / 注意力缺陷并不能完全解释 NF1 患者的认知控制缺陷。在另一项囊括 42 名 NF1 患儿的扩展测试研究中，对执行功能的 5 个领域（抑制、认知灵活性、生成性、工作记忆、计划）进行详细分析后发现，与正常和自闭症儿童相比，执行功能缺陷才是 NF1 患儿的核心特征，而不是低智商或自闭症状的继发表现[16]。

言语和语言障碍

广泛的语言缺陷与 NF1 相关，因此，整体的语言缺陷被视为 NF1 认知表型的一个关键特征[10]。这些功能障碍可能包括语言结构、语义语言、接受性和表达性语言、言语工作记忆和理解力方面的缺陷，至少 1/3 的 NF1 患儿会因此影响社交[17-19]。在患儿发育早期，这些功能障碍即可被发现。例如，一项针对 39 名 21 ～ 30 个月龄的 NF1 患儿的横断面对照研究表明，根据父母的描述，几乎 3/4 的患儿存在语言学习延迟、产出性词汇减少以及句式复杂程度降低的现象。此外，最近一项关于 10 名 NF1 婴儿的初步研究表明，无论是依据父母报告还是 Mullen 早期学习量表（Mullen's Scale of Early Learning）测试的结果，患儿 10 个月龄时的表达性和接受性语言能力均发育延迟[20]。

对语音造成影响的言语变化，包括异常的语速、音量、音调、声音嘶哑以及鼻音亢进也已得到广泛关注[21]。一项 62 名 NF1 患者参与的病例对照研究表明，音调调节存在异常，可导致患者出现言语单调、发音偏差、发音错误和不流利等问题；并且，相较于成人和女性，这些问题在儿童和男性中表现得更为严重[22]。这些研究结果提示，在与发声相关的不同解剖部位均可能存在运动障碍。在 NF1 患者中，言语和语言障碍常与注意缺陷多动障碍（ADHD）、社交障碍并存。

行 为 障 碍

注意缺陷多动障碍

据报道，ADHD 是 NF1 患者中最常见的精神类疾病，患病率估计为 30% ～ 67%[23-25]，而一般人群中 ADHD 的患病率仅为 3% ～ 7%[26]。此外，NF1 患者中注意缺陷多动障碍的发病率在男女两性之间并没有明显差别，而在一般人群中注意缺陷多动障碍的发病率男女之比约为 3 : 1[27]。对 NF1 患者注意力进行深入研究后发现，其在几乎所有注意力领域均存在缺陷，包括持续的视觉和听觉注意、分散注意、选择性注意以及反应抑制[28]。绝大多数研究表明，NF1 患者所表现出的主要亚型是混合型或不注意型。NF1 患儿常表现出较差的心理社会功能、社交能力和社交技能[29, 30]。相比没有 ADHD 的 NF1 患儿，伴有 ADHD 的 NF1 患儿表现出更多的情绪困扰问题和攻击性[31]。ADHD 的症状可以持续到成年，并显著影响患者的生活质量和工作表现。Mautner 等学者对 26 名同时患有 NF1 和 ADHD 的成年人进行了一项研究，将其与未患有 ADHD 的成年 NF1 患者以及仅患有 ADHD 的成年人进行比较，发现 NF1+ADHD 组表现出与仅患有 ADHD 组相似的情绪不稳定的心理表型[32]。Payne 等学者也已证明，功能的测量（如 Conners 量表）和执行功能的传统神经心理学测试之间的相关性较差。在一项针对 199 名 NF1 患儿和 55 名其兄弟姐妹进行配对的对照研究中，学者证明了对参与者进行执行功能的认知测试所得结果并不能很好地预测其在家庭或学校注意力 / 专注力的功能障碍[25]。这些结果表明，神经心理学测试和执行功能测试均应纳入 ADHD 的临床评估中。

NF1 动物模型研究的结果进一步表明，注意力系统异常是由纹状体中的多巴胺减少所致，在服用哌甲酯或左旋多巴后可恢复正常水平[33]。

自闭症谱系障碍（ASD）与社交障碍

与总人群中 1% 的 ASD 患病率相比，ASD 与 NF1 存在大量共病现象[34]。相比标准对照组，NF1 组中普遍存在社交障碍，包括社交技能受损、社会孤立、同伴排斥以及在测量社会信息处理的任务中表现较差[29, 30, 35]。然而，NF1 和 ASD 之间的联系在最近 10 年才逐渐被学者系统地研究，据报道，NF1 患者中 ASD 的患病率在 10% ～ 30%。通过流行病学设计、详细的父母访谈以及儿童评估等措施，Garg 等学者发现，NF1 患儿中 ASD 的患病率约为 25%。此后，许多文献陆续证实了这一结果[36, 37]。最近一项对 128 名临床转诊儿童的回顾性研究却发现，NF1 患儿中 ASD 的患病率较低，约为 11%，另有 16.5% 的患儿仅伴有 ASD 的亚临床症状[38]。与之类似，一项对 531 名 NF1 患者进行抽样调查的大型国际合作研究中发现，使用父母评级筛查工具，参与者 ASD 患病率为 13%，另外 26% 仅表现为亚临床症状[39]。与总人群相似，NF1 患者中 ASD 的患病率男性约为女性的 3 倍[38, 40]。同时，NF1 患者中 ASD 的患病率与身体表型的严重程度或智力缺陷均无关[38, 41]。ASD 和 ADHD 也有大量的共病存在，约 25% 的 NF1 患儿同时符合这两种疾病的临床诊断标准[42]。

自闭症相关症状已在 NF1 动物模型中被成功复制。Molosh 等学者使用验证效能良好的三箱社交实验测试（three-chamber social memory test）研究了 *Nf1*[+/-] 小鼠的社会性学习能力缺陷。研究结果表明，*Nf1*[+/-] 小鼠杏仁核中谷氨酸、γ-氨基丁酸分布异常，并且存在对与谷氨酸和 γ-氨基丁酸相关的蛋白表达特异性干扰。p21 蛋白活化激酶基因是 Ras-MAPK 通路活性的正向调控因子，缺失该基因可以使杏仁核功能的破坏恢复正常，并改善社会性学习缺陷障碍。对

Pak1 活性的进一步药理阻断也可产生类似的效果[43]。

内化和外化障碍

调查 NF1 患儿情绪行为障碍的研究表明，其在儿童行为检测量表（Child Behavior Check List，CBCL）上的得分显著高于正常儿童，尤其在焦虑、抑郁和攻击性方面[30, 44]。采用家长、教师和自我测评的方法，对 183 名 6～17 岁 NF1 患儿进行的一项大型研究发现，32% 的患儿存在临床意义上的情绪 / 行为问题。家长对这些问题的认知程度远高于教师或患儿自己[45]。一项囊括 53 名 NF1 和丛状神经纤维瘤病患儿的横断面研究表明，在父母报告的测量结果中，32% 的患儿存在内化障碍的风险，而 11% 的患儿存在外化障碍的风险。此外，较低的智商、较严重的身体疾病、较高的生活压力与行为障碍的严重程度呈正相关[46]。成人 NF1 患者罹患精神疾病的风险增加，据研究报道，至少有 33% 的 NF1 患者患有严重的精神疾病[47]。基于互联网问卷调查，一项针对 498 名成人 NF1 患者进行的横断面研究则表明，55% 的患者认为自己具有很高的可能性患有抑郁症[48]。与正常人群相比，NF1 患者的自评报告结果也显示其存在生活质量较差、焦虑以及自我形象扭曲等问题[49]。

睡眠

睡眠障碍是 NF1 患者常见的临床问题，但尚未通过研究进行详细调查。据报道，在 NF1 患者中，包括梦游、夜惊在内的睡眠障碍发生率较高，这可能与患者的行为问题、注意缺陷多动障碍以及情绪问题有关[50]。一项针对 129 名 NF1 患儿及其未患病的兄弟姐妹进行的大型横断面研究发现，NF1 患儿在启动和维持睡眠、觉醒、睡眠-觉醒转换、多汗症等方面的功能障碍明显增多。在这项研究中，睡眠问题与其智商或注意力缺陷均无关[51]。对 NF1 果蝇及其他动物模型进行的相关研究表明，其调节机体休息所需的昼夜节律神经元中存在异常的钙循环-活动节律[52]。类似的机制可能与 NF1 患者的睡眠障碍也有关。

认知和行为障碍的相关影像学表现

在 NF1 患者中，脑结构成像和功能成像均提示存在与神经心理表型相关的脑结构异常。在影像和头围测量中，均发现患者脑容量、巨颅畸形有所增加，这很可能由额叶和胼胝体中白质体积增加和后脑区中灰质体积增加引起[53]。而胼胝体相对全脑体积有所增大；研究发现，较大的胼胝体体积与学业不良、低智商、执行功能和视觉空间障碍有关[13]。在高达 90% 的 NF1 患儿中，T2 加权脑部 MRI 上可以观察到高信号的病灶区域。这些 T2 高信号（T2H）最常见于基底节、小脑、丘脑、脑干和皮质下白质区域。T2H 与认知功能障碍之间的关系尚不清楚，但最近的研究表明，丘脑或丘脑-纹状体区域的 T2H 与更严重的认知损害有关[54]，该区域的 T2H 可能通过丘脑-皮质功能缺陷而导致认知障碍[55]。一项从儿童期持续到成人期长达 18 年的小型纵向随访研究表明，位于基底节、丘脑和脑干的离散型 T2H 倾向于在成人期消退。此外，T2H 的消退与认知功能的改善有关，这可能是得益于白质区域功能效率的提高[56]。

NF1 患者的功能性 MRI 研究目前仍处于起步阶段，但已被用于研究 NF1 患者视觉空间加工处理和工作记忆缺陷的神经学基础研究中。基于使用 JLO 任务，Clements-Stephens 等学者发现，与健康对照组相比，NF1 患者右脑半球活跃程度显著高于左脑半球，这可能暗示 NF1 患者的右脑半球神经网络效率更为低下[57]。Violante 等学者则发现，在 NF1 患者中，异常的神经网络激活模式与视觉处理之间存在联系[58]。在最近的一项研究中，Ibrahim 等学者研究了 NF1 患者空间工作记忆障碍的神经基础后发现，NF1 患者的工作记忆回路激活明显不足，并且功能连接存在异常，特别是在左背外侧前额叶皮层和右顶叶内沟区域[59]。

NF1 认知障碍的治疗机制

在模拟 NF1 患者认知和行为障碍、阐明潜在神经生物学机制和帮助开发有针对性的干预措施等方面，NF1 动物模型已经被证明是非常有价值的。$Nf1^{+/-}$ 杂合子小鼠模型表明，NF1 相关学习障碍是由 Ras/MAPK 通路活性过度激活而引起，继而导致依赖 MAPK 通路的突触蛋白Ⅰ磷酸化增强和中间神经元 GABA 释放增加，从而引发小鼠神经突触可塑性、认知 / 行为表型的缺陷[43, 60]。此外，研究发现，通过使用法尼基转移酶抑制剂或他汀类药物下调 Ras 活性，可改善小鼠的认知表型[61]。然而，当前针对 NF1 患者的他汀类药物临床转化试验结果却令人失望[62]。一项使用辛伐他汀对 84 名 8 ～ 16 岁 NF1 患儿进行治疗的大规模随机对照试验结果发现，参与者的认知缺陷或通过父母测评报告的行为问题并没有得到明显改善[63]。同样，一项对 146 名 8 ～ 15 岁 NF1 合并视觉空间学习 / 注意力障碍患儿，进行了为期 16 周的洛伐他汀药物治疗的随机对照试验

后发现，受试者在配对联想学习任务中的表现也并没有得到改善[64]。最近，一项对经辛伐他汀药物治疗之后的 30 名 4 ～ 10 岁患有 NF1 和 ASD 的患儿使用多参数成像检测的小型随机对照试验结果表明，辛伐他汀对 NF1 病理生理和社交脑网络相关的大脑区域或有影响[65]。

多巴胺能功能缺陷也被认为是 NF1 患者注意力缺陷的一个潜在促成因素，尽管其确切机制目前尚不清楚。动物模型研究进一步表明，海马区的多巴胺能信号传导减少，可通过哌甲酯等多巴胺升高药物使其正常化[66, 67]。一项对 NF1 患儿进行哌甲酯治疗的小规模随机对照试验结果表明，该药具有良好的临床疗效[31, 68]。

临床实践总结与意义

近些年来，针对 NF1 患者认知和行为表现的相关研究有了很大的进展。这十分令人欣喜，因为大量事实证明，认知、社交和行为障碍是 NF1 患者在其幼儿时期最常见的异常表现，这些异常表现常与其家庭密切相关，并对患儿日后的社会适应产生不良影响。与所有神经发育障碍一样，原发性、遗传性的认知和行为障碍是多种多样，且往往是共病的，并且不太可能代表特定的某种表型。近年来，自闭症谱系障碍（ASD）的高患病率被广泛认知也是一个重要的进展，其发病率与 ADHD 相当，但与 ADHD 不同。过去，由于"诊断遮蔽"（diagnostic overshadowing），认知和行为障碍常常被低估[42]，这意味着，受影响儿童的家庭可能无法获得特定的相关干预措施支持。而最近的研究成果应该会让这种现象成为过去：注意缺陷多动障碍、自闭症、焦虑症伴发的认知和行为障碍都有明确的补救策略，这可以

借助于精神科医生和其他心理健康专家而应用于这一领域。结合常规的意识和教育方面的管理与支持，应该可以改善这类患儿的早期社会适应能力。

一项重要的方法学进展是，已经建立了两项从婴儿早期开始的前瞻性纵向婴儿队列研究，分别跟踪这些婴儿的认知[69]和神经发育/行为发育轨迹[20]。结合这些前瞻性研究，以及在不同发育阶段患儿的描述性研究结果，对指导临床实践具有重要的意义。这些研究发现的早期认知和行为障碍症状，可能是患儿日后出现问题的"危险信号"，应积极予以监测或提供初级预防干预。

除了这些临床意义外，NF1 是一种基于动物模型而获得其机制理解的单基因疾病，这对于我们更好及更广泛理解患者的认知和行为表型的发展过程具有重大意义。NF1 动物表现出认知和行为的非典型性，这可以理解为与人类患者相似，并且其对各种干预策略均有反应，这些干预策略逆转了疾病的核心病理生理过程[43, 61]。虽然目前还没有转化为人类疗法而获益的证据，但新近的试验已经显示了其对神经功能的相关影响[70]，而其他针对脑部的特殊疗法目前也正在测试之中[71]。基于动物和人类疾病模型，通过研究 NF1 基因突变的相关临床及基础表现，让我们了解到大量有关神经系统功能的知识。我们已经从动物实验中了解到 NF1 对 γ-氨基丁酸（GABA）、兴奋/抑制失衡、突触蛋白表达和长时程增强的影响。这些系统效应是如何在大脑区域和短暂的过度发育中表达的，这将是理解患者特定表型的出现及其共同发生的关键。随着对其他单基因和神经发育障碍疾病的类似研究，我们发现 NF1 等疾病所特有的认知和行为表型的可能性越来越低。取而代之的是，不同途径的神经系统损伤，最终可能形成共同的神经表型。这在理论上可理解为，不同初级神经系统的损害有着共同的、适应性发育的基础[72]。随着人类逐渐理解单基因疾病的原发性损害，这为下一步理解复杂神经发育障碍的神经生物学机制奠定了基础。

通过这种方式，NF1 的神经精神和神经发育研究已经进入了一个令人振奋的新阶段，这也将具有理论和实践的双重临床意义。

（张晓晨　译）

参考文献

[1] Cole WG, Myers NA. Neurofibromatosis in childhood. Aust N Z J Surg. 1978; 48(4): 360–5.
[2] Krab LC, Aarsen FK, de Goede-Bolder A, Catsman-Berrevoets CE, Arts WF, Moll HA, et al. Impact of neurofibromatosis type 1 on school performance. J Child Neurol. 2008; 23(9): 1002–10.
[3] North K, Joy P, Yuille D, Cocks N, Hutchins P. Cognitive function and academic performance in children with neurofibromatosis type 1. Dev Med Child Neurol. 1995; 37(5): 427–36.
[4] Pasmant E, Vidaud M, Vidaud D, Wolkenstein P. Neurofibromatosis type 1: from genotype to phenotype. J Med Genet. 2012; 49(8): 483–9.
[5] Legius E, Descheemaeker MJ, Spaepen A, Casaer P, Fryns JP. Neurofibromatosis type 1 in childhood: a study of the neuropsychological profile in 45 children. Genet Couns. 1994; 5(1): 51–60.
[6] Hyman S, Shores A, North K. The nature and frequency of cognitive deficits in children with neurofibromatosis type 1. Neurology. 2005; 65(7): 1037–44. Developmental medicine and child neurology 4812(2007): 973–7.
[7] Hyman SL, Arthur Shores E, North KN. Learning disabilities in children with neurofibromatosis type 1: subtypes, cognitive profile, and attention-deficit-hyperactivity disorder. Dev Med Child Neurol. 2006; 48(12): 973–7.
[8] Klein-Tasman BP, Colon AM, Brei N, van der Fluit F, Casnar CL, Janke KM, et al. Adaptive behavior in young children with neurofibromatosis type 1. Int J Pediatr. 2013;

2013: 690432.

[9] Van Eylen L, Plasschaert E, Wagemans J, Boets B, Legius E, Steyaert J, et al. Visuoperceptual processing in children with neurofibromatosis type 1: true deficit or artefact? Am J Med Genet B Neuropsychiatr Genet. 2017; 174(4): 342−58.

[10] Payne J, North K. Neurofibromatosis type 1. In: Goldstein S, Reynolds CR, editors. Handbook of neurodevelopmental and genetic disorders in children. New York: Guilford Press; 2010. p. 588.

[11] Lehtonen A, Garg S, Roberts SA, Trump D, Evans DG, Green J, et al. Cognition in children with neurofibromatosis type 1: data from a population-based study. Dev Med Child Neurol. 2015; 57(7): 645−51.

[12] Lezak M, Howieson D, Loring D, Hannay J, Fischer J. Neuropsychological assessment. Oxford: Oxford University Press; 2004.

[13] Pride N, Payne JM, Webster R, Shores EA, Rae C, North KN. Corpus callosum morphology and its relationship to cognitive function in neurofibromatosis type 1. J Child Neurol. 2010; 25(7): 834−41.

[14] Rowbotham I, Pit-ten Cate IM, Sonuga-Barke EJ, Huijbregts SC. Cognitive control in adolescents with neurofibromatosis type 1. Neuropsychology. 2009; 23(1): 50−60.

[15] Huijbregts S, Swaab H, de Sonneville L. Cognitive and motor control in neurofibromatosis type I: influence of maturation and hyperactivity-inattention. Dev Neuropsychol. 2010; 35(6): 737−51.

[16] Plasschaert E, Van Eylen L, Descheemaeker MJ, Noens I, Legius E, Steyaert J. Executive functioning deficits in children with neurofibromatosis type 1: the influence of intellectual and social functioning. Am J Med Genet B Neuropsychiatr Genet. 2016; 171B(3): 348−62.

[17] Brei NG, Klein-Tasman BP, Schwarz GN, Casnar CL. Language in young children with neurofibromatosis-1: relations to functional communication, attention, and social functioning. Res Dev Disabil. 2014; 35(10): 2495−504.

[18] Thompson HL, Viskochil DH, Stevenson DA, Chapman KL. Speech-language characteristics of children with neurofibromatosis type 1. Am J Med Genet A. 2010; 152A(2): 284−90.

[19] Dilts C, Carey J, Kircher J, Hoffman R, Creel D, Ward K, et al. Children and adolescents with neurofibromatosis1: a behavioral phenotype. J Dev Behav Pediatr. 1996; 17: 229−39.

[20] Kolesnik AM, Jones EJH, Garg S, Green J, Charman T, Johnson MH, et al. Early development of infants with neurofibromatosis type 1: a case series. Mol Autism. 2017; 8: 62.

[21] Lorch M, Ferner R, Golding J, Whurr R. The nature of speech and language impairment in adults with neurofibromatosis 1. J Neurolinguistics. 1999; 12(3−4): 157−65.

[22] Alivuotila L, Hakokari J, Visnapuu V, Korpijaakko-Huuhka AM, Aaltonen O, Happonen RP, et al. Speech characteristics in neurofibromatosis type 1. Am J Med Genet A. 2010; 152A(1): 42−51.

[23] Hofman K, Harris E, Bryan R, Denckla M. Neurofibromatosis type 1: the cognitive phenotype. J Pediatr. 1994; 124: S1−8.

[24] Coude F, Mignot C, Lyonnet S, Munnich A. Early grade repetition and inattention associated with Neurofibromatosis type 1. J Atten Disord. 2007; 11: 101−5.

[25] Payne JM, Hyman SL, Shores EA, North KN. Assessment of executive function and attention in children with neurofibromatosis type 1: relationships between cognitive measures and realworld behavior. Child Neuropsychol. 2011; 17(4): 313−29.

[26] Polanczyk G, de Lima MS, Horta BL, Biederman J, Rohde LA. The worldwide prevalence of ADHD: a systematic review and metaregression analysis. Am J Psychiatry. 2007; 164(6): 942−8.

[27] Gaub M, Carlson CL. Gender differences in ADHD: a meta-analysis and critical review. J Am Acad Child Adolesc Psychiatry. 1997; 36(8): 1036−45.

[28] Isenberg JC, Templer A, Gao F, Titus JB, Gutmann DH. Attention skills in children with neurofibromatosis type 1. J Child Neurol. 2013; 28(1): 45−9.

[29] Noll R, Reiter-Purtill J, Moore B, Schorry E, Lovell A, Vannatta K, et al. Social, emotional, and behavioral functioning of children with NF1. Am J Med Genet A. 2007; 143A: 2261−73.

[30] Barton B, North K. Social skills of children with neurofibromatosis type 1. Dev Med Child Neurol. 2004; 46: 553−63.

[31] Mautner V, Kluwe L, Thakker S, Leark R. Treatment of ADHD in neurofibromatosis type 1. Dev Med Child Neurol. 2002; 44(3): 164−70.

[32] Mautner VF, Granstrom S, Leark RA. Impact of ADHD in adults with neurofibromatosis type 1: associated psychological and social problems. J Atten Disord. 2015; 19(1): 35−43.

[33] Brown JA, Emnett RJ, White CR, Yuede CM, Conyers SB, O'Malley KL, et al. Reduced striatal dopamine underlies the attention system dysfunction in neurofibromatosis-1 mutant mice. Hum Mol Genet. 2010; 19(22): 4515−28.

[34] Baird G, Simonoff E, Pickles A, Chandler S, Loucas T, Meldrum D, et al. Prevalence of disorders of the autism spectrum in a population cohort of children in South Thames: the special needs and autism project (SNAP). Lancet. 2006; 15(9531): 210−5.

[35] Huijbregts S, Jahja R, De Sonneville L, De Breij S, Swaab-Barneveld H. Social information processing in children and adolescents with neurofibromatosis type 1. Dev Med Child Neurol. 2010; 52(7): 620−5.

[36] Plasschaert E, Descheemaeker MJ, Van Eylen L, Noens I, Steyaert J, Legius E. Prevalence of autism spectrum disorder symptoms in children with neurofibromatosis type 1. Am J Med Genet B Neuropsychiatr Genet. 2014; 168(1): 72−80.

[37] Walsh KS, Velez JI, Kardel PG, Imas DM, Muenke M, Packer RJ, et al. Symptomatology of autism spectrum disorder in a population with neurofibromatosis type 1. Dev Med Child Neurol. 2013; 55(2): 131−8.

[38] Eijk S, Mous SE, Dieleman GC, Dierckx B, Rietman AB, de Nijs PFA, et al. Autism spectrum disorder in an unselected cohort of children with Neurofibromatosis type 1 (NF1). J Autism Dev Disord. 2018; 48(7): 2278−85.

[39] Morris SM, Acosta MT, Garg S, Green J, Huson S, Legius E, et al. Disease burden and symptom structure of autism in

neurofibromatosis type 1: a study of the international NF1-ASD consortium team (INFACT). JAMA Psychiat. 2016; 73(12): 1276–84.

[40] Garg S, Heuvelman H, Huson S, Tobin H, Green J, Northern UKNFRN. Sex bias in autism spectrum disorder in neurofibromatosis type 1. J Neurodev Disord. 2016; 8: 26.

[41] Garg S, Green J, Leadbitter K, Emsley R, Lehtonen A, Evans DG, et al. Neurofibromatosis type 1 and autism spectrum disorder. Pediatrics. 2013; 132(6): e1642–8.

[42] Garg S, Lehtonen A, Huson SM, Emsley R, Trump D, Evans DG, et al. Autism and other psychiatric comorbidity in neurofibromatosis type 1: evidence from a population-based study. Dev Med Child Neurol. 2013; 55(2): 139–45.

[43] Molosh AI, Johnson PL, Spence JP, Arendt D, Federici LM, Bernabe C, et al. Social learning and amygdala disruptions in Nf1 mice are rescued by blocking p21-activated kinase. Nat Neurosci. 2014; 17(11): 1583–90.

[44] Descheemaeker MJ, Ghesquiere P, Symons H, Fryns JP, Legius E. Behavioural, academic and neuropsychological profile of normally gifted Neurofibromatosis type 1 children. J Intellect Disabil Res. 2005; 49(Pt 1): 33–46.

[45] Rietman AB, van der Vaart T, Plasschaert E, Nicholson BA, Oostenbrink R, Krab LC, et al. Emotional and behavioral problems in children and adolescents with neurofibromatosis type 1. Am J Med Genet B Neuropsychiatr Genet. 2018; 177(3): 319–28.

[46] Martin S, Wolters P, Baldwin A, Gillespie A, Dombi E, Walker K, et al. Social-emotional functioning of children and adolescents with neurofibromatosis type 1 and plexiform neurofibromas: relationships with cognitive, disease, and environmental variables. J Pediatr Psychol. 2012; 37(7): 713–24.

[47] Samuelsson B, Riccardi V. Neurofibromatosis in Gothenburg, Sweden. III. Psychiatric and social aspects. Neurofibromatosis. 1989; 2: 84–106.

[48] Cohen JS, Levy HP, Sloan J, Dariotis J, Biesecker BB. Depression among adults with neurofibromatosis type 1: prevalence and impact on quality of life. Clin Genet. 2015; 88(5): 425–30.

[49] Cipolletta S, Spina G, Spoto A. Psychosocial functioning, self-image, and quality of life in children and adolescents with neurofibromatosis type 1. Child Care Health Dev. 2018; 44(2): 260–8.

[50] Johnson H, Wiggs L, Stores G, Huson S. Psychological disturbance and sleep disorders in children with neurofibromatosis type 1. Dev Med Child Neurol. 2005; 47: 237–42.

[51] Licis AK, Vallorani A, Gao F, Chen C, Lenox J, Yamada KA, et al. Prevalence of sleep disturbances in children with neurofibromatosis type 1. J Child Neurol. 2013; 28(11): 1400–5.

[52] Bai L, Lee Y, Hsu CT, Williams JA, Cavanaugh D, Zheng X, et al. A conserved circadian function for the neurofibromatosis 1 gene. Cell Rep. 2018; 22(13): 3416–26.

[53] Greenwood RS, Tupler LA, Whitt JK, Buu A, Dombeck CB, Harp AG, et al. Brain morphometry, T2-weighted hyperintensities, and IQ in children with neurofibromatosis type 1. Arch Neurol. 2005; 62(12): 1904–8.

[54] Hyman SL, Gill DS, Shores EA, Steinberg A, North KN. T2 hyperintensities in children with neurofibromatosis type 1 and their relationship to cognitive functioning. J Neurol Neurosurg Psychiatry. 2007; 78(10): 1088–91.

[55] Chabernaud C, Sirinelli D, Barbier C, Cottier JP, Sembely C, Giraudeau B, et al. Thalamostriatal T2-weighted hyperintensities (unidentified bright objects) correlate with cognitive impairments in neurofibromatosis type 1 during childhood. Dev Neuropsychol. 2009; 34(6): 736–48.

[56] Payne JM, Pickering T, Porter M, Oates EC, Walia N, Prelog K, et al. Longitudinal assessment of cognition and T2-hyperintensities in NF1: an 18-year study. Am J Med Genet A. 2014; 164A(3): 661–5.

[57] Clements-Stephens AM, Rimrodt SL, Gaur P, Cutting LE. Visuospatial processing in children with neurofibromatosis type 1. Neuropsychologia. 2008; 46(2): 690–7.

[58] Violante IR, Ribeiro MJ, Edden RA, Guimaraes P, Bernardino I, Rebola J, et al. GABA deficit in the visual cortex of patients with neurofibromatosis type 1: genotype-phenotype correlations and functional impact. Brain J Neurol. 2013; 136(Pt 3): 918–25.

[59] Ibrahim AFA, Montojo CA, Haut KM, Karlsgodt KH, Hansen L, Congdon E, et al. Spatial working memory in neurofibromatosis 1: altered neural activity and functional connectivity. NeuroImage Clin. 2017; 15: 801–11.

[60] Costa R, Federov N, Kogan J, Murphy G, Stern J, Ohno M, et al. Mechanism for the learning deficits in a mouse model of neurofibromatosis type 1. Nature. 2002; 415: 526–30.

[61] Li W, Cui Y, Kushner S, Brown R, Jentsch J, Frankland P, et al. The HMG-CoA reductase inhibitor lovastatin reverses the learning and attention deficits in a mouse model of neurofibromatosis type 1. Curr Biol. 2005; 15(21): 1961–7.

[62] Krab L, de Goede-Bolde RA, Aarsen F, Pluijm S, Bouman M, van der Geest J, et al. Effect of simvastatin on cognitive functioning in children with neurofibromatosis type 1: a randomized controlled trial. JAMA. 2008; 300(3): 287–94.

[63] van der Vaart T, Plasschaert E, Rietman AB, Renard M, Oostenbrink R, Vogels A, et al. Simvastatin for cognitive deficits and behavioural problems in patients with neurofibromatosis type 1 (NF1-SIMCODA): a randomised, placebo-controlled trial. Lancet Neurol. 2013; 12(11): 1076–83.

[64] Payne JM, Barton B, Ullrich NJ, Cantor A, Hearps SJ, Cutter G, et al. Randomized placebocontrolled study of lovastatin in children with neurofibromatosis type 1. Neurology. 2016; 87(24): 2575–84.

[65] Stivaros S, Garg S, Tziraki M, Cai Y, Thomas O, Mellor J, et al. Randomised controlled trial of simvastatin treatment for autism in young children with neurofibromatosis type 1 (SANTA). Mol Autism. 2018; 9: 12.

[66] Diggs-Andrews KA, Gutmann DH. Modeling cognitive dysfunction in neurofibromatosis-1. Trends Neurosci. 2013; 36(4): 237–47.

[67] Diggs-Andrews KA, Tokuda K, Izumi Y, Zorumski CF, Wozniak DF, Gutmann DH. Dopamine deficiency underlies learning deficits in neurofibromatosis-1 mice. Ann Neurol. 2013; 73(2): 309–15.

[68] Lion-Francois L, Gueyffier F, Mercier C, Gerard D, Herbillon V, Kemlin I, et al. The effect of methylphenidate on neurofibromatosis type 1: a randomised, double-blind, placebo-controlled, crossover trial. Orphanet J Rare Dis.

2014; 9: 142.

[69] Lorenzo J, Barton B, Acosta MT, North K. Mental, motor, and language development of toddlers with neurofibromatosis type 1. J Pediatr. 2011; 158(4): 660-5.

[70] Mainberger F, Jung NH, Zenker M, Wahllander U, Freudenberg L, Langer S, et al. Lovastatin improves impaired synaptic plasticity and phasic alertness in patients with neurofibromatosis type 1. BMC Neurol. 2013; 13: 131.

[71] Omrani A, van der Vaart T, Mientjes E, van Woerden GM, Hojjati MR, Li KW, et al. HCN channels are a novel therapeutic target for cognitive dysfunction in Neurofibromatosis type 1. Mol Psychiatry. 2015; 20(11): 1311-21.

[72] Johnson MH, Gliga T, Jones E, Charman T. Annual research review: infant development, autism, and ADHD — early pathways to emerging disorders. J Child Psychol Psychiatry. 2015; 56(3): 228-47.

第15章 嵌合体突变型Ⅰ型神经纤维瘤病
Mosaic NF1

Gianluca Tadini, Teresa Schgor, and Michela Brena

定　义

嵌合体突变型Ⅰ型纤维瘤病（mosaic NF1, MNF1）是 NF1 的一种临床变型，是 *NF1* 基因的合子后突变所致，也称为"节段性"或"局部性"或Ⅴ型 NF1[1]。

据估计，这一变异类型的患病率为 0.001 4～0.002（1/36 000～1/40 000）[2]，其发病率大约比胚系突变相关的 NF1 低 10～20 倍，但这一发病率在很大程度上可能被低估。

临 床 表 现

MNF1 的临床表现通常可分为以下 4 种类型：

（1）色素性病变型。
（2）神经纤维瘤型。
（3）混合型。
（4）丛状型。

在我们的一项包含约 250 例 MNF1 病例的队列研究中，1 型占 65%，2 型占 25%，3 型不到 5%，4 型占 10%～15%，这证实了之前相关文献中的数据[3]。

特别强调的是，色素沉着性病损的数量和大小，与 MNF1 的诊断并没有太大关系。

1 型 MNF1 的病损遵循棋盘样的象限分布，这通常是嵌合体色素性病变最常见的分布模式。上肢（肩胛骨）的前部和后部是 MNF1 发生的主要部位，其次是下肢（骨盆）和其他身体部位。

1 型 MNF1 可能在患者出生时即被发现，大多数患者在 1 岁左右确诊。仅有小面积雀斑样色素性病变的 MNF1 患者，婴儿期发病时间通常较晚。此外，也有 MNF1 病例表现为小面积和大面积色素性病变混杂在一起（图 15.1）。

关于色素性 MNF1，一项未被报道的研究表明，患者通常可见明显的背部色素沉着，伴有清晰的界限。通常可以看到清晰的中线，但也常可以看到受影响的病损区域越过中线边界，因为它经常出现在非 NF1 色素性嵌合体病中，在邻近皮肤中发现一些色素性病变并不罕见，以上这些发现可能反映了更为复杂的嵌合体情况（图 15.2）[4，5]。

2 型（仅有神经纤维瘤）MNF1 显示的病变分布与 Blaschko 线一致（图 15.3）[6]。由于神经纤维瘤的数量通常很少，这种类型可能难以辨认。MNF1 中的神经纤维瘤通常是迟发病损，患者多在三四十岁后发病（图 15.4 和图 15.5）。

3 型 MNF1 非常罕见，表明其可能与体细胞重组所致的双等位基因突变有关。在少数患者中，可能会发现棋盘状分布的色素病变和沿 Blaschko 线分布的神经纤维瘤，呈单侧或双侧、对称或不对称分布（图 15.6）。

4 型 MNF1 病变因其组织病理类型而被称为"丛状神经纤维瘤"，它们在出生时

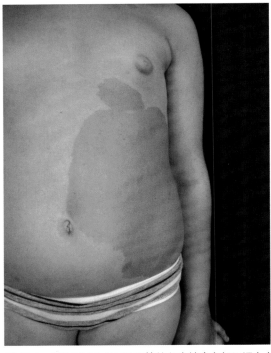

图 15.1　1 型 MNF1（面积不等的色素性病变相互混杂）

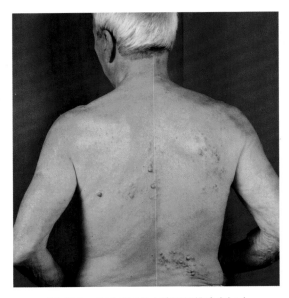

图 15.3　2 型 MNF1（神经纤维瘤）（1）

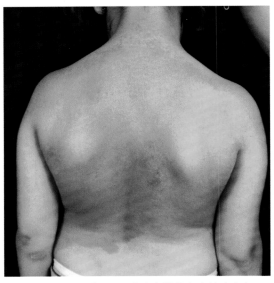

图 15.2　1 型 MNF1（跨中线的色素性病变）

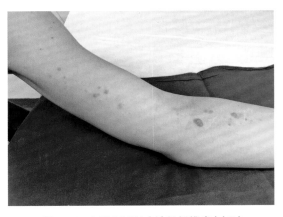

图 15.4　2 型 MNF1（神经纤维瘤）（2）

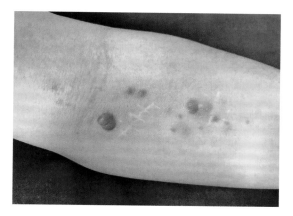

图 15.5 2 型 MNF1（神经纤维瘤）(3)

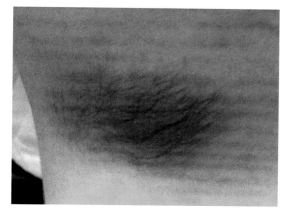

图 15.7 4 型 MNF1（"光兆斑块"）(1)

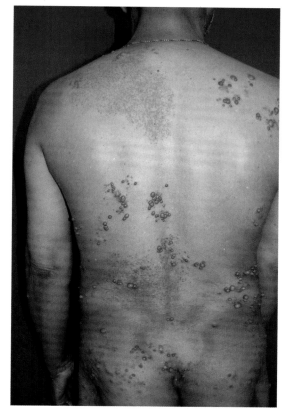

图 15.6 3 型 MNF1

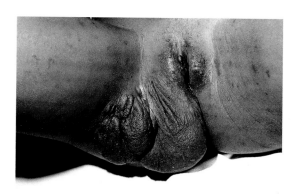

图 15.8 4 型 MNF1（"光兆斑块"）(2)

MNF1 遵循 Happle 所描述的皮肤镶嵌规则[6]，尤为重要的是，要考虑 NF1 基因嵌合突变发生的时间和所涉及的细胞类型（细胞类型的最终归宿）。据此，MNF1 临床表现可能有很大差异，从常见的局限于单个区域（80% ~ 90% 的 MNF1）的皮损表现，到累及多个区域的皮损表现，可呈单侧或双侧（2% ~ 6%）[4]、对称或不对称分布（图 15.3 和图 15.4）[7]。

在胚胎发育过程中，嵌合体突变的发生时间不同可能导致不同的临床表型，从 CALM 或神经纤维瘤患者的局部迟发性突变，到非常早发的"广泛性嵌合型 NF1"体细胞突变：患者表现出 NF1 疾病的典型症

可见"先兆斑块"，沿棋盘状图案分布（图 15.7；参见第 5 章），在躯干、颈部和头部清晰可见，但在手臂和腿部则不明显，表现为片状或纵向病变（图 15.8）。

状，没有任何可识别的嵌合特征，使之无法与发生胚系突变的 NF1 患者相鉴别。

这种特殊的 MNF1 亚型的真实患病率很难准确预测，据估计可能占 NF1 患者总数的 5%。在由 Ludwin Messiaen 小组进行的一项包含 3 500 名患者的大型队列分子研究中[8]，共发现了 146 个"总"NF1 缺失（通常称为 NF1 微缺失），其中 14 个是由于体细胞嵌合突变，这一发现支持了 NF1 基因新发的高突变率与嵌合体频率之间存在直接关系这一论断。

这些具有"全身性""非典型"的 MNF1 患者，也可能占有符合 NF1 诊断标准的一定百分比，因为用于筛查的血细胞中存在突变的假定比例很低，通过标准分子技术检测不到 NF1 基因突变[9]。

还必须注意的是，在牛奶咖啡斑、神经纤维瘤和丛状神经纤维瘤的黑素细胞中，体细胞经常发生获得性突变，即"二次打击"，导致 NF1 基因位点发生杂合性缺失[10-13]。在胫骨异常的骨组织中也发现了相同的机制[14]，这也是恶性周围神经鞘瘤（MPNST）和许多与 NF1 相关的恶性肿瘤的致病机制。

贫血痣（AN）和幼年黄色肉芽肿是常见的早熟皮肤体征，它们可能有助于 NF1 的早期诊断，然而在我们的队列和其他大量研究中均未发现这些体征，仅在一例疑似 MNF1 的患者中报告了 1 例合并 AN 的病例[15]。

最后，临床中还存有疑虑的就是节段性豆状核变性（segmental lentiginoses, SL）：该病是否是 MNF1 的一种形式？ SL 是一种罕见的色素沉着障碍，也被称为部分单侧皮疹，其特征是大量棋盘状分布的雀斑样病变，通常伴有皮肤色素沉着。SL 通常

在中线上有明显的边界，但也有许多例外。它们可能是单独的或多发的，位于单侧或双侧，更常见于上肢（图 15.9）。SL 可能在雀斑样病变区域内有混合的咖啡色素斑（图 15.10）。最近 Yasar[16] 报道描述了相关的 Lisch 结节和 1 例相关的神经纤维瘤患者。

然而遗憾的是，在这些病例中并没有 NF1 突变的报道，但我们相信，通过 NGS 技术的帮助，SL 应该很容易被确认是否是 MNF1 的一种变型。

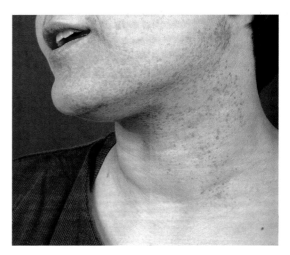

图 15.9　节段性豆状核变性（SL）（1）

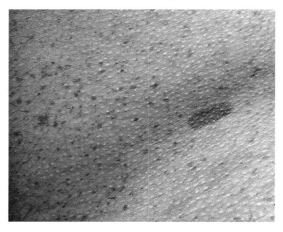

图 15.10　节段性豆状核变性（SL）（2）

其他相关体征

MNF1 通常被认为是良性的，在绝大多数患者中，这一观念也是正确的。通过分析大样本量的 MNF1 患者[17]，MNF1 可能存在一些其他嵌合体突变相关的体征[4, 18]。

MNF1 患者很少发现 Lisch 结节（2%～5%），且仅有 1 例视神经胶质瘤的相关报道。2%～5% 的患者被发现患有骨异常，即脊柱侧凸和纤维骨发育不良（蝶骨和胫骨）。据报道，2%～3% 的 MNF1 患者出现癫痫史以及学习障碍。此外，还有 2 名伴发恶性肿瘤的病例报道[4]。

在回顾性病例报道中，28% 的"色素性" MNF1 患者存在相关体征，这一比例之所以较高，可能是因为已发表的病例情况更为复杂，所以被广泛报道。相反，由于 NF1 症状和体征进展的特殊性，儿科患者的相关体征很有可能被低估。

MNF1 患者中也报道了相关的恶性肿瘤，即 MPNST（二次打击 Kundson 假说–杂合性丢失）[19] 和胃癌[20]，MNF1 患者中恶性肿瘤的发生率远低于携带胚系突变的患者。

在笔者的队列研究中，包括了从 1～76 岁的 250 名患者，其中出现相关的"皮肤外"体征的病例不超过 10%，这些体征包括眼部病变（Lisch 结节和脉络膜错构瘤）、神经心理学表现（学习障碍、阅读障碍），以及更常见的骨性病变［蝶骨发育不良（图 15.11）-脊柱侧凸］，这些病例证实了文献中的相关数据。目前尚未发现相关恶性肿瘤共病。

综上所述，受 MNF1 影响的患者应该密切关注相关的皮肤外疾病。如果条件允许，可以通过血液和皮肤检测 NF1 基因突

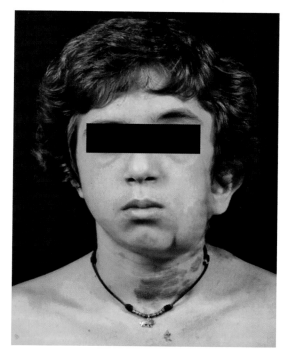

图 15.11　MNF1 相关蝶骨发育不良

变来确诊 MNF1。

二代测序可能是嵌合体检测的重要方法，它具有高灵敏度和定量分析的特点，通过适配生物信息学过滤参数，定量检测携带 NF1 体细胞突变的小部分细胞。最后，散发性 NF1 患者的嵌合体携带频率，目前在很大程度上是未知的[21]。

在性腺嵌合的情况下，即使概率很低，MNF1 患者也有将突变遗传给后代的风险。在文献报道中，这种风险为 3%～6%[2]。所有 MNF1 患者都必须接受遗传咨询，以评估未来生下 NF1 患儿的风险[17]。

尽管 MNF1 具有散发性，但一些报道也已经证实了家族性聚集病例的存在[22, 23]，这可能是一种不完全显性遗传的特征[24]。

精子捐赠者也必须进行临床分析，精子库必须意识到精子捐赠者的生殖嵌合风险，以避免出现 NF1 患儿[25]。

鉴 别 诊 断

有文献报道，*SPRED1* 嵌合突变是导致的 Legius 综合征的一种嵌合形式，因此，在确诊 MNF1 前必须进行相关鉴别诊断[26]。

最近一项研究[27]证实了 Legius 综合征中的 CALM 是由 *SPRED1* 基因的双等位基因失活突变引起，这与 NF1 患者的 CALM 类似[13]。

据我们所知，目前还没有关于错配修复综合征相关色素沉着病损中的嵌合错配分布的文献报道。

（代杰文　译）

参考文献

[1] Tinschert S, Naumann I, Stegmann E, Buske A, Kaufmann D, Thiel G, Jenne DE. Segmental neurofibromatosis is caused by somatic mutation of the neurofibromatosis type 1 (NF1) gene. Eur J Hum Genet. 2000; 8(6): 455–9.

[2] Ruggieri M, Huson SM. The clinical and diagnostic implications of mosaicism in the neurofibromatoses. Neurology. 2001; 56(11): 1433–43.

[3] Brena M, Unpublished data, personal observation.

[4] Vázquez-Osorio I, Duat-Rodríguez A, García-Martínez FJ, Torrelo A, Noguera-Morel L, Hernández-Martín A. Cutaneous and systemic findings in mosaic neurofibromatosis type 1. Pediatr Dermatol. 2017; 34(3): 271–6.

[5] Tadini G, Milani D, Menni F, Pezzani L, Sabatini C, Esposito S. Is it time to change the neurofibromatosis 1 diagnostic criteria? Eur J Intern Med. 2014; 25(6): 506–10.

[6] Toberer F, Happle R, Schneiderbauer R, Hausser I, Kröhl V, Epple A, Moog U, Enk AH, Lonsdorf AS. At first sight or second glance: clinical presentation of mosaic manifestations of autosomal dominant skin disorders-a case series. J Eur Acad Dermatol Venereol. 2017; 31(11): 1912–5.

[7] Tadini G, Brena M, Gelmetti C, Pezzani L. Atlas of genodermatoses. 2nd ed. London: CRC Press; 2015.

[8] Messiaen L, Vogt J, Bengesser K, Fu C, Mikhail F, Serra E, Garcia-Linares C, Cooper DN, Lazaro C, Kehrer-Sawatzki H. Mosaic type-1 NF1 microdeletions as a cause of both generalized and segmental neurofibromatosis type-1 (NF1). Hum Mutat. 2011; 32(2): 213–9.

[9] Vandenbroucke I, van Doorn R, Callens T, Cobben JM, Starink TM, Messiaen L. Genetic and clinical mosaicism in a patient with neurofibromatosis type 1. Hum Genet. 2004; 114(3): 284–90.

[10] Upadhyaya M, Spurlock G, Thomas L, Thomas NS, Richards M, Mautner VF, Cooper DN, Guha A, Yan J. Microarray-based copy number analysis of neurofibromatosis type-1 (NF1)-associated malignant peripheral nerve sheath tumors reveals a role for rho-GTPase pathway genes in NF1 tumorigenesis. Hum Mutat. 2012; 33(4): 763–76.

[11] Emmerich D, Zemojtel T, Hecht J, Krawitz P, Spielmann M, Kühnisch J, Kobus K, Osswald M, Heinrich V, Berlien P, Müller U, Mautner VF, Wimmer K, Robinson PN, Vingron M, Tinschert S, Mundlos S, Kolanczyk M. Somatic neurofibromatosis type 1 (NF1) inactivation events in cutaneous neurofibromas of a single NF1 patient. Eur J Hum Genet. 2015; 23(6): 870–3.

[12] Maertens O, De Schepper S, Vandesompele J, Brems H, Heyns I, Janssens S, Speleman F, Legius E, Messiaen L. Molecular dissection of isolated disease features in mosaic neurofibromatosis type 1. Am J Hum Genet. 2007; 81(2): 243–51.

[13] De Schepper S, Maertens O, Callens T, Naeyaert JM, Lambert J, Messiaen L. Somatic mutation analysis in NF1 café au lait spots reveals two NF1 hits in the melanocytes. J Invest Dermatol. 2008; 128(4): 1050–3.

[14] Kobus K, Hartl D, Ott CE, Osswald M, Huebner A, von der Hagen M, Emmerich D, Kühnisch J, Morreau H, Hes FJ, Mautner VF, Harder A, Tinschert S, Mundlos S, Kolanczyk M. Double NF1 inactivation affects adrenocortical function in NF1Prx1 mice and a human patient. PLoS One. 2015; 10(3): e0119030.

[15] Marque M, Roubertie A, Jaussent A, Carneiro M, Meunier L, Guillot B, Pinson L, Pinson S, Bessis D. Nevus anemicus in neurofibromatosis type 1: a potential new diagnostic criterion. J Am Acad Dermatol. 2013; 69(5): 768–75.

[16] Yaşar Ş, Ersanli A, Göktay F, Aytekin S, Cebeci D, Güne P. Partial unilateral lentiginosis is mosaic neurofibromatosis type 1 or not? J Dermatol. 2017; 44(1): 29–35.

[17] García-Romero MT, Parkin P, Lara-Corrales I. Mosaic Neurofibromatosis type 1: a systematic review. Pediatr Dermatol. 2016; 33(1): 9–17.

[18] Tanito K, Ota A, Kamide R, Nakagawa H, Niimura M. Clinical features of 58 Japanese patients with mosaic neurofibromatosis 1. J Dermatol. 2014; 41(8): 724–8.

[19] Li K, Won CH, Moon SE. A superficial form of malignant peripheral nerve sheath tumour associated with segmental neurofibromatosis. Acta Derm Venereol. 2005; 85(6): 540–1.

[20] Kajimoto A, Oiso N, Fukai K, Ishii M. Bilateral segmental neurofibromatosis with gastric carcinoma. Clin Exp Dermatol. 2007; 32(1): 43–4.

[21] Pasmant E, Parfait B, Luscan A, Goussard P, Briand-Suleau A, Laurendeau I, Fouveaut C, Leroy C, Montadert A, Wolkenstein P, Vidaud M, Vidaud D. Neurofibromatosis type 1 molecular diagnosis: what can NGS do for you when you have a large gene with loss of function mutations? Eur J

Hum Genet. 2015 May; 23(5): 596-601.

[22] Jankovic I, Kovacevic P, Visnjic M, Jankovic D, Velickovic M. A unique case of hereditary bilateral segmental neurofibromatosis on the face. An Bras Dermatol. 2012; 87(6): 895-8.

[23] Oguzkan S, Cinbis M, Ayter S, Anlar B, Aysun S. Familial segmental neurofibromatosis. J Child Neurol. 2004; 19(5): 392-4.

[24] Happle R. What is paradominant inheritance? J Med Genet. 2009; 46(9): 648.

[25] Ejerskov C, Farholt S, Skovby F, Vestergaard EM, Haagerup A. Clinical presentations of 23 half-siblings from a mosaic neurofibromatosis type 1 sperm donor. Clin Genet. 2016; 89(3): 346-50.

[26] Brems H, Pasmant E, Van Minkelen R, Wimmer K, Upadhyaya M, Legius E, Messiaen L. Review and update of SPRED1 mutations causing Legius syndrome. Hum Mutat. 2012; 33(11): 1538-46.

[27] Jobling RK, Lara-Corrales I, Hsiao MC, Shugar A, Hedges S, Messiaen L, Kannu P. Mosaicism for a SPRED1 deletion revealed in a patient with clinically suspected mosaic neurofibromatosis. Br J Dermatol. 2017; 176(4): 1077-8.

Legius 综合征和其他具有牛奶咖啡斑表现的疾病，以及与 NF1 相关的鉴别诊断

Legius Syndrome, Other Café-au-lait Diseases and Differential Diagnosis of NF1

Ellen Denayer, Eric Legius, and Hilde Brems

I 型神经纤维瘤病（NF1）具有许多典型的特征性临床表现，包括多发性牛奶咖啡斑（CALM）、皮肤皱褶雀斑、虹膜 Lisch 结节、视神经胶质瘤和神经纤维瘤。该疾病是常染色体显性遗传病，由染色体 17q11.2 中的 *NF1* 基因失活性突变引起。据估计，约有一半 NF1 患者的发病原因可能与新的 *NF1* 致病突变有关。美国国立卫生研究院（NIH）共识发展会议（1988）建立了 NF1 的临床诊断标准。然而，对于没有家族病史的儿童，我们往往很难基于临床情况给出明确的诊断。因为儿童期患者往往只出现 CALM，本疾病的其他表现一般出现在儿童期的后期或成年后。此外，本疾病往往与其他同样拥有 CALM 表现的疾病很难在临床上进行鉴别。

2007 年，Brems 等报道了一种 NF1 样综合征，该病的临床表现与 NF1 的症状相同，该综合征是由 *SPRED1* 基因的杂合性、功能丧失性的胚系突变引起的。据首个报道描述，受该病影响的患者表现为多发性 CALM、腋窝雀斑与大头畸形，在一些患者中还出现了 Noonan 样面容、脂肪瘤、学习障碍和（或）注意力缺陷的症状。这些患者似乎不具有典型的神经纤维瘤以及 NF1 的其他肿瘤表现，总体而言，NF1 样综合征的患者有着更温和的临床表现。为了清楚地区分 NF1 与 NF1 样综合征并避免出现混淆与误诊，在第 13 届欧洲神经纤维瘤病会议（2008）上达成专家共识后，NF1 样综合征正式更名为"Legius 综合征"，这一名称来源于最先报道并发表该现象的作者 Eric Legius。据估计，在患有多发性 CALM 且满足 NF1 的 NIH 诊断标准的患者中，有 1% ～ 4% 实际上患有 Legius 综合征。

对于表现为多发性 CALM 的患者来说，另一个最重要的鉴别诊断是结构性错配修复缺陷（CMMRD）。这是一种由某个错配修复基因（*MLH1*、*MSH2*、*MSH6*、*PMS2*）的纯合或组合性杂合突变引起的常染色体隐性遗传病。这些错配修复基因中的某一个基因发生杂合突变，是常染色体显性遗传病林奇综合征（Lynch cancer syndrome）的原因。至少有一半的 CMMRD 病例会出现皮肤色素性改

变，这很难与 NF1 或 Legius 综合征中的表现相区分。然而，患有 CMMRD 的患者常在儿童期就发生肿瘤。怀疑有父母家族病史的儿童应考虑这种情况，父母没有 NF1 的临床表现，但他们可能有与 Lynch 综合征（Lynch syndrome）相符合的症状或家族史。

CALM 也可以在其他疾病中出现，包括斑驳病、Ⅱ型神经纤维瘤病（NF2）、神经鞘瘤病、伴有多发性雀斑的 Noonan 综合征和 McCune-Albright 综合征。经过培训的临床医师常常可以将它们与 NF1 的皮肤表现区分开来。本章将简要介绍 Legius 综合征、CMMRD 和其他表现出 CALM 的疾病。此外也将描述如何进行 NF1 的鉴别诊断。

Legius 综合征

临床特征

在最初报道的 5 个 NF1 样综合征家系中，这一常染色体显性疾病表现为多发 CALM、腋窝雀斑、大头畸形，以及有时会出现的 Noonan 样面部外观。在一些儿童中，可以观察到学习困难和（或）注意力缺陷；在一些成年人中则出现了多发性脂肪瘤。但这些家系均缺少部分 NF1 的典型特征，例如虹膜 Lisch 结节、神经纤维瘤以及中枢神经系统肿瘤[1]。

在第 1 例报道之后，陆续又有数个罹患这种综合征的患者家系被报道出来。在 61 例索引病例中，Pasmant 等鉴别出了 5 例具有 SPRED1 突变的先证者。他们证实 CALM、腋窝雀斑、学习障碍、没有神经纤维瘤和 Lisch 结节等特点的高出现率[3]。没有观察到 Noonan 样畸形，巨头畸形仅有 1 例。脂肪瘤在一个家系中出现。Spurlock 等在 85 例转诊来进行 NF1 基因检测的无关联

的患者中，鉴别出 6 例具有 SPRED1 突变的先证者，这些患者的 NF1 突变为阴性且没有皮肤神经纤维瘤[4]。所有先证者中只有 1 例满足 NF1 的诊断标准。他们都有 CALM 表现，无患者表现出 Noonan 样特征、巨头畸形、Lisch 结节或皮肤神经纤维瘤。没有观察到显著的发育障碍或学习问题。

Messiaen 等对 22 例经临床检验证实携带 SPRED1 突变的无关联先证者进行了基因型-表型研究[5]。基于超过 5 个 CALM、同时具有或不具有雀斑、NF1 家族病史的标准，50% 的 SPRED1 的阳性个体符合 NF1 的 NIH 诊断标准。受累个体中没有出现症状性视神经胶质瘤、神经纤维瘤或典型的 NF1 骨病变，脂肪瘤的患病率也没有增加。27% 的个体患有相对的巨头畸形，25% 的儿童有语言 / 言语困难。在第二项横断面研究中，Messiaen 等对 1 318 名具有 NF1 典型症状但却未检测到 NF1 突变的无关联患者进行了 SPRED1 突变分析[5]。他们在 33 名先证者中确定了 26 个携带致病性 SPRED1 突变，在 9 名先证者中确定了 7 个可能的非致病性错义突变。在出现了常染色体显性遗传的 CALM 表型、伴或不伴有雀斑、无其他 NF1 特征表现的家族中，SPRED1 突变的检出率为 19%。

Denayer 等分析和报道了来自 14 个家系的 30 例患者[6]。他们的结果证实，Legius 综合征的特征是伴或不伴发雀斑的 CALM，并且没有典型的 NF1 并发症，如 Lisch 结节和神经纤维瘤。在一部分学习困难的患者中，发现了注意缺陷多动障碍（ADHD）、Noonan 样面容特征和（或）胸骨异常。观察到 1 例前庭神经鞘瘤和 1 例腹壁良性肿瘤（硬纤维瘤）。在此之前，这两种肿瘤类型都没有与 Legius 综合征相关的报道，目前尚不清楚这些肿瘤与 SPRED1 胚系突变之间是否

存在因果关系。14/25 名患者（56%）提到了学习困难，其中 3 名患者被诊断为 ADHD（注意力缺陷与多动障碍），1 名患者被诊断为 ADD（注意力缺陷障碍）。2 例患者存在脑 MRI 上的非特异性 T2 高信号病变。本研究中的 2 名患者和 Messiaen 等报道的 1 名患者均发现了单侧轴后多指畸形。

自此，已经有多个针对携带 SPRED1 致病性突变的病例报告被发表。

据报道，一些患有 Legius 综合征的儿童会出现学习困难[1, 3, 7]、注意缺陷多动障碍[1, 5] 以及语言或言语延迟[3, 5]。Denayer 等在一项小型研究中，对 Legius 综合征是否与特定的神经认知特征具有相关性进行了调查[6]。在 15 名 Legius 综合征患者中，平均 FSIQ 为 101.57（SD=17.57；中位数 =107；IQR=23），与对照组（无相关表征的兄弟姐妹）没有明显差异，并且高于 103 名 NF1 患者的平均 FSIQ 值。这些初始数据表明，相较于 NF1 和其他 RAS 信号通路相关综合征，除了躯体表型[5]，Legius 综合征患者的认知障碍要更加轻微。在 Legius 综合征中，标准偏差大于预期，说明 Legius 综合征患者的平均 FSIQ 差异很大。与未受疾病影响的家庭成员相比，Legius 综合征儿童的行为智商降低非常明显。与 NF1 相比，基于行为量表（CBCL）评估，Legius 综合征儿童的行为问题很少。

关于 Legius 综合征是否与恶性肿瘤患病风险增加相关的问题，目前仍然没有定论。只有 1 例患者被报道患有以下肿瘤之一：巨细胞瘤、卵巢皮样肿瘤、乳腺癌[5]、前庭神经鞘瘤、硬纤维瘤[6]。Pasmant 等报道了一名患有急性髓系白血病的儿童[3, 8]，在这名患儿的外周血原始细胞中并没有发现 SPRED1 的突变或杂合性缺失。这个研究组随后筛选了 230 名淋巴细胞性白血病和急性髓系白血病的患儿，在一名 Legius 综合征患者中发现了 SPRED1 功能丧失性移码变异。该患者体内的原始白细胞核型显示为 SPRED1 杂合性缺失[9]。然而，尽管大多数急性髓系白血病在诊断时 SPRED1 的蛋白和 mRNA 水平降低，但并没有在基因序列中发现其他 SPRED1 致病性变异[9]。相关研究仍需进一步深入，从而评估 Legius 综合征引起恶性肿瘤的潜在风险，特别是考虑到 SPRED1 是 RAS-MAPK 信号转导通路的一部分，而该通路涉及多种肿瘤。

综合文献的相关数据后发现，在伴或不伴雀斑的 CALM 家系中出现 SPRED1 突变的概率最高。CALM 的散发病例更可能是 NF1 的嵌合现象[10]。贫血痣被认为可能是一种能够区分 NF1 和其他 CALM 疾病的临床体征[11]。研究发现，NF1 患者贫血痣的发病率是 51%，而对照组的患病率是 2%，并建议将此体征添加到 NF1 的临床诊断标准列表中。然而，我们在一名因致病性 SPRED1 突变而患有 Legius 综合征的患者，以及一名因 PTPN11 突变而患有 Noonan 综合征和多发性小雀斑的患者中，同样发现了贫血痣，这表明贫血痣可能是 RAS 信号通路相关综合征的一般性特征，并不能被用作区分 NF1 和 Legius 综合征的临床体征[12]。

2000 年，Yasunari 等描述了 NF1 患者的脉络膜异常[13]，通过扫描激光眼底镜可以检测到，在眼底后极及其周围脉络膜起源的多个明亮斑块状结节。组织学表现为，聚集在轴突周围的、由增生的 Schwann 细胞和黑素细胞组成的卵形小体。虽然在健康个体中也经常可以看到单发的脉络膜结节，但多发性脉络膜结节似乎为 NF1 所特有，这一发现引发了将多发脉络膜结节作为新诊断标准纳入 NF1 的 NIH 诊断标准的争论。Cassiman 等研究了这些结节是否可以用于区分 NF1 和其他 CALM 综合征，尤其是 Legius 综合征。他们的结论是，尽管 Legius 综合征患者出现单发脉络膜结节的概率高于一般人群，但多发脉络膜结节仍属于 NF1 的典型病理特征[14]。

分子特征

在对携带多发 CALM、雀斑且无 NF1 突变的两个家系进行连锁分析后发现，NF1 样体征可对应于 15 号染色体的区域，该区域也是 SPRED1 基因所在的位置。SPRED1 基因被认为是一个重要的候选基因，这是由于其编码的 SPRED1 蛋白可以和神经纤维蛋白一样对 RAS-MAPK 通路进行负调节。实际上，在这 2 个家系以及其他 3 个家系中的患者，以及 6 名有相似表型的无关患者，体内都检测到了 SPRED1 基因的失活性胚系突变[1]。SPRED1 基因（Sprouty 相关 EVH1 功能域蛋白 1）由 Yoshimura 等于 2001 年在小鼠破骨细胞 cDNA 文库中发现[15]。人类 SPRED1 基因位于染色体 15q13.2 上，基因组序列长度为 104.4 kb。它由 7 个外显子参与编码的 444 个氨基酸所组成。在 SPRED1 蛋白中，已经确定了 3 个功能域：N 端的 EVH1 域、中央的 c-KIT 结合域和 C 端的 SPRY 相关域。人类 SPRED1 在肺、脑、脊髓和脾脏中高度表达，而在肝、胰腺、前列腺、肾脏、心脏、胸腺、肌肉和骨髓中表达较低。SPRED1 被认为是针对 RAS-MAPK 信号通路的抑制分子，一方面是通过与神经纤维蛋白相互作用，另一方面则是通过活化 RAS（RAS-GTP）抑制 RAF 激活。这种相互作用的分子机制，以及在 Legius 综合征和 NF1 患者中所携带的突变对这种相互

作用的影响，都是首先由 Stowe 等确定[16]，之后由 Hirata 等进行了更加深入的研究与验证[17]。在这项研究中，他们通过酵母双杂交系统和 HEK193 细胞中的免疫沉淀测定，确定了 SPRED1 的 EVH1 结构域与神经纤维蛋白的 GTP 酶激活蛋白（GAP）相关功能域（GRD）的 N 端 16 位氨基酸、C 端 20 位氨基酸存在相互作用关系，两者会在 GAP 结构域外形成两个缠绕的 α-螺旋。这些区域已经被证明对于 GAP 活动是可有可无的，并且不存在于 p120（GAP）中。这些 NF1 患者携带的位于 GRD N 端和 C 端区域的突变，和 Legius 综合征患者体内的 SPRED1 EVH1 结构域的致病性错义突变，都会降低 EVH1 域和 GRD 之间的结合亲和力。EVH1 结构域突变及其与 GRD 结合减少，也会进一步干扰 SPRED1 对于 MAPK 的抑制作用。这些数据表明，SPRED1 会通过 EVH1-GRD 间的相互作用，将神经纤维蛋白募集到 RAS，继而抑制 RAS-MAPK 通路。

SPRED1 基因中所有已鉴定的突变和多态性都汇总在 Leiden Open Variation Database 数据库中，该数据库可在 http://www.lovd.nl/SPRED1 在线访问。目前，该基因尚无较为明确的突变热点。大多数致病性突变被预测为截断突变（无义突变或移码突变），少数是错义突变。大多数错义突变被归类为基因多态性。但对于一些可能引发功能表征变化的错义突变，应将他们归类为致病性[1, 17]。据 Spencer 等[18]报道，基因缺失约占 SPRED1 致病变异的 10%，包括多外显子缺失和整个 SPRED1 基因缺失。根据 Brems 等的研究，其利用一位 Legius 综合征患者的 CAL 所培养的黑素细胞中，除了已知的 SPRED1 胚系突变外，还发现了 SPRED1 的体细胞性移码突变。这表明，

Legius 综合征患者的 CALM 症状，是由 *SPRED1* 基因的等位基因失活引起，其机制类似于 NF1 患者黑素细胞中 *NF1* 基因的双等位基因失活[1]。

动物模型

SPRED1 蛋白在进化过程中高度保守，小鼠体内的 Spred1 同人类的同源性大于 90%，编码此蛋白的 *Spred1* 基因位于小鼠第二条染色体上。在小鼠胚胎发育期，此基因主要表达在大脑、心脏、肺、肝脏和骨骼中，但在小鼠成年后，*Spred1* 则主要在大脑中表达[19, 20]。*Spred1* 敲除小鼠模型是通过同源重组产生的，会导致 KBD 和 SPR 的纯合性敲除[21]。与胚胎期死亡的 *Nf1*[-/-] 小鼠相比，*Spred1*[-/-] 小鼠是可以存活的，相较于同窝野生型小鼠，这些小鼠存在明显的体重减轻、面部缩短，有很明显的辨识度。尽管 *Spred1*[-/-] 小鼠幼崽死亡率高于野生型和杂合子小鼠，这些小鼠还是具有生育能力的。*Spred1* 敲除小鼠模型首先应用在过敏性哮喘的研究，因为 *Spred1*[-/-] 小鼠肺部的嗜酸性粒细胞数量增多，易于表现出更严重的过敏反应[21]。在发现 *SPRED1* 突变是 Legius 综合征的重要致病因素，并且，有报道表明携带该突变的患者出现学习困难和发育迟缓的风险明显增加后，有人对 *Spred1* 敲除小鼠的认知表型进行了研究，更具体地说，是对海马依赖性学习以及记忆突触的可塑性进行了研究[22]。*Spred1*[-/-] 小鼠在 Morris 水迷宫中表现出学习和记忆能力下降，在 T 迷宫中表现出视觉辨别缺陷，但基本的神经运动和感觉能力是正常的。在 Morris 水迷宫实验中，未观察到 *Spred1*[+/-] 小鼠与野生型之间存在差异。然而，在最终的混合实验中，对于其中的 T 迷宫视觉辨别任务，*Spred1*[+/-] 小鼠

的表现处于 *Spred1*[-/-] 和野生型小鼠的中间水平。*Spred1*[-/-] 小鼠脑切片的电生理记录明确了其短期和长期海马突触可塑性的缺陷。对其使用 LTP 诱导 4 小时后，生化分析表明，与野生型小鼠脑切片相比，*Spred1*[-/-] 切片中的 Mapk 磷酸化水平上调。

这些发现与在 *NF1*[+/-] 小鼠中观察到的学习和突触可塑性缺陷非常相似，也进一步强调了 RAS-MAPK 通路在学习和记忆中的重要性。

结构性错配修复缺陷

Lynch 综合征是一种常染色体显性遗传的癌症易感综合征，其特征是成人恶性肿瘤的患病风险增加，包括结直肠癌、妇科肿瘤（卵巢癌和子宫内膜癌）和泌尿系统肿瘤。该综合征是由错配修复基因 *MLH1*、*MSH2*、*MSH6*、*PMS2* 之一的杂合突变或 *EPCAM* 3′端缺失引起的。这些基因负责纠正 DNA 复制过程中产生的碱基替换错配或插入-缺失错配。Lynch 综合征患者的肿瘤常常表现出微卫星不稳定性（microsatellite instability，MSI），而通过免疫组织化学检查可见缺乏突变 MMR 的表达。

1999 年，Wang 等报道了一对姐妹的错配修复基因 *MLH1* 出现了纯合突变。她们分别罹患非霍奇金淋巴瘤和急性髓细胞白血病，随后又发现患有髓母细胞瘤。她们还有类似于 NF1 的临床特征，比如两患者都携带 CALM，其中，一个患者有胫骨假关节，另一个有多发皮肤神经纤维瘤[23]。这些孩子来自一个 Lynch 综合征相关症状高度外显的近亲结婚严重的家系，而该家系的成年病人则会表现出多种结直肠肿瘤。同年，来自近亲父母的 3 名儿童在 3 岁时被初步诊断为

血液系统恶性肿瘤。此外，3 个儿童中有 2 个具有 NF1 综合征的临床表征。他们的父母和其他几个家庭成员也都被诊断出患有结肠癌。这些成年家庭成员的家族史，与患有 Lynch 综合征和 *MLH1* 杂合性突变的患者的家族史是一致的。进一步分析已故幼儿的 DNA 后，有足够的证据表明，患儿生前曾携带 *MLH1* 纯合性突变[24]。

随后，一些研究报道了 *MMR* 基因的纯合性或复合杂合性突变，这些突变出现在一类被称为结构性错配修复缺陷（CMMRD）的特殊的儿童癌症易感综合征中。这些儿童中，最常见的恶性肿瘤是非霍奇金淋巴瘤、高级别神经胶质瘤和结直肠癌，后来也发现了部分低级别神经胶质瘤和胃肠道癌前病变。CMMRD 患者最普遍的非肿瘤特征是 CALM 和其他色素改变。Winner 等发现 60% 的 CMMRD 患者至少有 1 个 CALM 或色素沉着过度的皮肤区域，18% 的患者（通常除 CALM 以外）还具有其他 NF1 相关的特征（雀斑、神经纤维瘤、Lisch 结节、骨病变、视神经通路胶质瘤）[25]。有趣的是，在多达 75% 的 CMMRD 家庭中，那些携带 *MMR* 基因杂合性突变的成年家庭成员都未发现 Lynch 相关恶性肿瘤[26, 27]。这可能与 CMMRD 家系中大多数携带的是 *PMS2* 和 *MSH6* 突变有关。这些基因多认为与外显程度较低的 Lynch 综合征症状相关。高度外显的 *MSH2* 或 *MLH1* 突变在纯合子状态下可能会导致胚胎期死亡。

其他伴发牛奶咖啡斑的疾病

斑驳病

斑驳病（piebaldism）是一种罕见的常染色体显性遗传病，其特征是皮肤和头发的受影响区域先天性缺乏黑素细胞。患者前额区的头发通常是白色的，并可累及前额、面部、躯干和四肢，可出现不规则形状的无色素沉着的白色区域，通常呈对称分布。在这些脱色区域内部或边界处，可有岛状分布的色素沉着，与 CALM 非常相似。该疾病是由于原癌基因 *KIT* 的杂合性突变，有时也可以是锌指转录因子 *SNAI2* 的杂合性突变引起的。也存在同时患有斑驳病和 NF1 的患者。Stevens 等报道了 1 例患有斑驳病的巨大家系，其中，根据存在 >5 个 CALM 以及褶皱性雀斑的临床表现，有 2 个家庭成员被诊断为 NF1。有趣的是，只有这 2 个家庭成员是混血儿。几个家庭成员的体内被鉴定出可能导致斑驳病的 *KIT* 突变。虽然先证者符合 NF1 诊断标准，但是他们的 *NF1* 和 *SPRED1* 测序分析却显示没有发生突变。这表明，斑驳病的临床体征偶尔也会表现为同时罹患 CALM 和褶皱性雀斑，这可能会造成误诊，尤其是对于一些没有家族病史的斑驳病患者。所以必要时，我们需要通过细致的临床评估和分子检测来区分斑驳病和 NF1[28]。

Ⅱ型神经纤维瘤病

NF2 是一种常染色体显性遗传病，其特征是双侧前庭神经鞘瘤、其他脑神经和周围神经相关的神经鞘瘤、皮肤神经鞘瘤、脑膜瘤和室管膜瘤。晶状体后囊下混浊是该疾病的首发症状，并且该症状很少进展为视觉上显著可见的白内障。几乎所有患者在 30 岁时都会发展为双侧前庭神经鞘瘤。一些儿童期发病的孤立性神经疾病也被越来越多地发现，包括面神经麻痹、动眼神经麻痹或垂足 / 垂腕。NF2 是由位于 22 号染色体长臂（染色体 22q12.2）上的 *NF2* 基因突变引起的。NF2 患儿可出现多发性 CALM，不过通常少于 5 个，并比 NF1 中的 CALM 小。此外，在 NF2 中，CALM 往往更加苍白，边界更不规则。也可能出现局部色素减退的现象[29]。

家族性神经鞘瘤病

家族性神经鞘瘤病是一种罕见的常染色体显性遗传病，其特征是多发性神经鞘瘤，主要发生在脊柱区域，也可发生在外周神经和脑神经。患者可以出现单侧前庭神经鞘瘤、脑膜瘤和脂肪瘤，但是，与 NF2 最大的不同是，没有双侧前庭神经鞘瘤和 NF2 胚系突变。这种现象可能是由 SMARCB1 或者 LZTR1 的胚系杂合性突变引起的，这两个基因都位于染色体 22q11[30, 31]。肿瘤的发生并不遵循 Knudson 的"二次打击"学说，而是遵循"三个步骤-四次打击"学说，并伴有 NF2 基因的参与。据 Merker 等报道，有 23% 的患者至少有 1 个 CALM>1.5 cm；没有患者携带超过 4 个 CALM。在这组患者中没有褶皱性雀斑[32]。部分神经鞘瘤患者并不携带 SMARCB1 或 LZTR1 的胚系突变。

伴有多发性雀斑的 Noonan 综合征

伴有多发性雀斑的 Noonan 综合征是一种常染色体显性疾病，以前被称为 LEOPARD 综合征，其特征是多发性雀斑、面部畸形（包括眶距过宽和上睑下垂）、身材矮小、胸廓畸形和先天性心脏病（主要是肥厚性心肌病或肺动脉狭窄）。大约 20% 的患者存在感音神经性听力损失，而大约 30% 的患者患有轻度智力障碍。这种情况可能是由 PTPN11 或 RAF1 的杂合性突变引起。雀斑常表现为棕色、平皮肤表面的色斑（通常小于 5 mm），主要位于面部、颈部和躯干上部，并不会影响黏膜。一般来说，雀斑到 4 ~ 5 岁才会出现，但青春期时会增加至数千个。在大多数患者中也观察到了 CALM，它常早于雀斑出现[33]。

McCune-Albright 综合征

骨纤维结构不良 /McCune-Albright 综合征（FD/MAS）的特征是面积较大且边缘不规则的 CALM、多发骨纤维结构不良和内分泌障碍。FD/MAS 是 GNAS（编码 cAMP 通路相关 G 蛋白，$G_s\alpha$）在早期胚胎期的合子后体细胞激活性突变引发的结果[34]。目前，尚无可信证据证明 FD/MAS 母婴遗传的存在。CALM 很常见，并常常作为该疾病的首发表现，在出生时或出生不久就已很明显。患者存在宽带状的色素沉着区，CALM 沿皮肤 Blaschko 线延展。CALM 通常呈单侧发病，止于近中线处，边界粗糙，这与 NF1 相关 CALM 的平滑边界明显不同。骨纤维结构不良（fibrous dysplasia, FD）可能发生在全身多处不同的骨骼，但通常仅限于身体一侧。这些病变可能导致生长不均匀、畸形甚至骨折，导致脊柱侧弯、颅颌面畸形、活动受限、视力或听力丧失。内分泌障碍包括非促性腺激素依赖性性早熟、甲状腺异常和生长激素分泌过剩。

孤立性 CALM

发色金黄、皮肤苍白和雀斑（1 型）的儿童经常会表现出多发性 CALM，这些 CALM 通常比 NF1 相关病损更加苍白、边界更不规则。

NF1 的鉴别诊断

婴儿肌纤维瘤病

婴儿肌纤维瘤病是一种罕见的常染色

体显性遗传病，多为先天性。大多数病例是散发性的，不过也存在一些家族性聚集的病例。该疾病的特征是生长在皮肤、骨骼、软组织、骨骼肌的单发或多发、质地较硬的肿瘤，罕见于内脏。

孤立性肌纤维瘤是最常见的表现形式，最常发生在头颈部的皮肤和皮下组织中，这些肌纤维瘤可以自行消退。泛发性肌纤维瘤病与内脏受累有关，这一病变类型预后较差。在婴儿肌纤维瘤病中已经鉴定出两个相关基因，即 *PDGFRB* 和 *NOTCH3* [35, 36]。

变形综合征

大多数患者在出生时没有或几乎没有临床特征，通常该疾病在患儿 6～18 个月发病，以不对称性的过度生长为主要临床表现。最常涉及的部位是手和脚，并且过度生长的情况会逐步加重恶化。受累的区域常包括四肢骨、颅骨和脊柱，以及中枢神经系统、血管和脂肪组织。大多数变形综合征患者患有脑状结缔组织痣。该疾病由 *AKT1* 的体细胞镶嵌性突变引起[37]，从而推测 *AKT1* 胚系突变可能具有胚胎致死性。

眼眶神经纤维瘤

2012 年，有学者报道了 4 例患有多发性眼眶神经纤维瘤、疼痛性周围神经瘤、特殊面容、马方式体态（Marfanoid habitus）的患者[38]。这些患者的脑部 MRI 显示，角膜神经增粗、神经元迁移缺陷。目前并未发现存在 *NF1*、*NF2* 或 *SMARCB1* 的致病性突变。因此，可将其考虑为一种新的综合征。

透明纤维瘤病综合征

透明纤维瘤病综合征是一种罕见的常染色体隐性遗传病，携带 *ANTRX2* 基因的纯合性或复合杂合性突变[39, 40]。病变可累及多种身体结构，包括皮肤、关节、骨骼和内脏。这是一种极为痛苦并会造成毁容的综合征，呈现全身性透明样变性，在面部、颈部、颅骨区域分布大量小的珍珠状丘疹。它的主要临床特征是关节僵硬，以及牙龈肥厚。重症病例常出现在刚出生或出生后的头几个月，轻症病例常在儿童时期出现。

混杂性神经鞘瘤

混杂性神经鞘瘤是一类良性周围神经鞘瘤，其具有不少于两种常见神经源性肿瘤（神经纤维瘤、神经鞘瘤、神经束膜瘤）的特征。神经纤维瘤是 NF1 的标志，神经鞘瘤是 NF2 或神经鞘瘤病的标志。混杂性神经纤维瘤 / 神经鞘瘤多是在肿瘤综合征中被报道，如 NF1、NF2、特别是神经鞘瘤病[41]，因此，对这些肿瘤的不同部分进行分子表征测定是一个挑战。在 2016 年，有人对一组混杂性神经纤维瘤 / 神经鞘瘤进行了分子学研究[42]。在 44% 的肿瘤样本中，检测到的主要改变是 22 号染色体（包括 *LZTR1*、*SMARCB1* 和 *NF2*）的丢失或部分丢失，其次，在一个肿瘤样本中检测到了 *CTNNA3* 的局部缺失。仍需要开展进一步研究，以明确这类混杂性肿瘤发生、发展的潜在机制。最近有报道发现，在 4 例混杂性神经鞘肿瘤中，*ERBB2* 存在可靶向针对的激活性突变[43]。

总　　结

CALM 是 NF1 最常见和早期的临床表现。在没有其他 NF1 表现的幼儿中，想要进行正确的诊断可能比较困难。需要考虑的鉴别诊断，主要是 Legius 综合征，特别是对于同时有或没有雀斑的 CALM 病损、缺少其他典型 NF1 特征、没有 CMMRD 家族史的病例[25]。对于其他表现出 CALM 的

疾病和综合征，可以通过特异性症状以及 CALM 的不同特点来区分。

（王旭东　译）

参考文献

［1］Brems H, Chmara M, Sahbatou M, Denayer E, Taniguchi K, Kato R, Somers R, Messiaen L, De Schepper S, Fryns JP, Cools J, Marynen P, Thomas G, Yoshimura A, Legius E. Germline loss-of-function mutations in SPRED1 cause a neurofibromatosis 1-like phenotype. Nat Genet. 2007; 39(9): 1120–6.

［2］Brems H, Pasmant E, Van Minkelen R, Wimmer K, Upadhyaya M, Legius E, Messiaen L. Review and update of SPRED1 mutations causing Legius syndrome. Hum Mutat. 2012; 33(11): 1538–46.

［3］Pasmant E, Sabbagh A, Hanna N, Masliah-Planchon J, Jolly E, Goussard P, Ballerini P, Cartault F, Barbarot S, Landman-Parker J, Soufir N, Parfait B, Vidaud M, Wolkenstein P, Vidaud D, France RN. SPRED1 germline mutations caused a neurofibromatosis type 1 overlapping phenotype. J Med Genet. 2009a; 46(7): 425–30.

［4］Spurlock G, Bennett E, Chuzhanova N, Thomas N, Jim HP, Side L, Davies S, Haan E, Kerr B, Huson SM, Upadhyaya M. SPRED1 mutations (Legius syndrome): another clinically useful genotype for dissecting the neurofibromatosis type 1 phenotype. J Med Genet. 2009; 46(7): 431–7.

［5］Messiaen L, Yao S, Brems H, Callens T, Sathienkijkanchai A, Denayer E, Spencer E, Arn P, Babovic-Vuksanovic D, Bay C, Bobele G, Cohen BH, Escobar L, Eunpu D, Grebe T, Greenstein R, Hachen R, Irons M, Kronn D, Lemire E, Leppig K, Lim C, McDonald M, Narayanan V, Pearn A, Pedersen R, Powell B, Shapiro LR, Skidmore D, Tegay D, Thiese H, Zackai EH, Vijzelaar R, Taniguchi K, Ayada T, Okamoto F, Yoshimura A, Parret A, Korf B, Legius E. Clinical and mutational spectrum of neurofibromatosis type 1-like syndrome. JAMA. 2009; 302(19): 2111–8.

［6］Denayer E, Chmara M, Brems H, Kievit AM, van Bever Y, Van den Ouweland AM, Van Minkelen R, de Goede-Bolder A, Oostenbrink R, Lakeman P, Beert E, Ishizaki T, Mori T, Keymolen K, Van den Ende J, Mangold E, Peltonen S, Brice G, Rankin J, Van Spaendonck-Zwarts KY, Yoshimura A, Legius E. Legius syndrome in fourteen families. Hum Mutat. 2011; 32(1): E1985–98.

［7］Muram-Zborovski TM, Stevenson DA, Viskochil DH, Dries DC, Wilson AR, Mao R. SPRED 1 mutations in a neurofibromatosis clinic. J Child Neurol. 2010; 25(10): 1203–9.

［8］Pasmant E, Ballerini P, Lapillonne H, Perot C, Vidaud D, Leverger G, Landman-Parker J. SPRED1 disorder and predisposition to leukemia in children. Blood. 2009b; 114(5): 1131.

［9］Pasmant E, Gilbert-Dussardier B, Petit A, de Laval B, Luscan A, Gruber A, Lapillonne H, Deswarte C, Goussard P, Laurendeau I, Uzan B, Pflumio F, Brizard F, Vabres P, Naguibvena I, Fasola S, Millot F, Porteu F, Vidaud D, Landman-Parker J, Ballerini P. SPRED1, a RAS MAPK pathway inhibitor that causes Legius syndrome, is a tumour suppressor downregulated in paediatric acute myeloblastic leukaemia. Oncogene. 2015; 34(5): 631–8.

［10］Kehrer-Sawatzki H, Cooper DN. Mosaicism in sporadic neurofibromatosis type 1: variations on a theme common to other hereditary cancer syndromes? J Med Genet. 2008; 45(10): 622–31.

［11］Tadini G, Brena M, Pezzani L, Gelmetti C, Santagada F, Boldrini MP. Anemic nevus in neurofibromatosis type 1. Dermatology. 2013; 226(2): 115–8.

［12］Bulteel C, Morren MA, De Haes P, Denayer E, Legius E, Brems H. Nevus anemicus and RASopathies. JAAD Case Rep. 2018; 4(4): 390–1.

［13］Yasunari T, Shiraki K, Hattori H, Miki T. Frequency of choroidal abnormalities in neurofibromatosis type 1. Lancet. 2000; 356(9234): 988–92.

［14］Cassiman C, Casteels I, Jacob J, Plasschaert E, Brems H, Dubron K, Keer KV, Legius E. Choroidal abnormalities in café-au-lait syndromes: a new differential diagnostic tool? Clin Genet. 2017; 91(4): 529–35.

［15］Wakioka T, Sasaki A, Kato R, Shouda T, Matsumoto A, Miyoshi K, Tsuneoka M, Komiya S, Baron R, Yoshimura A. Spred is a sprouty-related suppressor of Ras signalling. Nature. 2001; 412(6847): 647–51.

［16］Stowe IB, Mercado EL, Stowe TR, Bell EL, Oses-Prieto JA, Hernández H, Burlingame AL, McCormick F. A shared molecular mechanism underlies the human rasopathies Legius syndrome and Neurofibromatosis-1. Genes Dev. 2012; 26(13): 1421–6.

［17］Hirata Y, Brems H, Suzuki M, Kanamori M, Okada M, Morita R, Llano-Rivas I, Ose T, Messiaen L, Legius E, Yoshimura A. Interaction between a domain of the negative regulator of the Ras-ERK pathway, SPRED1 protein, and the GTPase-activating protein-related domain of neurofibromin is implicated in Legius syndrome and neurofibromatosis type 1. J Biol Chem. 2016; 291(7): 3124–34.

［18］Spencer E, Davis J, Mikhail F, Fu C, Vijzelaar R, Zackai EH, Feret H, Meyn MS, Shugar A, Bellus G, Kocsis K, Kivirikko S, Pöyhönen M, Messiaen L. Identification of SPRED1 deletions using RT-PCR, multiplex ligation-dependent probe amplification and quantitative PCR. Am J Med Genet A. 2011; 155A(6): 1352–9.

［19］Engelhardt CM, Bundschu K, Messerschmitt M, Renné T, Walter U, Reinhard M, Schuh K. Expression and subcellular localization of Spred proteins in mouse and human tissues. Histochem Cell Biol. 2004; 122(6): 527–38.

［20］Kato R, Nonami A, Taketomi T, Wakioka T, Kuroiwa A,

Matsuda Y, Yoshimura A. Molecular cloning of mammalian Spred-3 which suppresses tyrosine kinase-mediated Erk activation. Biochem Biophys Res Commun. 2003; 302(4): 767–72.

[21] Inoue H, Kato R, Fukuyama S, Nonami A, Taniguchi K, Matsumoto K, Nakano T, Tsuda M, Matsumura M, Kubo M, Ishikawa F, Moon BG, Takatsu K, Nakanishi Y, Yoshimura A. Spred-1 negatively regulates allergen-induced airway eosinophilia and hyperresponsiveness. J Exp Med. 2005; 201(1): 73–82.

[22] Denayer E, Ahmed T, Brems H, Van Woerden G, Borgesius NZ, Callaerts-Vegh Z, Yoshimura A, Hartmann D, Elgersma Y, D'Hooge R, Legius E, Balschun D. Spred1 is required for synaptic plasticity and hippocampus-dependent learning. J Neurosci. 2008; 28(53): 14443–9.

[23] Wang Q, Lasset C, Desseigne F, Frappaz D, Bergeron C, Navarro C, Ruano E, Puisieux A. Neurofibromatosis and early onset of cancers in hMLH1-deficient children. Cancer Res. 1999; 59(2): 294–7.

[24] Ricciardone MD, Ozçelik T, Cevher B, Ozdağ H, Tuncer M, Gürgey A, Uzunalimoğlu O, Cetinkaya H, Tanyeli A, Erken E, Oztürk M. Human MLH1 deficiency predisposes to hematological malignancy and neurofibromatosis type 1. Cancer Res. 1999; 59(2): 290–3.

[25] Wimmer K, Kratz CP, Vasen HF, Caron O, Colas C, Entz-Werle N, Gerdes AM, Goldberg Y, Ilencikova D, Muleris M, Duval A, Lavoine N, Ruiz-Ponte C, Slavc I, Burkhardt B. Brugieres L; EU-consortium care for CMMRD (C4CMMRD). Diagnostic criteria for constitutional mismatch repair deficiency syndrome: suggestions of the European consortium 'care for CMMRD' (C4CMMRD). J Med Genet. 2014; 51(6): 355–65.

[26] Bakry D, Aronson M, Durno C, Rimawi H, Farah R, Alharbi QK, Alharbi M, Shamvil A, Ben-Shachar S, Mistry M, Constantini S, Dvir R, Qaddoumi I, Gallinger S, Lerner-Ellis J, Pollett A, Stephens D, Kelies S, Chao E, Malkin D, Bouffet E, Hawkins C, Tabori U. Genetic and clinical determinants of constitutional mismatch repair deficiency syndrome: report from the constitutional mismatch repair deficiency consortium. Eur J Cancer. 2014; 50(5): 987–96.

[27] Ripperger T, Beger C, Rahner N, Sykora KW, Bockmeyer CL, Lehmann U, Kreipe HH, Schlegelberger B. Constitutional mismatch repair deficiency and childhood leukemia/lymphoma--report on a novel biallelic MSH6 mutation. Haematologica. 2010; 95(5): 841–4.

[28] Stevens CA, Chiang PW, Messiaen LM. Café-au-lait macules and intertriginous freckling in piebaldism: clinical overlap with neurofibromatosis type 1 and Legius syndrome. Am J Med Genet A. 2012; 158A(5): 1195–9.

[29] Ruggieri M, Iannetti P, Polizzi A, La Mantia I, Spalice A, Giliberto O, Platania N, Gabriele AL, Albanese V, Pavone L. Earliest clinical manifestations and natural history of neurofibromatosis type 2 (NF2) in childhood: a study of 24 patients. Neuropediatrics. 2005; 36(1): 21–34.

[30] Hulsebos TJ, Plomp AS, Wolterman RA, Robanus-Maandag EC, Baas F, Wesseling P. Germline mutation of INI1/SMARCB1 in familial schwannomatosis. Am J Hum Genet. 2007; 80(4): 805–10.

[31] Piotrowski A, Xie J, Liu YF, Poplawski AB, Gomes AR, Madanecki P, Fu C, Crowley MR, Crossman DK,

Armstrong L, Babovic-Vuksanovic D, Bergner A, Blakeley JO, Blumenthal AL, Daniels MS, Feit H, Gardner K, Hurst S, Kobelka C, Lee C, Nagy R, Rauen KA, Slopis JM, Suwannarat P, Westman JA, Zanko A, Korf BR, Messiaen LM. Germline loss-of-function mutations in LZTR1 predispose to an inherited disorder of multiple schwannomas. Nat Genet. 2014; 46(2): 182–7.

[32] Merker VL, Esparza S, Smith MJ, Stemmer-Rachamimov A, Plotkin SR. Clinical features of schwannomatosis: a retrospective analysis of 87 patients. Oncologist. 2012; 17(10): 1317–22.

[33] Digilio MC, Sarkozy A, de Zorzi A, Pacileo G, Limongelli G, Mingarelli R, Calabrò R, Marino B, Dallapiccola B. LEOPARD syndrome: clinical diagnosis in the first year of life. Am J Med Genet A. 2006; 140(7): 740–6.

[34] Weinstein LS, Shenker A, Gejman PV, Merino MJ, Friedman E, Spiegel AM. Activating mutations of the stimulatory G protein in the McCune-Albright syndrome. N Engl J Med. 1991; 325(24): 1688–95.

[35] Cheung YH, Gayden T, Campeau PM, LeDuc CA, Russo D, Nguyen VH, Guo J, Qi M, Guan Y, Albrecht S, Moroz B, Eldin KW, Lu JT, Schwartzentruber J, Malkin D, Berghuis AM, Emil S, Gibbs RA, Burk DL, Vanstone M, Lee BH, Orchard D, Boycott KM, Chung WK, Jabado N. A recurrent PDGFRB mutation causes familial infantile myofibromatosis. Am J Hum Genet. 2013; 92(6): 996–1000.

[36] Martignetti JA, Tian L, Li D, Ramirez MC, Camacho-Vanegas O, Camacho SC, Guo Y, Zand DJ, Bernstein AM, Masur SK, Kim CE, Otieno FG, Hou C, Abdel-Magid N, Tweddale B, Metry D, Fournet JC, Papp E, McPherson EW, Zabel C, Vaksmann G, Morisot C, Keating B, Sleiman PM, Cleveland JA, Everman DB, Zackai E, Hakonarson H. Mutations in PDGRFB cause autosomal dominant infantile myofibromatosis. Am J Hum Genet. 2013; 92: 1001–7.

[37] Lindhurst MJ, Sapp JC, Teer JK, Johnston JJ, Finn EM, Peters K, Turner J, Cannons JL, Bick D, Blakemore L, Blumhorst C, Brockmann K, Calder P, Cherman N, Deardorff MA, Everman DB, Golas G, Greenstein RM, Kato BM, Keppler-Noreuil K, Kuznetsov SA, Miyamoto RT, Newman K, Ng D, O'Brien K, Rothenberg S, Schwartzentruber DJ, Singhal V, Tirabosco R, Upton J, Wientroub S, Zackai EH, Hoag K, Whitewood-Neal T, Robey PG, Schwartzberg PL, Darling TN, Tosi LL, Mullikin JC, Biesecker LG. A mosaic activating mutation in AKT1 associated with the Proteus syndrome. N Engl J Med. 2011; 365(7): 611–9.

[38] Babovic-Vuksanovic D, Messiaen L, Nagel C, Brems H, Scheithauer B, Denayer E, Mao R, Sciot R, Janowski KM, Schuhmann MU, Claes K, Beert E, Garrity JA, Spinner RJ, Stemmer-Rachamimov A, Gavrilova R, Van Calenbergh F, Mautner V, Legius E. Multiple orbital neurofibromas, painful peripheral nerve tumors, distinctive face and marfanoid habitus: a new syndrome. Eur J Hum Genet. 2012; 20(6): 618–25.

[39] Dowling O, Difeo A, Ramirez MC, Tukel T, Narla G, Bonafe L, Kayserili H, Yuksel-Apak M, Paller AS, Norton K, Teebi AS, Grum-Tokars V, Martin GS, Davis GE, Glucksman MJ, Martignetti JA. Mutations in capillary morphogenesis gene-2 result in the allelic disorders juvenile

hyaline fibromatosis and infantile systemic hyalinosis. Am J Hum Genet. 2003; 73(4): 957−66.

[40] Hanks S, Adams S, Douglas J, Arbour L, Atherton DJ, Balci S, Bode H, Campbell ME, Feingold M, Keser G, Kleijer W, Mancini G, McGrath JA, Muntoni F, Nanda A, Teare MD, Warman M, Pope FM, Superti-Furga A, Futreal PA, Rahman N. Mutations in the gene encoding capillary morphogenesis protein 2 cause juvenile hyaline fibromatosis and infantile systemic hyalinosis. Am J Hum Genet. 2003; 73(4): 791−800.

[41] Harder A, Wesemann M, Hagel C, Schittenhelm J, Fischer S, Tatagiba M, Nagel C, Jeibmann A, Bohring A, Mautner VF, Paulus W. Hybrid neurofibroma/ schwannoma is overrepresented among schwannomatosis and neurofibromatosis patients. Am J Surg Pathol. 2012; 36(5): 702−9.

[42] Stahn V, Nagel I, Fischer-Huchzermeyer S, Oyen F, Schneppenheim R, Gesk S, Bohring A, Chikobava L, Young P, Gess B, Werner M, Senner V, Harder A. Molecular analysis of hybrid neurofibroma/schwannoma identifies common monosomy 22 and α-T-catenin/CTNNA3 as a novel candidate tumor suppressor. Am J Pathol. 2016; 186(12): 3285−96.

[43] Michael W. Ronellenfitsch, Patrick N. Harter, Martina Kirchner, Christoph Heining, Barbara Hutter, Laura Gieldon, Jens Schittenhelm, Martin U. Schuhmann, Marcos Tatagiba, Gerhard Marquardt, Marlies Wagner, Volker Endris, Christian H. Brandts, Victor-Felix Mautner, Evelin Schröck, Wilko Weichert, Benedikt Brors, Andreas von Deimling, Michel Mittelbronn, Joachim P. Steinbach, David E. Reuss, Hanno Glimm, Albrecht Stenzinger, Stefan Fröhling. Targetable ERBB2 mutations identified in neurofibroma/schwannoma hybrid nerve sheath tumors. Journal of Clinical Investigation. 2020.

第17章

RAS 信号通路相关综合征的癌变风险及疾病谱

Cancer Risk and Spectrum in Individuals with RASopathies

Mwe Mwe Chao, Martin Zenker, and Christian Peter Kratz

引　言

　　RAS 基因的鉴定源自对从动物体内分离出来的具有高效转化功能的逆转录病毒的研究[1]。确切地说，在 20 世纪 60 年代人们发现，将 Harvey 鼠肉瘤病毒和 Kirsten 鼠肉瘤病毒注入大鼠体内可诱发肉瘤[2, 3]。后来证实，两个分别编码 21 kD 蛋白的大鼠肉瘤基因（*ras*；*Harvey ras* 或 *Ha-ras* 或 *H-ras*；*Kirsten ras*，或 *Ki-ras* 或 *K-ras*）是病毒的转化元件，并且人类很多癌症中存在 *HRAS* 和 *KRAS* 同源基因的突变[1]。随后，进一步研究阐明了 150 多个相关基因及其编码的蛋白质，这些蛋白作为鸟苷酸 GTP 酶发挥作用，并被命名为 Ras 蛋白超家族[4]。Ras 家族是这个超家族的一员。

　　人类的 RAS 蛋白家族由 36 个成员组成[4]。这些基因的缺陷与某些疾病相关，其中研究最多的是 *HRAS*、*KRAS* 和 *NRAS*。这三种 RAS 亚型是 RAS/MAPK（丝裂原活化蛋白激酶）信号通路的主要组成部分，该信号通路的作用是将细胞外的信号传至细胞内。应特别指出，*RAS* 基因和 RAS/MAPK 信号通路的其他组成部分，与其他的细胞蛋白和信号通路以错综复杂的方式发生相互作用。当细胞外的配体，如生长因子，与跨膜酪氨酸激酶受体（transmembrane tyrosine kinase receptor, RTK）结合时，可引起自身的磷酸化以及接头蛋白（GRB1、CBL、SHP2 和 SOS1）向细胞内的区域募集，开始激活信号通路。之后，SOS1 作为鸟苷酸交换因子（guanosine nucleotide exchange factor, GEF）将促进 RAS 在 GDP 和 GTP 的形式之间进行转换。与 GDP 结合的 RAS，与 MAPK 信号通路的第一个蛋白 RAF（ARAF、BRAF 或 CRAF）进行结合并将其激活，然后 MEK1/2 和 ERK1/2 相继被激活。激活的 ERK1 与 ERK2，同细胞膜、细胞质和细胞核的底物相互作用，调节细胞的生长、分化和增殖。NF1 和 SPRED1 则是 RAS/MAPK 信号通路的负性调节因子（图 17.1）。RAS/MAPK 信号通路的调控异常，会对人体健康产生重要的影响。RAS/MAPK 信号通路相关基因的胚系、嵌合体

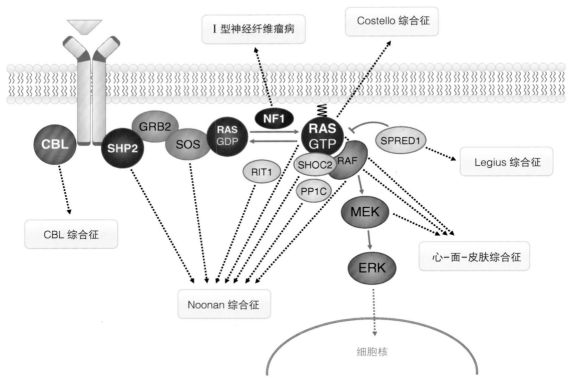

图 17.1　RAS/MAPK 信号通路和相应的 RAS 信号通路相关综合征

和体细胞的异常，分别与发育性综合征、先天性疾病和癌症相关（图 17.2）。在此，如前述，RAS/MAPK 信号通路中相关基因发生胚系或嵌合体变异会与部分疾病的产生有密切联系，我们对这类疾病相关的癌症风险和疾病谱进行回顾，同时，评估监测指南和临床治疗方案的实际价值与意义。

RAS 信号通路相关综合征及癌症：总体思路

若导致 RAS 信号通路失调的各种基因突变为胚系突变，可引起多种综合征，包括Ⅰ型神经纤维瘤病（NF1）、Noonan 综合征（NS）、多发性雀斑样痣-Noonan 综合征（NS with multiple lentigines, NSML）、

Costello 综合征（Costello syndrome, CS）、心-面-皮肤综合征（cardio-facio-cutaneous syndrome, CFCS）、Ⅰ型神经纤维瘤病-Noonan 综合征（NF1-NS）、Legius 综合征以及伴/不伴幼年型粒单核细胞白血病的类 Noonan 综合征（NSLL 或 CBL 综合征）。尽管根据一定的临床特征可以对前述综合征进行鉴别，但由于 RAS/MAPK 信号通路失调的机制相同，患者可重叠出现类 Noonan 综合征的各类临床特征，如异常形态的心-面特征、先天性心脏缺陷、身材短小、皮肤异常和各类智力缺陷[5]。通常认为，对于发育中的胚胎和儿童来说，类 Noonan 综合征相关畸形能够反映 RAS/MAPK 信号通路系统性失调的程度。实际上，对于这些相互重叠的临床表现，在单独明确其遗传学基础之前，

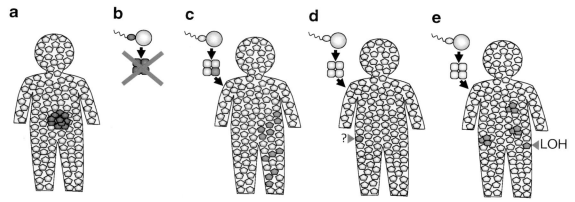

图 17.2　各种 RAS/MAPK 信号通路失调的结果。a. 散发性肿瘤中的致癌基因突变：体细胞性强激活性（致癌）基因突变（绿色），联合其他的基因突变，可引起细胞增殖和肿瘤形成。b. 致癌性胚系基因突变：生殖细胞内（更多可能的是精细胞）可出现强烈激活性基因突变，但受精后受到干扰的胚胎发育多数将在产前死亡。c. 合子后发生的致癌性基因突变导致的嵌合体 RAS 信号通路相关综合征：如果胚胎中（a、b）发生的相同突变成为合子后的基因突变，胚胎可能以嵌合体形式存活，突变可引起特定区域的病损。d. Noonan 综合征中轻度激活性基因突变：生殖细胞中出现可耐受的激活性基因突变（淡绿色），但这种全面的 RAS/MAPK 信号通路失调可导致特征性发育畸形。单一基因的激活性突变从轻度转变成重度不太可能发生，而肿瘤的发生通常需要独立的基因突变。e. 神经纤维瘤中 NF1 基因突变失活：生殖细胞中出现一个等位基因的缺陷可引起 RAS/MAPK 信号通路全面轻度的过度激活，导致较轻的类 Noonan 综合征特征（单倍剂量不足）。当 NF1 位点（箭头示）发生一个杂合性缺失后，就可能转变为严重的 RAS/MAPK 信号通路失调。在一生中这种情况可能会发生在多个位点，如果这足以使某些细胞转化为肿瘤，那么就会发生多个该类肿瘤

要意识到，前述各类表征之间已经存在很强的遗传相关性。总之，将 RAS 信号通路组成分子的胚系变异与类 Noonan 综合征的特征予以归纳总结，可以将这类综合征统一定义，称为"RAS 信号通路相关综合征"（RASopathies）。

至于 RAS 信号通路中的激活性基因突变，在胚系中观察到的基因突变谱与癌症中观察到的区别很大，认识到这一点很重要。这种差别可以以一种观点来进行解释，即对于胚系出现的基因突变，如果在生化方面表现出与癌症密切相关的缺陷，发生胚胎致死的风险更高；但在体细胞（癌细胞）中，这种强变异则是致癌过程中的关键步骤。对伴有严重畸形（如胎儿水肿）的胎儿，针对 PTPN11（和其他基因）进行产前检测，可能会检测到在癌症中表现为体细胞突变的基因突变，因此，对于可强烈激活 RAS/MAPK 信号通路的胚系基因突变，这一现象支持了进行针对性产前筛查的建议[6]（相关研究成果尚未发表）。同样，携带强激活突变的罕见活产儿童，通常会携带新发突变，并且往往有严重的发育缺陷和很高的癌症风险。胚系中强激活突变的发生及其活力，或许也取决于突变基因的生物学功能[7]。例如，在胚系中 HRAS 第 12 或13 残端基因突变（可导致 Costello 综合征）比 KRAS 的同一突变出现得更为频繁。对于 RAS/MAPK 信号通路中致癌基因发生严重失调的突变，嵌合体突变可能会提高 RAS 信号通路相关综合征患儿的产前存活率，本章将进行讨论。

与此相反，生化方面表现为轻度（亚等位基因）激活的基因突变，则更多为可耐受

的胚系缺陷，并不会直接导致胚胎死亡。由于缺陷更加轻微，所以，这些突变很少是与癌症相关的体细胞突变。带有轻微基因突变的个体，患癌风险的提高也较为温和。从患癌风险的角度来看，这些轻微的缺陷意味着致癌风险的等位基因较少（由于通常可以逃避标准的基因检测途径，这些较少的有致病风险的等位基因，如果没有系统表型支持，大多数突变都不可知）[8]。根据躯体病变或智力障碍的程度，以及对生殖的影响，这些突变也有可能表现为家族遗传性突变。

对于大多数 RAS/MAPK 信号通路的负性调节因子（如 NF1），若发生胚系功能丧失性基因突变，一个等位基因的缺陷（单倍剂量不足）就可能会对发育中的胚胎产生不利影响，导致类 Noonan 综合征。这些基因在细胞水平以隐性的方式发挥作用，体细胞中第 2 个等位基因的缺失或突变，则是肿瘤发展的关键步骤。这也解释了以下情况：我们观察到，尽管机体在胚胎发育过程能很好地耐受这些突变，但在与此相关的综合征中患癌的风险仍然较高。值得注意的是，基因突变既可以使一些生物学特性激活，也可以使其他的生物学特性失活。因此，差异并非总能明确阐明。

然而，在这个理论模式中，RAS/MAPK 信号通路的系统性失调，决定了类 Noonan 综合征相关畸形的发展；某一个体的肿瘤发生风险，不仅仅取决于潜在的胚系致癌突变，也取决于其他基因突变打击的可能性，对于敏感细胞，二次打击足以促其发生转化。例如，对于 NF1 患者，发生神经纤维瘤的风险远远高于发生恶性周围神经鞘瘤，这是由于后者需要一个更为复杂的体细胞突变。RAS 信号通路相关综合征患者易罹患的肿瘤类型，在生物学上是高度相似

的。例如，在散发的胚胎性横纹肌肉瘤中第 11 号染色体 p15 重排很常见，这也与 HRAS（同样位于第 11 号染色体 p15）体细胞变异相关。在 Costello 综合征中，HRAS 基因突变存在于所有的细胞中，包括可能转化成为横纹肌肉瘤细胞的间叶细胞。在这种恶变前组织中，第 11 号染色体 p15 的重排可使 Costello 综合征患者罹患横纹肌肉瘤的风险升高[9]。基于这些观点，我们现在对各种 RAS 信号通路相关综合征简单进行回顾，阐述内容也主要集中在癌症风险以及与各种疾病相关的疾病谱。

癌症及 Noonan 综合征

Noonan 综合征（NS），是与 RAS/MAPK 信号通路异常相关的、最常见的神经发育性综合征，大约每 1 000 ～ 2 000 名新生儿中就有 1 例。Noonan 综合征具有独特的头面部畸形，包括宽额、眶距过宽、上睑下垂、睑裂下斜和低位后旋耳。如上所述，在其他 RAS 信号通路相关综合征中也可以观察到这些头面部特征，这也提示 RAS/MAPK 信号通路存在异常。此外，Noonan 综合征中也会出现先天性心脏缺陷、生长过缓、出血倾向和神经认知延迟。已经明确在 PTPN11（50%）、SOS1（13%）、RAF1（5%）、RIT1（5%）、KRS、NRAS、BRAF、MAP2K1、RRAS、MRAS、RASA2、SOS2 和 LZTR1 等基因中存在相关致病性突变。SHOC2 和 PPP1CB 突变可引起生长期毛发松动的类 Noonan 综合征。个体表现为心脏畸形（Noonan 综合征疾病谱、半月瓣发育不良）、特征性毛发、弥散性色素过度沉着、轻微智力障碍、身材矮小和易辨识的面部形态。

如上所述，Noonan 综合征患者中观察

到的 RAS 信号通路相关突变与驱动肿瘤发生的典型变异并不相同。直到对此开展功能学研究后才证实，与致癌基因突变相比，Noonan 综合征相关的基因突变对信号通路的失调影响更小[10, 11]。因此，Noonan 综合征个体患癌风险并没有显著提高。在受累家族中，癌症也是一种比较少见的并发症。正如我们的预想，流行病学也证实，患癌风险中度升高——最近一项研究观察到，632 例患者中有 8 例儿童罹患癌症，而健康人群中观察到 1 例肿瘤患者［标准发病率：8.1（3.5 ~ 16.0）］[8]。Noonan 综合征患者发生的肿瘤，包括胚胎性横纹肌肉瘤、神经母细胞瘤和星形细胞瘤。有趣的是，有几例胚胎发育不良性神经上皮肿瘤（dysembryoplastic neuroepithelial tumor, DNET）的报道，而 DNET 是 Noonan 综合征中较为少见的并发症[8]。而且也有几例急性淋巴细胞白血病的报道。多数患者的染色体为超二倍体核型[12]，表明急性淋巴细胞白血病和 Noonan 综合征之间存在非随机性联系。Noonan 综合征的一种非恶性肿瘤表现是多发性巨细胞病变，主要影响颌骨。这些肿瘤也可能会出现在其他 RAS 信号通路相关综合征中[13]。

患有 Noonan 综合征和 PTPN11（或较少的 KRAS）发生特异性突变的婴儿，患多克隆骨髓增生性疾病的风险增高，该疾病与幼年型粒单核细胞白血病（juvenile myelomonocytic leukemia, JMML）类似。尽管 Noonan 综合征患儿的骨髓增生性疾病不需治疗即可痊愈，但可发生恶性转化[14-16]。总之，Noonan 综合征患者的癌症发生风险仅轻微增高。

多数多发性雀斑样痣-Noonan 综合征（NSML）患者的临床特征与 Noonan 综合征十分相似，但这些患者在雀斑痣和肥厚型心肌病上表现出较高的外显率。该疾病以前称为 LEOPARD 综合征，是雀斑痣、心电图异常、眶距过宽、肺动脉狭窄、外生殖器畸形、生长迟缓和耳聋的首字母缩略语。该疾病是由 PTPN11（尤其是 p.T468M 和 p.Y279C）特异性突变引起的，其他基因很少发生突变。该疾病很少有关于儿童癌症的病例报道，表明癌症风险轻微增加[8]。最近有证据表明，成年患者中，类神经纤维瘤的神经鞘瘤、肥大性神经病也与多发性雀斑样痣-Noonan 综合征相关[17, 18]。正如 Noonan 综合征一样，患癌风险升高并不明显。

癌症及心-面-皮肤综合征

心-面-皮肤综合征（CFCS）是 RAS/MAPK 信号通路胚系突变引起的更为少见的一种疾病。该综合征患者表现为巨颅、宽额、双颞狭窄、眉弓发育不全、眉毛稀疏或缺失、睑裂下斜、眼部畸形（斜视、眼球震颤、近视、上睑下垂、远视和散光）、鼻短小伴低鼻梁及朝天鼻、腭盖高拱以及低位后旋耳。正如该综合征名称提示的那样，心-面-皮肤综合征的患者可能表现出更为严重的外胚层畸形，包括稀疏、弯曲、薄或厚、羊毛状和偶发脆性的毛发，角化过度，毛周角化病，血管瘤，鱼鳞病以及痣。此外，大约 75% 的心-面-皮肤综合征患者表现为心脏缺陷，包括肺动脉狭窄、房室间隔缺损、肥厚型心肌病和心脏瓣膜畸形[19]。肌肉骨骼以及神经系统的畸形也较为常见。智力障碍的程度通常比 Noonan 综合征严重。最后，婴幼儿心-面-皮肤综合征的患者可能会出现生长迟缓、胃肠反流、呕吐、口腔厌恶症和便秘。这种综合征的病因在于 BRAF、MEK1、MEK2 和 KRAS 基因突变。

和 Noonan 综合征相似，癌症在心-面-皮肤综合征中也较为少见。有报道在少数患者中可以发生白血病、淋巴瘤、肝母细胞瘤和横纹肌肉瘤[20]。虽然没有可靠的数据，但心-面-皮肤综合征中的癌症风险并没有超过 Noonan 综合征。

癌症及 Costello 综合征

除了Ⅰ型神经纤维瘤病之外，Costello 综合征的患癌风险是 RAS 信号通路相关综合征中最高的。即使在妊娠期，也有可能观察到这种疾病的早期症状。在子宫中就有可能出现吞咽困难导致的羊水过多、胎儿过度生长伴巨颅和心律不齐[5, 19, 21, 22]。早熟和全身水肿也很常见[21, 23]。在新生儿时期，患儿通常表现为喂食困难、幽门狭窄导致的胃食管反流以及继发生长迟缓[22, 24]。同样，在 Costello 综合征的婴幼儿中可出现肌张力低下、应激性、对声音和触觉高度敏感、害羞和睡眠障碍[25]。Costello 综合征的颅面特征，包括巨颅伴额部前凸、内眦赘皮、睑裂下斜、短鼻伴鼻梁塌陷、基底较宽呈螺旋状和分叶状的低位后旋耳、颊部丰满、大口大唇。皮肤表现包括皮肤松软、皱纹过多、掌跖皮肤过多形成皱褶。Costello 综合征可表现出肥厚型心肌病、瓣膜畸形、间隔缺损和心律不齐。其病因为 HRAS 的新生胚系基因突变[26-28]。典型的 Costello 综合征相关的 HRAS 基因突变位于 12 或 13 密码子，与实体肿瘤的突变位点相同。但是值得注意的是，Costello 综合征更为常见的相关位点（如 p.G12S）在癌症中并不常见。

Costello 综合征相关的 HRAS 基因胚系突变与肿瘤中的体细胞突变类似，可用来解释 Costello 综合征中罹患良恶性肿瘤的风险

较高，如皮肤乳头状瘤、胚胎性横纹肌肉瘤、膀胱移行细胞癌和神经母细胞瘤。15%的患者到 20 岁时即可出现肿瘤[29, 30]，因此，对这类患者进行密切的肿瘤/癌症监测是必要的。

癌症及 CBL 综合征

NSLL 或 CBL 综合征（CBLS）的病因为 CBL 基因胚系突变，很多患者表现为典型的心脏畸形或 Noonan 综合征中其他的畸形[31-33]。然而类 Noonan 综合征的表型在临床上并不总是那么明显。CBL 综合征的一个特别的并发症就是中等大小的动脉发生血管病变。正如后面内容进一步讨论的，CBL 综合征罹患进展性幼年型粒单核细胞白血病的风险很高。CBL 综合征相关的 JMML 是一种克隆性疾病，其特征是造血细胞中 CBL 基因的杂合性缺失；尽管该病是一种克隆性疾病，但一些个体表现为一种自限性良性病变。

癌症及缺乏类 NS 样面容的 RAS 信号通路相关综合征

毛细血管畸形-动静脉畸形（capillary malformation arteriovenous malformation syndrome, CM-AVM）是另一种 RAS/MAPK 信号通路相关疾病。在这一点上，多发的毛细血管畸形可能与动静脉畸形、动静脉瘘相关。血管病变可能位于很多组织中，包括皮肤、肌肉、骨骼、心脏和脑部。RASA1 基因的失活突变可导致毛细血管畸形动静脉畸形。RASA1 编码 RAS-GAP，毛细血管畸形动静脉畸形相关的基因突变可降低 RAS-GTP 的水解，增强了 RAS/MAPK 信号通路[34]。有趣

的是，在 Noonan 综合征和相关疾病中，很少发生毛细血管和动静脉畸形。

SYNGAP1 是人类 *SYNGAP1* 基因编码的一种蛋白。SYNGAP1 是一种 RAS GTP 酶激活蛋白，对于认知的发展和神经元突触的功能非常重要。该蛋白仅在脑组织中表达，发生基因突变可导致智力障碍或癫痫。应特别指出，Hamdan 等发现在大约 3% 的非综合征性智力障碍患者中存在 *SYNGAP1* 基因的新生截短突变[35]。患者没有 Noonan 综合征的特征可能是由于 *SYNGAP1* 仅在脑组织中表达。没有数据显示这两种疾病患癌的风险增高。

癌症及嵌合体 RAS 信号通路相关综合征

嵌合现象，是指合子后的个体细胞携带两种不同的基因型。20 世纪 30 年代，人们认识到一些患者可表现出 Ⅰ 型神经纤维瘤病的特征，如牛奶咖啡斑、雀斑和局限于躯干的神经纤维瘤，将其称为节段型 Ⅰ 型神经纤维瘤病，后来证实在多数病例中，这种现象相当于一种疾病的嵌合现象[36]。后来，人们逐渐认识到 RAS 信号通路相关基因突变引起的大量的症状和疾病中都存在嵌合现象。具有典型 Costello 综合征特征的患者，其某一种组织中既有正常细胞，又有基因突变的细胞，表现为嵌合现象[37, 38]。这些就是伴有典型表型的典型基因突变发生嵌合现象的例子，尽管有时表现的症状较轻或者仅在局部表现出症状。

"嵌合体 RAS 信号通路相关综合征"是用来描述 RAS/MAPK 信号通路"致癌"基因突变的嵌合现象，这种突变发生在生殖阶段通常可致胚胎死亡，但在嵌合阶段可能会

得以生存。由于机体中发生突变的细胞含量较低，无法引起系统性（全身性）RAS/MAPK 信号通路过度激活所诱发的症状，所以嵌合体 RAS 信号通路相关综合征中的这些疾病多表现为神经皮肤性疾病，通常缺乏类 Noonan 综合征的特征。大多数嵌合体 RAS 信号通路相关综合征表现出系统性或孤立性的先天痣。嵌合性疾病变异性大不仅仅与基因型相关，也与发生突变的体细胞的定位和分布有关。

表皮角质形成细胞痣和皮脂腺痣以及它们的系统化形式、表皮痣综合征以及 Schimmelpenning 综合征，其病因分别是 *RAS* 基因中最常受到影响的 *HRAS* 基因和最常见发生突变的替换位点 p.G13R 发生 *RAS* 嵌合性基因突变[39, 40]。这种典型的基因突变仅存在于受累的组织中，通常血细胞中也不存在[40]。先天性黑色素痣及其变异体神经皮肤黑素细胞增多症的典型特点是 *NRAS* 发生致癌性错义突变，类似于受影响的组织发生嵌合现象。近来更多研究将 Oculoectodermal 综合征与特异性的 *KRAS* 嵌合型基因突变[41]、*MAP2K1*（*MEK1*）突变的颅外动静脉畸形[42]以及脑部动静脉畸形中的 *KRAS* 突变[43]联系起来进行研究。

表皮痣恶变的可能性较小。1% ~ 2% 的先天性黑色素痣患者可发生恶性黑色素瘤。痣的体积越大，其恶变的风险越高[44, 45]。

嵌合体 RAS 信号通路相关综合征的表型广泛，其原因可能是，基因突变的时间点、突变类型、特定的家族、发生基因突变的细胞活力、受累及的躯体部分各不相同[36]。然而，对于 RAS 信号通路相关综合征的嵌合现象的发生，或许也还有其他因素参与。在一例多发性雀斑样痣–Noonan 综合征的年轻患者身上，左侧躯干和胳膊没有

雀斑，但身体的其他部位有。外观正常的皮肤和雀斑皮肤中的成纤维细胞均表现为 *PTPN11* 基因突变，说明正常皮肤中基因突变被"沉默"，但机制尚不明确[46]。

对 RAS 信号通路相关综合征患者的癌症监测

RAS 信号通路相关综合征，通常会波及多个系统，需要综合处理。然而只有一部分患者，尤其是Ⅰ型神经纤维瘤病（在此不进行详细讨论）、Costello 综合征和 CBL 综合征，与患癌风险增高有临床相关性（即 >5%）。建议对这些患者进行癌症监测。对于 10 岁以下的 Costello 综合征患者，建议每隔 3 ～ 4 个月进行体格检查和腹部-骨盆超声检查，以筛查横纹肌肉瘤和神经母细胞瘤。10 岁以上的患者应进行尿液分析，对膀胱癌进行筛检[29, 30]。CBL 综合征患者在幼年早期患幼年型粒单核细胞白血病的风险高，但仍不明确。因此，0 ～ 5 岁的患儿，建议每隔 3 ～ 6 个月进行体格检查（脾脏检查）和白细胞分类计数[30]。

一些嵌合体 RAS 信号通路相关综合征患者，如涉及 CNS 的多发 / 巨大先天性黑素细胞痣，可能与癌症风险也有临床相关性[47]。应对该类患者进行规律的临床监测。巨大和（或）多发先天性黑素细胞痣中存在恶变为恶性黑色素瘤的风险，因此，在出生后第 1 年[47]就应开始进行中枢神经系统 MRI 检查，并且开展严密的临床监测。

除了文献建议的监测手段，每年进行脑部 MRI 检查也是合理的，这是因为，中枢神经系统受累的患者，罹患脑黑色素瘤的风险明显升高。

如果 RAS 信号通路相关综合征患者发生癌症，目前，没有证据证明标准治疗无效。不过由于 RAS 信号通路失调可能参与这类患者癌症的发生与发展，所以可能需要讨论和考虑靶向治疗（如 MEK 抑制剂），尤其是缺乏有效的标准流程的情况下。

结　论

RAS 通路的胚系突变可增加癌症风险。对于大部分 RAS 信号通路相关综合征，癌症风险是比较低的，没有必要进行监测。但Ⅰ型神经纤维瘤病、Costello 综合征和 CBL 综合征除外。对于 *PTPN11* 或 *KRAS* 特异性基因突变的患者，由于存在幼年型粒单核细胞白血病的风险，所以进行监测（出生后 5 年内每 3 个月进行一次血细胞计数和临床监测）很有帮助。目前一致公认的是，嵌合突变根据等位基因突变发生的时间和组织类型可导致各种各样的表型。在先天性黑素细胞痣患者中出现黑色素瘤的风险升高，说明需要定期进行脑部 MRI 和体格检查。大量 RAS/MAPK 信号通路相关综合征的存在突出了该信号通路对人类的重要性。令人振奋的是，基于抑制 RAS 通路的新疗法，已经开发用于治疗这些疾病。

（陈正岗　译）

参考文献

[1] Cox AD, Der CJ. Ras history: the saga continues. Small GTPases. 2010; 1(1): 2–27.

[2] Harvey JJ. An unidentified virus which causes the rapid production of tumours in mice. Nature. 1964; 204: 1104–5.

[3] Kirsten WH, Mayer LA. Morphologic responses to a murine erythroblastosis virus. J Natl Cancer Inst. 1967; 39(2):

311-35.

［4］ Wennerberg K, Rossman KL, Der CJ. The Ras superfamily at a glance. J Cell Sci. 2005; 118(Pt 5): 843-6.

［5］ Rauen KA. The RASopathies. Annu Rev Genomics Hum Genet. 2013; 14: 355-69.

［6］ Lee KA, Williams B, Roza K, Ferguson H, David K, Eddleman K, et al. PTPN11 analysis for the prenatal diagnosis of Noonan syndrome in fetuses with abnormal ultrasound findings. Clin Genet. 2009; 75(2): 190-4.

［7］ Nussinov R, Tsai CJ, Jang H. Oncogenic Ras isoforms signaling specificity at the membrane. Cancer Res. 2018; 78(3): 593-602.

［8］ Kratz CP, Franke L, Peters H, Kohlschmidt N, Kazmierczak B, Finckh U, et al. Cancer spectrum and frequency among children with Noonan, Costello, and cardio-facio-cutaneous syndromes. Br J Cancer. 2015; 112(8): 1392-7.

［9］ Kratz CP, Steinemann D, Niemeyer CM, Schlegelberger B, Koscielniak E, Kontny U, et al. Uniparental disomy at chromosome 11p15.5 followed by HRAS mutations in embryonal rhabdomyosarcoma: lessons from Costello syndrome. Hum Mol Genet. 2007; 16(4): 374-9.

［10］ Schubbert S, Zenker M, Rowe SL, Boll S, Klein C, Bollag G, et al. Germline KRAS mutations cause Noonan syndrome. Nat Genet. 2006; 38(3): 331-6.

［11］ Mohi MG, Williams IR, Dearolf CR, Chan G, Kutok JL, Cohen S, et al. Prognostic, therapeutic, and mechanistic implications of a mouse model of leukemia evoked by Shp2 (PTPN11) mutations. Cancer Cell. 2005; 7(2): 179-91.

［12］ Cave H, Caye A, Strullu M, Aladjidi N, Vignal C, Ferster A, et al. Acute lymphoblastic leukemia in the context of RASopathies. Eur J Med Genet. 2016; 59(3): 173-8.

［13］ Neumann TE, Allanson J, Kavamura I, Kerr B, Neri G, Noonan J, et al. Multiple giant cell lesions in patients with Noonan syndrome and cardio-facio-cutaneous syndrome. Eur J Hum Genet. 2009; 17(4): 420-5.

［14］ Tartaglia M, Niemeyer CM, Fragale A, Song X, Buechner J, Jung A, et al. Somatic mutations in PTPN11 in juvenile myelomonocytic leukemia, myelodysplastic syndromes and acute myeloid leukemia. Nat Genet. 2003; 34(2): 148-50.

［15］ Loh ML, Vattikuti S, Schubbert S, Reynolds MG, Carlson E, Lieuw KH, et al. Mutations in PTPN11 implicate the SHP-2 phosphatase in leukemogenesis. Blood. 2004; 103(6): 2325-31.

［16］ Bader-Meunier B, Tchernia G, Mielot F, Fontaine JL, Thomas C, Lyonnet S, et al. Occurrence of myeloproliferative disorder in patients with Noonan syndrome. J Pediatr. 1997; 130(6): 885-9.

［17］ Conboy E, Dhamija R, Wang M, Xie J, Dyck PJ, Bridges AG, et al. Paraspinal neurofibromas and hypertrophic neuropathy in Noonan syndrome with multiple lentigines. J Med Genet. 2016; 53(2): 123-6.

［18］ Maridet C, Sole G, Morice-Picard F, Taieb A. Hypertrophic neuropathy in Noonan syndrome with multiple lentigines. Am J Med Genet A. 2016; 170(6): 1570-2.

［19］ Bezniakow N, Gos M, Obersztyn E. The RASopathies as an example of RAS/MAPK pathway disturbances-clinical presentation and molecular pathogenesis of selected syndromes. Dev Period Med. 2014; 18(3): 285-96.

［20］ Kratz CP, Rapisuwon S, Reed H, Hasle H, Rosenberg PS. Cancer in Noonan, Costello, cardiofaciocutaneous and LEOPARD syndromes. Am J Med Genet C Semin Med Genet. 2011; 157C(2): 83-9.

［21］ Smith LP, Podraza J, Proud VK. Polyhydramnios, fetal overgrowth, and macrocephaly: prenatal ultrasound findings of Costello syndrome. Am J Med Genet A. 2009; 149A(4): 779-84.

［22］ Umans S, Decock P, Fryns JP. Costello syndrome: the natural history of a true postnatal growth retardation syndrome. Genet Couns. 1995; 6(2): 121-5.

［23］ Piccione M, Piro E, Pomponi MG, Matina F, Pietrobono R, Candela E, et al. A premature infant with Costello syndrome due to a rare G13C HRAS mutation. Am J Med Genet A. 2009; 149A(3): 487-9.

［24］ Okamoto N, Chiyo H, Imai K, Otani K, Futagi Y. A Japanese patient with the Costello syndrome. Hum Genet. 1994; 93(5): 605-6.

［25］ Kawame H, Matsui M, Kurosawa K, Matsuo M, Masuno M, Ohashi H, et al. Further delineation of the behavioral and neurologic features in Costello syndrome. Am J Med Genet A. 2003; 118A(1): 8-14.

［26］ Aoki Y, Niihori T, Kawame H, Kurosawa K, Ohashi H, Tanaka Y, et al. Germline mutations in HRAS proto-oncogene cause Costello syndrome. Nat Genet. 2005; 37(10): 1038-40.

［27］ Kerr B, Delrue MA, Sigaudy S, Perveen R, Marche M, Burgelin I, et al. Genotype-phenotype correlation in Costello syndrome: HRAS mutation analysis in 43 cases. J Med Genet. 2006; 43(5): 401-5.

［28］ Gripp KW, Lin AE, Stabley DL, Nicholson L, Scott CI Jr, Doyle D, et al. HRAS mutation analysis in Costello syndrome: genotype and phenotype correlation. Am J Med Genet A. 2006; 140(1): 1-7.

［29］ Gripp KW. Tumor predisposition in Costello syndrome. Am J Med Genet C Semin Med Genet. 2005; 137C(1): 72-7.

［30］ Villani A, Greer MC, Kalish JM, Nakagawara A, Nathanson KL, Pajtler KW, et al. Recommendations for cancer surveillance in individuals with RASopathies and other rare genetic conditions with increased cancer risk. Clin Cancer Res. 2017; 23(12): e83-90.

［31］ Niemeyer CM, Kang MW, Shin DH, Furlan I, Erlacher M, Bunin NJ, et al. Germline CBL mutations cause developmental abnormalities and predispose to juvenile myelomonocytic leukemia. Nat Genet. 2010; 42(9): 794-800.

［32］ Perez B, Mechinaud F, Galambrun C, Ben Romdhane N, Isidor B, Philip N, et al. Germline mutations of the CBL gene define a new genetic syndrome with predisposition to juvenile myelomonocytic leukaemia. J Med Genet. 2010; 47(10): 686-91.

［33］ Martinelli S, De Luca A, Stellacci E, Rossi C, Checquolo S, Lepri F, et al. Heterozygous germline mutations in the CBL tumor-suppressor gene cause a Noonan syndrome-like phenotype. Am J Hum Genet. 2010; 87(2): 250-7.

［34］ Eerola I, Boon LM, Mulliken JB, Burrows PE, Dompmartin A, Watanabe S, et al. Capillary malformation-arteriovenous malformation, a new clinical and genetic disorder caused by RASA1 mutations. Am J Hum Genet. 2003; 73(6): 1240-9.

［35］ Hamdan FF, Gauthier J, Spiegelman D, Noreau A, Yang Y, Pellerin S, et al. Mutations in SYNGAP1 in autosomal nonsyndromic mental retardation. N Engl J Med. 2009;

360(6): 599−605.

[36] Tinschert S, Naumann I, Stegmann E, Buske A, Kaufmann D, Thiel G, et al. Segmental neurofibromatosis is caused by somatic mutation of the neurofibromatosis type 1 (NF1) gene. Eur J Hum Genet. 2000; 8(6): 455−9.

[37] Gripp KW, Stabley DL, Nicholson L, Hoffman JD, Sol-Church K. Somatic mosaicism for an HRAS mutation causes Costello syndrome. Am J Med Genet A. 2006; 140(20): 2163−9.

[38] Girisha KM, Lewis LE, Phadke SR, Kutsche K. Costello syndrome with severe cutis laxa and mosaic HRAS G12S mutation. Am J Med Genet A. 2010; 152A(11): 2861−4.

[39] Hafner C, Toll A, Gantner S, Mauerer A, Lurkin I, Acquadro F, et al. Keratinocytic epidermal nevi are associated with mosaic RAS mutations. J Med Genet. 2012; 49(4): 249−53.

[40] Groesser L, Herschberger E, Ruetten A, Ruivenkamp C, Lopriore E, Zutt M, et al. Postzygotic HRAS and KRAS mutations cause nevus sebaceous and Schimmelpenning syndrome. Nat Genet. 2012; 44(7): 783−7.

[41] Peacock JD, Dykema KJ, Toriello HV, Mooney MR, Scholten DJ 2nd, Winn ME, et al. Oculoectodermal syndrome is a mosaic RASopathy associated with KRAS

alterations. Am J Med Genet A. 2015; 167(7): 1429−35.

[42] Couto JA, Huang AY, Konczyk DJ, Goss JA, Fishman SJ, Mulliken JB, et al. Somatic MAP 2K1 mutations are associated with extracranial arteriovenous malformation. Am J Hum Genet. 2017; 100(3): 546−54.

[43] Nikolaev SI, Vetiska S, Bonilla X, Boudreau E, Jauhiainen S, Rezai Jahromi B, et al. Somatic activating KRAS mutations in arteriovenous malformations of the brain. N Engl J Med. 2018; 378(3): 250−61.

[44] Krengel S, Hauschild A, Schafer T. Melanoma risk in congenital melanocytic naevi: a systematic review. Br J Dermatol. 2006; 155(1): 1−8.

[45] Kinsler VA, Thomas AC, Ishida M, Bulstrode NW, Loughlin S, Hing S, et al. Multiple congenital melanocytic nevi and neurocutaneous melanosis are caused by postzygotic mutations in codon 61 of NRAS. J Invest Dermatol. 2013; 133(9): 2229−36.

[46] Hafner C, Groesser L. Mosaic RASopathies. Cell Cycle. 2013; 12(1): 43−50.

[47] Kinsler VA, O'Hare P, Bulstrode N, Calonje JE, Chong WK, Hargrave D, et al. Melanoma in congenital melanocytic naevi. Br J Dermatol. 2017; 176(5): 1131−43.

第18章 | I 型神经纤维瘤病的治疗
Therapeutic Approaches for NF1

Bruce R. Korf

引　言

I 型神经纤维瘤病是一种影响机体多个系统的综合性疾病。该病终身进展，每个人的具体表现并不相同。直到最近，对该病的治疗研究仍限于对 262 例患者的并发症及干预措施的监测，如手术切除肿瘤，以及对恶性肿瘤的化疗或放疗。然而，随着对 I 型神经纤维瘤病发病机制的研究的不断深入，已经识别出药物治疗的潜在靶点，目前已有许多针对 I 型神经纤维瘤病的临床试验。本章将从以下 3 个方面介绍 I 型神经纤维瘤病的治疗。首先，我们将介绍一些常规的治疗方法，包括手术、癌症的传统治疗和靶向药物治疗。其次，我们将描述 I 型神经纤维瘤病一些具体的并发症，并对目前的治疗手段进行探讨。最后，我们将探讨临床前药物开发和临床试验的现状，以及基于靶向基因或其表达蛋白的治疗前景[1,2]。本章的重点在改善 I 型神经纤维瘤病特征性症状的治疗上。

I 型神经纤维瘤病的治疗方法

I 型神经纤维瘤病是一种隐匿的进行性疾病，伴有肿瘤的渐进性生长，以及终身不断出现的新发病损。迄今，主要的治疗手段是对 I 型神经纤维瘤病的并发症进行监测，然后对症治疗，如手术治疗，或在某些情况下进行药物治疗。我们将在本部分内容中讨论外科和内科治疗的一般原则。

I 型神经纤维瘤病的手术治疗

外科手术是目前治疗 I 型神经纤维瘤病相关肿瘤或骨骼疾病最常见的方法。肿瘤的外科治疗有助于诊断（如区分良性和恶性病变）、修整畸形以及缓解肿瘤引起的症状和体征。在决定手术时必须面对的关键问题是：① 通过手术可以实现哪些具体目标。② 手术的利弊是什么。③ 什么时候进行手术干预最合适。大而复杂的丛状神经纤维瘤很难通过手术完全切除，因此在开始治疗之前，必须明确治疗目标[3,4]。例如，不能完全切除的丛状神经纤维瘤可能仍然需要切除以减轻气道或脊髓压迫症状。但是手术前，需要充分考虑到重要神经损伤、出血和更严重的术后畸形或瘢痕等风险。此外，丛状神经纤维瘤术后可能复发，尤其是在那些活跃生长的幼儿。通常情况下，分期手术是必要的。需要外科医师和患者/家属之间充分沟通，以决定最佳治疗方案。I 型神经纤维瘤病患者的外科治疗最好是由具有 I 型神经纤维瘤病治疗经验的外科医疗团队来完成。

I 型神经纤维瘤病的化疗

肿瘤是 I 型神经纤维瘤病最常见的表现，这增加了采用化疗治疗 I 型神经纤维瘤病的可能性。一般癌症化疗主要通过细胞毒性发挥作用，针对快速生长的细胞进行选择性的破坏。然而，这种化疗方法在神经纤维瘤的治疗中往往无效。神经纤维瘤是一种良性肿瘤，其生长速度较为缓慢，病程可能数月也可能数年，而不是像恶性肿瘤那样生长迅速。因此，通过细胞毒性发挥作用的化疗并不能使神经纤维瘤缩小或阻止其继续生长。此外，由于神经纤维瘤病的慢性病程需

要长期用药，而常规化疗药物的毒性不支持这样的用药方式。同样的道理也适用于放射治疗，但需要注意的是，放射暴露可能会刺激肿瘤恶变或血管疾患的发展[5]。化疗和放疗在 I 型神经纤维瘤病相关恶性肿瘤的治疗中可能发挥作用，这部分会在后文提及。

I 型神经纤维瘤病的药物治疗

I 型神经纤维瘤病各种表现的发病机制的阐明（图 18.1），促进了针对发病机制的新疗法的发展，为针对细胞缺陷的治疗提供了可能性，最大限度地提高疗效并减小副作用。由于 RAS 信号通路在 I 型神经纤维瘤病中起核心作用，该通路的小分子抑制剂已成为临床前药物开发和临床试验的主要焦点[6]。然而，过表达的 RAS 并不能解释 I 型神经纤维瘤病表型的所有方面。细胞间信号转导也被认为在神经纤维瘤的发展中起作用[7, 8]。已有一些靶向治疗方法正在试验中，未来几年可能会出现更多的治疗药物。药物治疗是 I 型神经纤维瘤病的一个新兴治疗领域，并不断在细胞生物学基础研究和小

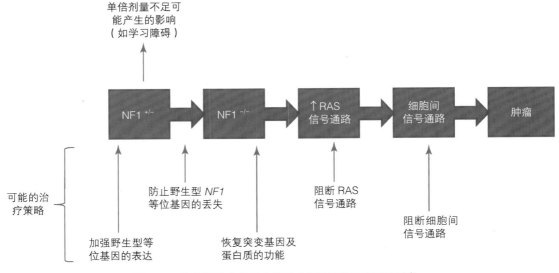

图 18.1 神经纤维瘤性病变的形成及可能的治疗干预手段

鼠[9]以及猪动物模型[10]的候选疗法的临床前评估中受益。

Ⅰ型神经纤维瘤病的替代疗法

考虑到治疗Ⅰ型神经纤维瘤病的难点，对患者使用"替代疗法"引起了更多研究者的兴趣。有学者表明特定的膳食补充有一定的疗效[11]，但这些还没有通过系统的临床研究证实。已经尝试过各种营养补充剂或非处方药物，其中包括姜黄、蜂胶等[12]，但是都没有可信的疗效检测。关于维生素 D 缺乏是否在该疾病的进展中起作用存在争议，有研究[13-16]表明，Ⅰ型神经纤维瘤病患者缺乏维生素 D。最近的治疗指南也支持检测患者体内维生素 D 水平，并根据需要进行补充[1, 2]。

Ⅰ型神经纤维瘤病特征表现的治疗

在本部分内容中，我们将探讨一些常见的Ⅰ型神经纤维瘤病并发症，以及现有的或新的治疗方法。

神经纤维瘤

神经纤维瘤是周围神经鞘的良性增生，是Ⅰ型神经纤维瘤病最常见的肿瘤。神经纤维瘤的临床表现形式多样，并没有明确的分类标准[17]，为了便于讨论，我们将其分为以下 3 种主要形式：① 发生在皮肤或身体任何部位的散在的、孤立的肿瘤。② 丛状神经纤维瘤，沿神经纵向生长，可累及多个神经分支。③ 脊髓神经纤维瘤，发生在椎旁神经，可能侵犯椎管，压迫脊髓，引起相应的症状。

治疗弥漫性神经纤维瘤的主要方法是物理切除，通常是手术。多数弥漫性神经纤维瘤不需要切除治疗，对引起的临床症状，如压迫周围组织、引发疼痛的肿瘤，只能通过手术来切除。体内孤立的神经纤维瘤，也称为"丛状神经纤维瘤"，能够生长并引起疼痛。这些肿瘤具有恶变潜能，可以转变为恶性周围神经鞘瘤，又被称为"生物学行为不确定的非典型神经纤维瘤性肿瘤"[18]。对影像学检查提示存在恶变可能性的丛状神经纤维瘤，可通过 PET-CT 进一步评估[19, 20]。最终仍需要通过活检或切除后行组织病理学分析来明确肿瘤是否恶变。

皮肤神经纤维瘤，发生在皮肤，是临床诊疗中最常见的接受治疗的神经纤维瘤。皮肤神经纤维瘤没有恶变潜能，但通常会引起外形改变，也会因瘙痒或摩擦衣物等导致不适[21, 22]。部分患者的病灶比较局限，但他们仍会对自己的外表不满意。也有患者病灶范围较大，神经纤维瘤完全覆盖皮肤组织。在前一种情况下，可能不必要手术；在后一种情况下，通过手术很难完全切除肿瘤，但应首先切除明显影响外形或引发不适的肿瘤；患有多发皮肤神经纤维瘤的患者常选择在一次手术中切除多个肿瘤。切除皮肤神经纤维瘤的标准方法是外科手术，通常由皮肤科医师或整形外科医师完成。虽然没有正式的研究，但多数研究者认为，肿瘤复发的可能性与其残留量（如果有的话）有关；此外，如果是多发的皮肤神经纤维瘤，术区周围肿瘤复发可能性大。除了手术的创伤和感染、出血等并发症外，手术过程相对简单，但术后可能会留下瘢痕。替代疗法包括使用激光治疗或电干燥疗法[23-27]。这些方法可用于单次手术中切除大量肿瘤。据报道，短期效果良好，但缺乏长期随访数据，无法确定长期疗效及术后瘢痕影响。

丛状神经纤维瘤的治疗非常具有挑战性。长期以来，手术是唯一的选择，但由于丛状神经纤维瘤具有浸润性，因而很难完全切除，并有可能损伤周围组织。因此，丛状神经纤维瘤的手术通常仅限于切除肿瘤以缓解压迫症状或改善外观。肿瘤复发较为常见，通常需要多次手术治疗。

化疗对这类生长缓慢的肿瘤无效，而放疗不仅无效，还可能刺激肿瘤恶变。然而，对肿瘤发病机制的研究为靶向治疗打开了大门。目前已知 RAS-GTP 的过表达是神经纤维瘤生长的主要因素，因此 RAS 信号通路抑制剂已经在临床前模型和临床试验中进行了研究。抑制 Ras 与细胞膜结合的法尼基转移酶抑制剂和成纤维细胞生长抑制剂吡非尼酮的早期临床试验未显示临床有效性[28, 29]。在聚乙二醇干扰素的临床试验中报道了一些肿瘤缩小病例[30]。RAF 抑制剂索拉非尼的试验表明，该药物因导致疼痛而不能耐受[31]。关于伊马替尼治疗的[32]相关临床试验显示，36 例患者中有 6 例肿瘤体积减小了至少 20%[33]。有证据表明神经纤维瘤中存在 mTOR 过表达，使用西罗莫司（一种 mTOR 抑制剂）进行的临床试验表明，试验结果不足以证明西罗莫司的临床疗效[34, 35]。相比之下，MEK 抑制剂司美替尼在一项临床试验中显示，司美替尼可显著缩小丛状神经纤维瘤体积，71% 的患者肿瘤体积缩小了至少 20%[36]，这一结论在随后的 Ⅱ 期临床研究中得到验证[37]。司美替尼已被 FDA 批准用于治疗不适于手术切除的 2 ～ 18 岁丛状神经纤维瘤患者。目前正在对司美替尼和其他 MEK 抑制剂进行更多研究，以期验证有效性和长期耐受性，同时单独或联合使用其他药物的研究也正在进行。

神经胶质瘤

与Ⅰ型神经纤维瘤病相关的最常见的胶质瘤是视神经胶质瘤，约占Ⅰ型神经纤维瘤病患儿的 15%[38]。该病发病年龄较小，通常在 6 岁之前，并且通常没有临床症状。也有过罕见报道自行消退的视神经胶质瘤[39]。视神经胶质瘤临床症状包括眼球凸出、眼球运动受限、视力减退甚至视力丧失、视野狭窄和神经功能障碍。无症状的胶质瘤常在临床和影像学检查中发现，不需要治疗。而对进展的、有症状的胶质瘤最常采用的治疗方法是化疗，通常联合使用长春碱和卡铂[40]。其他化疗或靶向治疗的临床试验正在进行，如 mTOR 抑制剂和 MEK 抑制剂（表 18.1）。其他胶质瘤的治疗与普通胶质瘤相似，包括手术、放疗和化疗。

恶性肿瘤

关于恶性肿瘤的治疗，特别是恶性周围神经鞘瘤（MPNST），以及其他肉瘤、白血病和胃肠道间质细胞瘤的治疗超出了本章讨论的范围。总的来说，MPNST 治疗效果并不令人满意，肿瘤发生转移的患者的生存率很低[41, 42]。因此，目前最好的治疗是密切观察临床症状，当出现疼痛、迅速增长或病灶质地由软变硬等症状时，及时手术切除治疗。已经进行了多种靶向药物的临床试验，如 mTOR、MEK 抑制剂，但迄今仍没有取得重大突破。

骨骼发育不良

与Ⅰ型神经纤维瘤病相关的骨骼发育不良包括长骨发育不良（最常见于胫骨）、非骨化性纤维瘤和脊柱侧凸。具体的骨科手术不在本章讨论范围内，但一般来说，在骨折和假性关节病等并发症发生之前，早发现和

表 18.1　NF 相关临床试验一览表

试 验 药 物	疾 病	临 床 表 现	临床试验注册号
Sirolimus	NF1	PN	NCT00634270
Lovastatin	NF1	LD	NCT00853580
Everolimus	NF1	LGG	NCT01158651
Everolimus + bevacizumaba	NF1	MPNST	NCT01661283
Bevacizumab	NF2	VS	NCT01767792
Cabozantinib	NF1	PN	NCT02101736
PD-0325901 (MEKi)	NF1	PN	NCT02096471
Bone morphogenetic protein 2	NF1	TD	NCT02718131
Binimetinib (MEKi)	NF1	PN	NCT03231306
MEK162 (MEKi)b	NF1	LGG	NCT03231306
Selumetinib+sirolimusa	NF1	MPNST	NCT02285439

注：NF1，Ⅰ型神经纤维瘤病；NF2，Ⅱ型神经纤维瘤病；MEKi，MEK 抑制剂；PN，丛状神经纤维瘤；LD，学习障碍；LGG，低级别胶质瘤；MPNST，恶性周围神经鞘瘤；VS，前庭神经鞘瘤；TD，胫骨发育不良。
a 与肉瘤研究联盟（SARC）合作；b 与太平洋儿科神经肿瘤联合会合作。

及时干预治疗是有意义的[43]。我们尝试一项评估骨形态发生蛋白 2 治疗胫骨发育不良的疗效的临床试验，但试验因骨自然生长过慢而终止（表 18.1）。

神经认知问题

学习障碍以及注意力缺陷障碍、肌张力减退、社交不成熟和语言发育迟缓等问题在儿童Ⅰ型神经纤维瘤病患者中非常常见，可能造成持续终身的影响[44, 45]。早发现和早干预有利于减轻该疾病对患者在校表现和对社会经济地位造成的不利影响。患有注意力缺陷障碍的儿童Ⅰ型神经纤维瘤病患者可以采用药物治疗，如兴奋剂等，疗效与普通人相似[46]。基于小鼠模型系统疗效的临床试验，并没有证明他汀类药物对Ⅰ型神经纤维瘤病患者有益[47-49]。

Ⅰ型神经纤维瘤病治疗的未来

临床前药物开发和临床试验

临床前药物开发的重点集中在老药新用，主要是对癌症治疗药物的再利用。Ⅰ型神经纤维瘤病涉及 RAS 信号通路过表达，这一通路与许多常见癌症有关，促进了针对该通路不同成分的药物的开发。也有证据表明，肿瘤微环境有利于神经纤维瘤等肿瘤的生长，这提供了另一种可能的药物作用通道[8, 50, 51]。大多数临床前研究都是在小鼠模型中进行的，在组织特异性肌重组酶的控制下，条件性基因敲除肿瘤细胞中存在的 NF1 突变基因及其等位基因[9]。通过这种方式，神经纤维瘤、视神经胶质瘤或胫骨发育不良等特定并发症模型已建立，并用于测试可能的治疗方法。

临床试验包括根据具有明确结果评价标准的方案对治疗进行检验，其中包括双盲试验、安慰剂对照试验、开放标签试验等。REiNS 联盟（神经纤维瘤病和神经鞘瘤病的反应评估联盟）一直致力于明确不同形式的神经纤维瘤病的各个方面评估标准[52]。www.clinicaltrials 上提供了最新的临床试验目录。临床试验通常由个体研究者、合作者或神经纤维瘤病临床试验联合会完成[53]。后者是由美国国会领导的国防部医学研究计划资助，目前包括 13 个主要地点和 10 个附属地点。表 18.1 列出了以前或目前的临床试验清单。

新型治疗方法

前文已经提到，目前临床前药物试验和临床试验的重点是 RAS 信号或细胞间信号的小分子抑制剂。原则上，治疗可以更直接地作用于 NF1 基因或基因产物。大多数 NF1 致病性变异通过基因缺失、终止突变、移码等导致基因无法正常表达[54]。小分子团的错义突变有可能并不影响其蛋白表达，并且可以通过小分子治疗，以防止改变的蛋白质降解（校正子）或改善功能失调蛋白质的功能（增强子）。这种方法已成功治疗了囊性纤维化中的某些 CFTR 致病性变异[55]。导致蛋白质表达缺失的变异可能是针对 mRNA 水平的，这包括使用氨基糖苷类衍生物等药物来停止突变[56]、进行基因剪接、使用反义寡核苷酸跳过突变的外显子、恢复剪接因子的正常功能等[57, 58]。核酶介导的 RNA 编辑也被纳入研究讨论。

随着利用 CRISPR-Cas9 系统进行基因组编辑技术的发展，基因编辑作为可能的治疗方法，引起了更多研究者的兴趣。理论上，可以使用该系统敲除 DNA 中致病性突变基因，并用野生型等位基因替换。尽管生殖系基因组编辑存在伦理和技术问题，但它仍然是体细胞基因编辑的一个考虑要点。然而，目前要克服的主要挑战是将这种治疗性编辑应用于所有的靶细胞，例如 Schwann 细胞。

结　论

迄今，Ⅰ 型神经纤维瘤病的治疗主要集中在临床症状监测和对症治疗，良性神经纤维瘤通常采用手术切除，恶性肿瘤则可采取化疗。深入了解各种表现的发病机制、构建临床前模型和完善临床试验基础设施，有望提供更具针对性和前瞻性的治疗方法，目前已有一种药物被批准用于临床。

（贺捷　译）

参考文献

[1] Miller DT, Freedenberg D, Schorry E, Ullrich NJ, Viskochil D, Korf BR, Council on Genetics and American College of Medical Genetics and Genomics. Health supervision for children with neurofibromatosis type 1. Pediatrics. 2019; 143: e20190660.

[2] Stewart DR, Korf BR, Nathanson KL, Stevenson DA, Yohay K. Care of adults with neurofibromatosis type 1: a clinical practice resource of the American College of Medical Genetics and Genomics (ACMG). Genet Med. 2018; 20: 671-82.

[3] Canavese F, Krajbich JI. Resection of plexiform neurofibromas in children with neurofibromatosis type 1. J Pediatr Orthop. 2011; 31: 303-11.

[4] Needle MN, Cnaan A, Dattilo J, Chatten J, Phillips PC, Shochat S, Sutton LN, Vaughan SN, Zackai EH, Zhao H, Molloy PT. Prognostic signs in the surgical management of plexiform neurofibroma: the Children's Hospital of Philadelphia experience, 1974-1994. J Pediatr. 1997; 131: 678-82.

[5] Ullrich NJ, Robertson R, Kinnamon DD, Scott RM, Kieran

MW, Turner CD, Chi SN, Goumnerova L, Proctor M, Tarbell NJ, Marcus KJ, Pomeroy SL. Moyamoya following cranial irradiation for primary brain tumors in children. Neurology. 2007; 68: 932–8.

[6] Gutmann DH, Ferner RE, Listernick RH, Korf BR, Wolters PL, Johnson KJ. Neurofibromatosis type 1. Nat Rev Dis Primers. 2017; 3: 17004.

[7] Fletcher JS, Wu J, Jessen WJ, Pundavela J, Miller JA, Dombi E, Kim MO, Rizvi TA, Chetal K, Salomonis N, Ratner N. Cxcr3-expressing leukocytes are necessary for neurofibroma formation in mice. JCI Insight. 2019; 4: e98601.

[8] Yang FC, Staser K, Clapp DW. The plexiform neurofibroma microenvironment. Cancer Microenviron. 2012; 5: 307–10.

[9] Brossier NM, Carroll SL. Genetically engineered mouse models shed new light on the pathogenesis of neurofibromatosis type I-related neoplasms of the peripheral nervous system. Brain Res Bull. 2012; 88: 58–71.

[10] White KA, Swier VJ, Cain JT, Kohlmeyer JL, Meyerholz DK, Tanas MR, Uthoff J, Hammond E, Li H, Rohret FA, Goeken A, Chan CH, Leidinger MR, Umesalma S, Wallace MR, Dodd RD, Panzer K, Tang AH, Darbro BW, Moutal A, Cai S, Li W, Bellampalli SS, Khanna R, Rogers CS, Sieren JC, Quelle DE, Weimer JM. A porcine model of neurofibromatosis type 1 that mimics the human disease. JCI Insight. 2018; 3: e120402.

[11] Esposito T, Schettino C, Polverino P, Allocca S, Adelfi L, D'amico A, Capaldo G, Varriale B, Di Salle A, Peluso G, Sorrentino G, Lus G, Sampaolo S, Di Iorio G, Melone MAB. Synergistic interplay between curcumin and polyphenol-rich foods in the mediterranean diet: therapeutic prospects for neurofibromatosis 1 patients. Nutrients. 2017; 9: 783.

[12] Demestre M, Messerli SM, Celli N, Shahhossini M, Kluwe L, Mautner V, Maruta H. CAPE (caffeic acid phenethyl ester)-based propolis extract (Bio 30) suppresses the growth of human neurofibromatosis (NF) tumor xenografts in mice. Phytother Res. 2009; 23: 226–30.

[13] Kluwe L, Hagel C, Friedrich RE, Schnabel C, Schon G, Mautner V. Vitamin D receptor expression and serum 25(OH)D concentration inversely associates with burden of neurofibromas. Eur J Cancer Prev. 2019; 28: 220–4.

[14] Schnabel C, Dahm S, Streichert T, Thierfelder W, Kluwe L, Mautner VF. Differences of 25-hydroxyvitamin D3 concentrations in children and adults with neurofibromatosis type 1. Clin Biochem. 2014; 47: 560–3.

[15] Schnabel C, Jett K, Friedman JM, Frieling I, Kruse HP, Mautner V. Effect of vitamin D3 treatment on bone density in neurofibromatosis 1 patients: a retrospective clinical study. Joint Bone Spine. 2013; 80: 315–9.

[16] Souza Mario Bueno L, Rosset C, Aguiar E, Pereira Fde S, Izetti Ribeiro P, Scalco R, Matzenbacher Bittar C, Brinckmann Oliveira Netto C, Gischkow Rucatti G, Chies JA, Camey SA, Ashton-Prolla P. Vitamin D status and VDR genotype in NF1 patients: a case-control study from Southern Brazil. Int J Endocrinol. 2015; 2015: 402838.

[17] Ortonne N, Wolkenstein P, Blakeley JO, Korf B, Plotkin SR, Riccardi VM, Miller DC, HUSON S, Peltonen J, Rosenberg A, Carroll SL, Verma SK, Mautner V, Upadhyaya M, Stemmer-Rachamimov A. Cutaneous neurofibromas:

current clinical and pathologic issues. Neurology. 2018; 91: S5–S13.

[18] Miettinen MM, Antonescu CR, Fletcher CDM, Kim A, Lazar AJ, Quezado MM, Reilly KM, Stemmer-Rachamimov A, Stewart DR, Viskochil D, Widemann B, Perry A. Histopathologic evaluation of atypical neurofibromatous tumors and their transformation into malignant peripheral nerve sheath tumor in patients with neurofibromatosis 1-a consensus overview. Hum Pathol. 2017; 67: 1–10.

[19] Chirindel A, Chaudhry M, Blakeley JO, Wahl R. 18F-FDG PET/CT qualitative and quantitative evaluation in neurofibromatosis type 1 patients for detection of malignant transformation: comparison of early to delayed imaging with and without liver activity normalization. J Nucl Med. 2015; 56: 379–85.

[20] Ferner R, Lucas J, O'doherty M, Hughes R, Smith M, Cronin B, Bingham J. Evaluation of 18fluorodeoxyglucose positron emission tomography (18FDG PET) in the detection of malignant peripheral nerve sheath tumours arising from within plexiform neurofibromas in neurofibromatosis 1. J Neurol Neurosurg Psychiatry. 2000; 68: 353–7.

[21] Armand ML, Taieb C, Bourgeois A, Bourlier M, Bennani M, Bodemer C, Wolkenstein P. Burden of adult neurofibromatosis 1: development and validation of a burden assessment tool. Orphanet J Rare Dis. 2019; 14: 94.

[22] Cannon A, Chen MJ, Li P, Boyd KP, Theos A, Redden DT, Korf B. Cutaneous neurofibromas in neurofibromatosis type 1: a quantitative natural history study. Orphanet J Rare Dis. 2018; 13: 31.

[23] Chiang YZ, Al-Niaimi F, Ferguson J, August PJ, Madan V. Carbon dioxide laser treatment of cutaneous neurofibromas. Dermatol Ther (Heidelb). 2012; 2: 7.

[24] Kim HJ, Lee KG, Yi SM, Kim JH, Kim IH. Successful treatment of multiple cutaneous neurofibromas using a combination of shave excision and laser photothermocoagulation with a 1,444-nm neodymium-doped yttrium aluminum garnet laser. Dermatol Surg. 2012; 38: 960–3.

[25] Kriechbaumer LK, Susani M, Kircher SG, Distelmaier K, Happak W. Comparative study of CO- and Er: YAG laser ablation of multiple cutaneous neurofibromas in von Recklinghausen's disease. Lasers Med Sci. 2013; 5: 5.

[26] Kriechbaumer LK, Susani M, Kircher SG, Happak W. Vaporization of cutaneous neurofibromas with an erbium: yttrium-aluminum-garnet laser: a comparative histologic evaluation. Plast Reconstr Surg. 2012; 129: 602e–4e.

[27] Lutterodt CG, Mohan A, Kirkpatrick N. The use of electrodessication in the treatment of cutaneous neurofibromatosis: a retrospective patient satisfaction outcome assessment. J Plast Reconstr Aesthet Surg. 2016; 69: 765–9.

[28] Widemann BC, Babovic-Vuksanovic D, Dombi E, Wolters PL, Goldman S, Martin S, Goodwin A, Goodspeed W, Kieran MW, Cohen B, Blaney SM, King A, Solomon J, Patronas N, Balis FM, Fox E, Steinberg SM, Packe RJ. Phase II trial of pirfenidone in children and young adults with neurofibromatosis type 1 and progressive plexiform neurofibromas. Pediatr Blood Cancer. 2014; 22: 25041. https://doi.org/10.1002/pbc.25041.

[29] Widemann BC, Dombi E, Gillespie A, Wolters PL, Belasco J, Goldman S, Korf BR, Solomon J, Martin S, Salzer W,

Fox E, Patronas N, Kieran MW, Perentesis JP, Reddy A, Wright JJ, Kim A, Steinberg SM, Balis FM. Phase 2 randomized, flexible crossover, double-blinded, placebo-controlled trial of the farnesyltransferase inhibitor tipifarnib in children and young adults with neurofibromatosis type 1 and progressive plexiform neurofibromas. Neuro-Oncology. 2014; 16: 707–18.

[30] Jakacki RI, Dombi E, Steinberg SM, Goldman S, Kieran MW, Ullrich NJ, Pollack IF, Goodwin A, Manley PE, Fangusaro J, Allen R, Widemann BC. Phase II trial of pegylated interferon alfa-2b in young patients with neurofibromatosis type 1 and unresectable plexiform neurofibromas. Neuro-Oncology. 2017; 19: 289–97.

[31] Kim A, Dombi E, Tepas K, Fox E, Martin S, Wolters P, Balis FM, Jayaprakash N, Turkbey B, Muradyan N, Choyke PL, Reddy A, Korf B, Widemann BC. Phase I trial and pharmacokinetic study of sorafenib in children with neurofibromatosis type I and plexiform neurofibromas. Pediatr Blood Cancer. 2013; 60: 396–401.

[32] Yang FC, Ingram DA, Chen S, ZHU Y, Yuan J, Li X, Yang X, Knowles S, Horn W, Li Y, Zhang S, Yang Y, Vakili ST, Yu M, Burns D, Robertson K, Hutchins G, Parada LF, Clapp DW. Nf1-dependent tumors require a microenvironment containing Nf1+/− and c-kit-dependent bone marrow. Cell. 2008; 135: 437–48.

[33] Robertson KA, Nalepa G, Yang FC, Bowers DC, Ho CY, Hutchins GD, Croop JM, Vik TA, Denne SC, Parada LF, Hingtgen CM, Walsh LE, Yu M, Pradhan KR, Edwards-Brown MK, Cohen MD, Fletcher JW, Travers JB, Staser KW, Lee MW, Sherman MR, Davis CJ, Miller LC, Ingram DA, Clapp DW. Imatinib mesylate for plexiform neurofibromas in patients with neurofibromatosis type 1: a phase 2 trial. Lancet Oncol. 2012; 13: 1218–24.

[34] Weiss B, Widemann BC, Wolters P, Dombi E, VINKS A, CANTOR A, Perentesis J, Schorry E, Ullrich N, Gutmann DH, Tonsgard J, Viskochil D, Korf B, Packer RJ, Fisher MJ. Sirolimus for progressive neurofibromatosis type 1-associated plexiform neurofibromas: a neurofibromatosis clinical trials consortium phase II study. Neuro-Oncology. 2015; 17: 596–603.

[35] Weiss B, Widemann BC, Wolters P, Dombi E, Vinks AA, Cantor A, Korf B, Perentesis J, Gutmann DH, Schorry E, Packer R, Fisher MJ. Sirolimus for non-progressive NF1-associated plexiform neurofibromas: an NF clinical trials consortium phase II study. Pediatr Blood Cancer. 2014; 61: 982–6.

[36] Dombi E, Baldwin A, Marcus LJ, Fisher MJ, Weiss B, Kim A, Whitcomb P, Martin S, Aschbacher-Smith LE, Rizvi TA, Wu J, Ershler R, Wolters P, Therrien J, Glod J, Belasco JB, Schorry E, Brofferio A, Starosta AJ, Gillespie A, Doyle AL, Ratner N, Widemann BC. Activity of selumetinib in neurofibromatosis type 1-related plexiform neurofibromas. N Engl J Med. 2016; 375: 2550–60.

[37] Gross AM, Wolters PL, Dombi E, Baldwin A, Whitcomb P, Fisher MJ, Weiss B, Kim A, Bornhorst M, Shah AC, Martin S, Roderick MC, et al. Selumetinib in children with inoperable plexiform neurofibromas. New Engl J Med. 2020; 382: 1430–42.

[38] Campen CJ, Gutmann DH. Optic pathway gliomas in neurofibromatosis type 1. J Child Neurol. 2018; 33: 73–81.

[39] Rozen WM, Joseph S, Lo PA. Spontaneous regression of low-grade gliomas in pediatric patients without neurofibromatosis. Pediatr Neurosurg. 2008; 44: 324–8.

[40] Avery RA, Fisher MJ, Liu GT. Optic pathway gliomas. J Neuroophthalmol. 2011; 31: 269–78.

[41] Evans DGR, Baser ME, Mcgaughran J, Sharif S, Howard E, Moran A. Malignant peripheral nerve sheath tumours in neurofibromatosis 1. J Med Genet. 2002; 39: 311–4.

[42] Reilly KM, Kim A, Blakely J, Ferner RE, Gutmann DH, Legius E, Miettinen MM, Randall RL, RATNER N, Jumbe NL, Bakker A, Viskochil D, Widemann BC, Stewart DR. Neurofibromatosis type 1-associated MPNST state of the science: outlining a research agenda for the future. J Natl Cancer Inst. 2017; 109: djx124.

[43] Stevenson DA, Little D, Armstrong L, Crawford AH, Eastwood D, Friedman JM, Greggi T, Gutierrez G, Hunter-Schaedle K, Kendler DL, Kolanczyk M, Monsell F, Oetgen M, Richards BS, Schindeler A, Schorry EK, Wilkes D, Viskochil DH, Yang FC, Elefteriou F. Approaches to treating NF1 tibial pseudarthrosis: consensus from the Children's Tumor Foundation NF1 bone abnormalities consortium. J Pediatr Orthop. 2013; 33: 269–75.

[44] Vaucheret Paz E, Lopez Ballent A, Puga C, Garcia Basalo MJ, Baliarda F, Ekonen C, Ilari R, Agosta G. Cognitive profile and disorders affecting higher brain functions in paediatric patients with neurofibromatosis type 1. Neurologia. 2017; 34: 353–9.

[45] Vogel AC, Gutmann DH, Morris SM. Neurodevelopmental disorders in children with neurofibromatosis type 1. Dev Med Child Neurol. 2017; 59: 1112–6.

[46] Lion-François L, Gueyffier F, Mercier C, Gérard D, Herbillon V, Kemlin I, Rodriguez D, Ginhoux T, Peyric E, Coutinho V, Bréant V. The effect of methylphenidate on neurofibromatosis type 1: a randomised, double-blind, placebo-controlled, crossover trial. Orphanet J Rare Dis. 2014; 9: 142.

[47] Bearden CE, Hellemann GS, Rosser T, Montojo C, Jonas R, Enrique N, Pacheco L, Hussain SA, Wu JY, Ho JS, Mcgough JJ, Sugar CA, Silva AJ. A randomized placebo-controlled lovastatin trial for neurobehavioral function in neurofibromatosis I. Ann Clin Transl Neurol. 2016; 3: 266–79.

[48] Payne JM, Barton B, Ullrich NJ, Cantor A, Hearps SJ, Cutter G, Rosser T, Walsh KS, Gioia GA, Wolters PL, Tonsgard J, Schorry E, Viskochil D, Klesse L, Fisher M, Gutmann DH, Silva AJ, Hunter SJ, Rey-Casserly C, Cantor NL, Byars AW, Stavinoha PL, Ackerson JD, Armstrong CL, Isenberg J, O'neil SH, Packer RJ, KORF B, Acosta MT, North KN. Randomized placebo-controlled study of lovastatin in children with neurofibromatosis type 1. Neurology. 2016; 87: 2575–84.

[49] Van der Vaart T, Plasschaert E, Rietman AB, Renard M, Oostenbrink R, Vogels A, De Wit MC, Descheemaeker MJ, Vergouwe Y, Catsman-Berrevoets CE, Legius E, Elgersma Y, Moll HA. Simvastatin for cognitive deficits and behavioural problems in patients with neurofibromatosis type 1 (NF1-SIMCODA): a randomised, placebo-controlled trial. Lancet Neurol. 2013; 12: 1076–83.

[50] Fletcher JS, Springer MG, Choi K, Jousma E, Rizvi TA, Dombi E, Kim MO, Wu J, Ratner N. STAT3 inhibition

reduces macrophage number and tumor growth in neurofibroma. Oncogene. 2019; 38: 2876−84.

[51] Staser K, Yang FC, Clapp DW. Pathogenesis of plexiform neurofibroma: tumor-stromal/hematopoietic interactions in tumor progression. Annu Rev Pathol. 2012; 7: 469−95.

[52] Plotkin SR, Blakeley JO, Dombi E, Fisher MJ, Hanemann CO, Walsh KS, Wolters PL, Widemann BC. Achieving consensus for clinical trials: the REiNS International Collaboration. Neurology. 2013; 81: S1−5.

[53] Gutmann DH, Blakeley JO, Korf BR, Packer RJ. Optimizing biologically targeted clinical trials for neurofibromatosis. Expert Opin Investig Drugs. 2013; 22: 443−62.

[54] Wimmer K, Yao S, Claes K, Kehrer-Sawatzki H, Tinschert S, De Raedt T, Legius E, Callens T, Beiglböck H, Maertens O, Messiaen L. Spectrum of single- and multiexon NF1 copy number changes in a cohort of 1,100 unselected NF1 patients. Genes Chromosomes Cancer. 2006; 45: 265−76.

[55] Burgener EB, Moss RB. Cystic fibrosis transmembrane conductance regulator modulators: precision medicine in cystic fibrosis. Curr Opin Pediatr. 2018; 30: 372−7.

[56] Keeling KM, Wang D, Conard SE, Bedwell DM. Suppression of premature termination codons as a therapeutic approach. Crit Rev Biochem Mol Biol. 2012; 47: 444−63.

[57] Castellanos E, Rosas I, Solanes A, Bielsa I, Lazaro C, Carrato C, Hostalot C, Prades P, Roca-Ribas F, Blanco I, Serra E, Hugtip-Ico-Imppc NFMC. In vitro antisense therapeutics for a deep intronic mutation causing Neurofibromatosis type 2. Eur J Hum Genet. 2013; 21: 769−73.

[58] Pros E, Fernández-Rodríguez J, Benito L, Ravella A, Capellá G, Blanco I, Serra E, Lázaro C. Modulation of aberrant NF1 pre-mRNA splicing by kinetin treatment. Eur J Hum Genet. 2010; 18: 614−7.

第19章

I型神经纤维瘤患者的随访
Medical Follow-Up in Neurofibromatosis Type 1

Christina Bergqvist and Pierre Wolkenstein

I型神经纤维瘤病（NF1）是一种多系统性遗传病，主要伴有皮肤、神经和骨骼相关症状；其中一些进行性症状，具有较高的发病率或死亡率。事实上，NF1患者恶变风险增加且预期寿命比正常人群缩短10～15年[1]。NF1患者的主要管理是纵向护理，在特定年龄监测疾病表现，旨在早期发现并发症以及早对症治疗。神经纤维瘤病发生多器官受累需要来自不同医学专科的医生和外科专家进行综合诊治。多学科方法下的多重医疗保健服务者之间密切合作和积极参与将优化这种罕见疾病的管理和监测。

临床上一旦怀疑患者患有NF1，则建议对其进行终身随访。早期诊断NF1有利于更好地监控病情。如果出现疑似诊断，应转诊给有NF1诊断经验的医师，包括皮肤科医师、遗传学家、神经科医师或儿科医师。该团队应检查患儿是否符合诊断标准，确定其潜在的并发症，提供预期指导，并在需要的情况下及时转诊给相关专家。

在没有并发症的情况下，应每年对儿童和成人NF1患者进行临床评估，定期检查

可以及早发现并发症，降低发病率并提高生活质量。在发现并发症方面，临床评估比无症状患者的常规筛查更有效[2]。

患有丛状神经纤维瘤（高危表型，发生恶性外周神经鞘瘤[3]的风险较高）的儿童和成人应由NF1专家每年进行随访。此外，没有高风险表型或并发症的NF1患者应每2～3年由NF1专家随访一次，其余检查交给初级保健医师、皮肤科医师或儿科医师进行即可[4]。

表19.1总结了NF1患者在医疗随访中进行的基本评估。

明 确 诊 断

迄今，NF1的诊断主要基于临床。尽管诊断主要依据美国国立卫生研究院（NIH）诊断标准[5]，但大多数NF1专家认为诊断标准应包括分子检测。通常，NF1可以通过体格检查和评估患者的家族史来进行诊断。然而，明确诊断的年龄不确定，有些患者表现出迟发性，而另一些则从未出现某些症状

表 19.1　Ⅰ型神经纤维瘤病患者的医学随访

Ⅰ型神经纤维瘤病患者的医学随访	
诊断时	明确诊断 － 基于 NIH 诊断标准 － 进行体格检查 － 评估家族史 － 特定病例的基因检测（不符合诊断标准或异常表型） － 定义表型和 NF1 评分 家庭成员筛选 － 所有一级亲属 － 完整的体格检查 － 裂隙灯检查 － 在可疑病例中进行基因检测 告知诊断 － 精心策划、专注、面对面的咨询 － 审查临床表现、变异性、自然病程、预后、并发症风险和警告信号 － 提供训练有素的心理学或遗传咨询专家的专业咨询 － 告知神经纤维瘤病专科的位置 － 提供 NF1 信息资源，如图书、小册子、可靠的网址和支持小组 遗传咨询 － 产前和着床前基因检测
婴儿和儿童早期	－ 每年进行临床检查 － 每年眼科评估 － 每年血压监测 － 每年测量体重、身高和头围 － 检查皮肤是否存在 CALM、丛状神经纤维瘤、皮褶雀斑 － 评估骨骼变化，包括脊柱侧弯、椎骨变化和肢体异常 － 检查眼球凸出、快速增大的头部尺寸和局灶性神经系统体征 － 检查神经发育进展 － 学习、言语、语言和运动能力的评估 － 家庭心理支持评估

（续表）

Ⅰ型神经纤维瘤病患者的医学随访	
儿童晚期 和青春期	– 每年进行临床检查
	– 每年一次眼科评估，直到 8 岁（然后每年或每 2 年一次，具体取决于本国的指南）
	– 每年血压监测
	– 每年测量体重、身高和头围
	– 检查皮肤是否存在神经纤维瘤、丛状神经纤维瘤
	– 检查是否有持续性、实质性或难以控制的疼痛或现有丛状神经纤维瘤大小的快速增加或 其质地从软到硬的改变。如果存在，请进行 MRI 以评估恶性转化为 MPNST 的可能性
	– 完整的神经系统检查以检查深部丛状神经纤维瘤
	– 检查是否存在青春期早期的症状。如果存在，请对大脑和眼眶进行 MRI 以检测 OPG
	– 评估学习障碍和注意力缺陷多动障碍
	– 评估在校情况
	– 评估患者的社会适应能力
	– 评估疾病对身体和心理的影响，如果需要进一步的评估和治疗，请咨询心理学家或精神 科医师
成年人	– 每年血压监测
	– 评估皮肤肿瘤对美观的影响，推荐手术或 CO_2 激光治疗
	– 评估识字和算术能力
	– 评估社会困难情况
	– 评估疾病对身体和心理的影响，如果需要进一步评估和治疗，请咨询心理学家或精神科医师
	– 讨论妊娠对 NF1 的影响
	– 讨论产前诊断并将患者介绍给遗传学家
	– 与一般人群相似的癌症筛查指南
	– 30 岁起考虑定期进行基于乳房造影或 MRI 筛查

和体征。因此，最终确诊可能会延迟数年。研究表明，NIH 诊断标准有助于在大多数 5 岁儿童中做出 NF1 诊断，但对年龄更小的人群则难以做出诊断[6]。事实上据报道，2 岁以下散发性儿童 NF1 患者中，有 50% 仅满足 1 项 NIH 诊断标准，常导致诊断延迟[6]。

因此，基因检测有助于那些不符合 NF1 诊断标准或表型异常儿童的明确诊断。阳性基因检测缩短了不能确诊的时间，有利于对 NF1 早期识别并进行适当的监测，并有助于为父母提供有关未来妊娠计划的遗传咨询。

Legius 综合征和错配修复缺陷综合征患者（constitutional mismatch repair-deficiency syndrome）可能同时出现牛奶咖啡斑（CALM）

和腋窝雀斑，Noonan 综合征患者可能同时出现 CALM。因此，以 CALM 作为唯一临床特征而没有 NF1 家族史的儿童可能需要进行基因检测来进行 NF1 的确诊。在一项对 71 名 20 岁以下患者的研究中发现，如果将有 6 个或以上的 CALM 并且无非色素性病变作为检测标准，那么 66.2% 的患者患有 NF1，8.5% 患有 Legius 综合征，25.3% 没有任何致病性变异[7]。

在成人中，临床表现可能出现一些罕见且不典型的症状，这就需要进行遗传分析来确诊。具有局限的临床特征且无 NF1 家族史的患者可能有节段性 NF1[4]。

与 NF1 相关的基因突变破坏了 *NF1* 基因的功能[8]。由于肿瘤抑制基因 *NF1* 的体积较大，且缺乏突变热点，因此针对 *NF1* 的分子诊断具有很大挑战。已经有大量研究报道了不同的致病性 *NF1* 突变。高灵敏性的分子检测可应用于临床，大约 95% 的 *NF1* 基因突变已经可以通过各种分子分析方法来识别（多步骤方法包括 cDNA、DNA Sanges 测序和拷贝数变化研究）[8]。但是，使用这些方法检测结果为阴性也不能完全排除 NF1，节段性 NF1 和嵌合体患者也可以检测为阴性。

使用多重 PCR 方法进行的下一代 *NF1* 和 *SPRED1* 新靶向测序也在不断发展，最近在一项队列研究中验证了其具有高敏感性，该研究中，20× 下覆盖了至少 98.5% 的靶碱基，100× 下覆盖了至少 96%[9]。

一般来说，*NF1* 突变检测呈阳性并不能预测该疾病的严重程度或并发症发生情况。对于所有 NF1 病例，90% 以上的 *NF1* 突变患者，没有发现其基因型与表型具有明确相关性[10]，但有 2 个例外：*NF1* 基因外显子 17 中的 3-bp 框内缺失（2 970 ~ 2 972 delAAT）

和涉及 1809 密码子的错义突变，这些都与较轻微的表型和无皮肤表现的神经纤维瘤有关。

在 5% ~ 10% 的患者中，NF1 源于包括整个 *NF1* 基因和可变数量的侧翼基因的微缺失。这些 *NF1* 位点严重缺失可与更严重的表型有关，包括低龄神经纤维瘤、低智商、异常的面部特征和更高的 MPNST 风险[11]。

筛查家庭成员

当儿童诊断为 NF1 时，应详细询问其家族史。对所有直系亲属进行全面的皮肤检查，寻找 NF1 相关特征，以及用裂隙灯检查（slit-lamp examination）以寻找 Lisch 结节，90% 的成人 NF1 患者存在 Lisch 结节。基因检测可以用先证者的突变基因来确诊可疑病例，以免对全基因进行全面的突变分析。

遗传学咨询

NF1 是一种常染色体显性遗传疾病，完全显性（无隔代或无症状携带者）。如果父母中一方患病，那么他们的每一个子女患有 NF1 的风险为 50%，但父母患有节段性 NF1 则概率约为 5%[12]。当在父母中发现有 *NF1* 相关基因突变时，可以提供产前和胚胎着床前的基因检测，但如上所述，它通常不能预测疾病的严重程度。

告　知　诊　断

告知患有诸如 NF1 这类遗传性疾病，将对于父母和孩子的生活产生重大影响，因为这通常会引起创伤以及强烈的情绪反应，如无子家庭对于未知疾病的焦虑，有子家庭对于患病的担忧，更深层的是对于疾病预后和并发症的恐惧。告知患者最终诊断结果应该是精心计划、专注、面对面的交流，需要经验和时间。应顺应家族史，这取决于新发疾病是家族性的还是散发性的。应向这类父母提供训练有素的心理学家或遗传咨询专家进行咨询，以便更深入地讨论临床研究结果和未来的生育选择。病情告知重要的是让其知晓其他家庭成员的患病可能性。必须回顾其临床表现、变异性、发展史、预后、并发症风险和需要立即就医的危险信号。所有这些咨询还应包含当前的科学进展，以及提供最新的治疗手段和支持性护理措施，包括其疗效、并发症和副作用。应告知患者及家属他们所在地区神经纤维瘤病专病门诊所处位置，以便进行进一步的指导、治疗和咨询。还应向患者及家属提供现有的 NF1 资源，如图书、宣传册、权威的网站地址和支持指导小组。

皮肤科评价

NF1 患者的医学随访依赖于一个多学科团队，皮肤科医生在该团队中发挥着重要作用，包括在诊断过程中。事实上，NIH 的 7 个诊断标准包括 3 种皮肤表现（牛奶咖啡斑、皮肤褶皱区雀斑和皮肤神经纤维瘤）[5]。然而，这些表现发生的年龄不确定，有些患者发生较晚，而其他患者可能一直不会出现。因此，最终确诊可能会推迟几年。如上所述，NIH 的诊断标准不足以进行早期诊断[6]；因此，在这个年龄组发现的皮肤病变可以由皮肤科医生协助鉴别，以帮助诊断。

皮肤检查包括仔细检查皮肤的 NF1 相关病变，通常按以下顺序出现：牛奶咖啡斑（CALM）、丛状神经纤维瘤、腋窝和（或）腹股沟雀斑、皮下神经纤维瘤和皮肤神经纤维瘤。

婴幼儿及儿童的皮肤检查

对新生儿进行皮肤检查有助于Ⅰ型神经纤维瘤病（NF1）的诊断，牛奶咖啡斑（CALM）是 NF1 最早期出现的临床表现，它通常在患儿刚出生时或婴儿期即出现。并且，患儿在婴幼儿时期 CALM 的数量和大小也可能会增加。大约 80% 的 NF1 患儿在 1 岁时会出现 5 个以上的 CALM，所以，临床医师应当明确，即使患儿身上无 CALM 的表现，也不能直接排除患有 NF1 的可能。患儿身上的 CALM 在阳光下会变暗，且随着年龄的增长会逐渐褪色，抑或是被许多神经纤维瘤所掩盖。家属不必担心，CALM 不会发生恶变也不会产生任何功能上的影响。对于被色素沉着困扰的患儿，医师提供了防晒及遮盖建议[13]。NF1 相关 CALM 的平滑边界通常被比喻为加利福尼亚海岸，使用短脉冲及皮秒激光对其治疗效果不佳[14]。没有足够证据证明使用常规激光治疗 CALM 是正确有效的[13]。观察婴幼儿组的 NF1 患者可以发现，该疾病在这一年龄区间的其他相关特征是色素减退斑和无色素痣。

丛状神经纤维瘤属于先天性疾病，约 25% 的 NF1 患者存在表皮可见的丛状神经纤维瘤[15]。然而，只有 10% ～ 15% 的新生患儿的丛状神经纤维瘤可以被观察到[15]。这些丛状神经纤维瘤包括轻微的软组织肿大或色素沉着，且伴或不伴有毛发增多，通常在 10 岁以内和青春期肿瘤增长速度出现大幅度增加[4]，这些肿瘤可以侵入周围结构，并产生剧烈疼痛和骨质破坏。面部丛状神经纤维瘤可能具有潜在的破坏性，并极大可能影响面容，需要通过手术切除，且这些肿瘤具有恶变的风险。20% ～ 40% 的成年患者身体内部存在肿瘤，而临床检查通常无法发现，在一些医疗中心可使用全身磁共振成像（MRI）来评估肿瘤大小和生长情况[16]。丛状神经纤维瘤虽然可能一直没有症状，但仍能导致严重后果，如疼痛、神经功能缺损、畸形、进展为恶性周围神经鞘瘤以及可能手术期间出现危及生命的出血和感染。

对于这些复杂病变的治疗方法目前尚不明确，由于肿瘤存在恶变的风险，所以在良性肿瘤中禁止进行放射治疗。切除良性丛状神经纤维瘤往往是非常具有挑战性的，尤其是面部的丛状神经纤维瘤，因为肿瘤侵犯邻近神经和组织，其周围组织内广布的血管可能会导致术中大出血并危及生命[13]。因此，专家建议，对软组织肿瘤切除术应由经验丰富的整形外科医师进行。目前，对于丛状神经纤维瘤还没有其他特殊的治疗方法，但有一些新疗法正在进行临床试验，容积磁共振成像和全身磁共振成像可以精确评估新疗法对肿瘤的治疗效果[17]。没有足够证据证明，使用法尼酰基转移酶抑制剂替吡法尼、雷帕霉素靶点抑制剂西罗莫司以及成纤维细胞抑制剂吡非尼酮进行治疗的有效性，然而在小部分患者中，使用伊马替尼和聚乙二醇干扰素进行治疗均能减少其丛状神经纤维瘤的大小[4]。司美替尼是一种口服的特异性有丝分裂原活化蛋白激酶抑制剂，在Ⅰ期临床研究中显示，通过长期口服司美替尼并进行剂量调整对患有Ⅰ型神经纤维瘤病和不能通过手术治疗的丛状神经纤维瘤的患儿有一定的治疗效果，且无严重毒性作用[18]。目前，NF1 患者只能通过临床试验性治疗措施进

行治疗。

85% 的 NF1 患儿中可见皮肤皱褶处雀斑，这是 NF1 患儿的第 2 个特征[13, 4]，这些雀斑通常在患儿 3 ～ 5 岁时可被观察到。雀斑可以出现在任何皮肤有皱褶折叠的部位，包括腋下、腹股沟区、颈部、上眼睑和女性乳房下方，但患儿家属可以放心的是，CALM 和皮肤皱褶处雀斑均只影响外貌。

幼年性黄色肉芽肿（JXG）是良性黄色丘疹，多发性 JXG 病变在 2 岁以下 NF1 患儿中非常普遍，但其是一过性的，通常在患儿5 岁之前会自行消退，一般不需要治疗，除非位于眼内，这可能会导致眼前房出血[19]。

JXG 疑似幼年型粒单核细胞白血病（JMML）的临床表现。然而，JXG、NF1和 JMML 之间的关系仍不确定；其中，在NF1 患者的 2 个 JXG 回顾性研究中发现，JMML 的发生率并没有增加[20, 15]；其他研究表明，NF1 患者中存在多个 JXG 病变的患者发生 JMML 的风险比没有 JXG 病变的患者高 20 ～ 30 倍，但是发生 JMML 仍然非常罕见[21]。因此，没有证据表明治疗伴有 JXG 的 NF1 患儿与单纯治疗 NF1 患儿存在不同，也没有充足的证据支持应对 NF1患儿进行常规 JMML 筛查。

然而，临床医师应当知道 JMML 的症状和体征。因此，临床检查必须彻底并有针对性：如果 NF1 患者出现肝脾肿大、淋巴结肿大或皮肤苍白，应直接进行 JMML 评估，并进行全血细胞计数检查。

如前所述，有 50% 的 2 岁以下散发型NF1 患儿仅符合 1 项 NIH 标准，这可能导致其诊断延误。大多数 2 岁以下的 NF1 患儿都会被诊断出 JXG 和贫血痣，且可以在80% 的患者中发现 JXG 和贫血痣的症状，

虽然其未达到相应的诊断标准。因此，JXG和贫血痣有助于婴幼儿NF1的早期诊断。

学龄前儿童和青少年的皮肤检查

确诊NF1后，患儿在学龄前和青少年时期的每次就诊，均应检查皮肤是否出现新的神经纤维瘤，现有神经纤维瘤的进展情况，以及它们是否出现瘙痒、疼痛、出血、引起功能紊乱或影响外貌。如果需要通过手术来改善外观或功能，则应由相关专家进行会诊，对丛状神经纤维瘤进行彻底的皮肤评估，并进行完整的神经系统检查，以确定其是否侵犯更深层的组织。一些医疗中心建议16～18岁的患者进行全身MRI检查，以评估神经纤维瘤负荷，并确定单个肿瘤的大小及范围[16]。

神经纤维瘤

神经纤维瘤是一种良性的周围神经鞘瘤，它是NF1的主要表征。可分为以下几种亚型：皮肤型、皮下型、脊柱型、结节和弥漫型丛状肿瘤。

绝大多数NF1患者均患有皮肤型神经纤维瘤，常发病于青春期晚期，但偶尔也会在年龄较小的儿童中出现[22]。该病表现为质软的肉色或略带紫色的结节，随疾病发展会形成有蒂的结节。神经纤维瘤的数量在不同患者或肿瘤集群之间存在差异[22, 23]。虽然该类肿瘤属良性，但仍会引起严重的不适，主要症状包括短暂的刺痛和瘙痒、疼痛、出血、粘连衣物和影响容貌等。抗组胺类药物对该病引起的瘙痒症状效果并不明显，而肥大细胞稳定剂的效果目前尚不明

确[24]。患者应避免皮肤过热或者使用润肤剂来缓解症状[13]。皮肤神经纤维瘤的治疗以外科手术为主，对于面部和颈部的神经纤维瘤的治疗应考虑咨询整形外科医师，同时告知患者可能有伤口愈合迟缓和遗留瘢痕的风险。此外，激光治疗对于面部和颈部的较小病变可能会有一定效果[13, 25]。电切术也是一种有效的治疗方法，可以在全麻下一次性治疗数百个神经纤维瘤，且并发症较少，患者预后较好，临床评价较高[26]。除治疗建议外，医师还应向患者提供遮盖病灶、化妆和心理方面的指导。

皮下型神经纤维瘤一般具有质地坚硬、离散分布、易分辨的特点，也可表现为质地柔软、易于扪及的病变，并可沿受影响的神经扩散，甚至在无神经处引起刺痛。但皮下型神经纤维瘤很少发生恶变[27]。当考虑手术切除该类肿瘤时，应当由NF1领域的专家，或是软组织肿瘤和周围神经外科领域的医师共同会诊决定，以预防手术切除后可能导致的神经功能异常[13]。

脊髓型神经纤维瘤通常没有症状，但可以压迫神经根或脊髓而导致病征出现。其中，位于上颈部的神经纤维瘤易出现脊髓压迫，尤其是在第2颈神经根处。当其从神经孔分出时，第2神经根易受到轻度的反复创伤[28]。然而，该病的神经体征和症状通常较轻微，甚至当脊髓受压迫时，患者可能不会出现任何神经异常的体征或症状。在治疗时，应权衡渐进性神经症状和永久性神经功能缺损风险，来决定是否进行手术干预。

恶性周围神经鞘瘤

恶性周围神经鞘瘤（MPNST）是肉瘤

的一种，一般认为组织起源为 Schwann 细胞。在不同年龄的 NF1 患者中，发病年龄集中在 20 ~ 35 岁，终身发病率累计为 8% ~ 13%[29, 30]。MPNST 通常生长于已经存在的丛状神经纤维瘤或皮下神经纤维瘤中，具有难识别、可转移、预后不良的特点[29, 30]。临床上，MPNST 会表现出异质性：一些高度恶性的肿瘤转移相对广泛，预后较差；而低度恶性的 MPNST 在合理治疗后，患者生存周期可相对延长[29]。

　　MPNST 的症状与良性丛状神经纤维瘤类似。在已患有丛状神经纤维瘤的情况下，NF1 患者如果出现以下几种症状：持续、剧烈或难以缓解的疼痛，新增神经功能障碍或括约肌异常以及现有丛状神经纤维瘤的体积迅速增大、质地由软变硬时，应告知患者立即前往神经纤维瘤的相关科室就诊[29]。临床上还应注意，MPNST 症状的出现可能源于体内已有的丛状神经纤维瘤。MPNST 的致病因素有很多，包括放射性治疗史、内部神经纤维瘤体积较大或大量皮下神经纤维瘤、不典型神经纤维瘤、神经纤维瘤性神经病、视路胶质瘤、MPNST 个人或家族病史以及 NF1 基因位点的微缺失等[29]。有上述症状的丛状神经纤维瘤，或具有上述危险因素之一的患者，应进行详尽的临床监测。目前，常规 MRI 和氟脱氧葡萄糖（FDG）-PET/CT 筛查的有效性，还需要进一步的研究来评估。尽管如此，指导患者如何辨别该病的主要症状并及时寻求医疗援助，仍是至关重要的。

　　由于 NF1 患者可能存在多处肿瘤，且良恶性肿瘤的症状相互重叠，这使得对 MPNST 的诊断较为困难。MRI 虽然可以帮助确定病变的位置和大小，但尚不能区分肿瘤的良恶性。但是相比于通过中断的

SUV 来进行视觉评估和半定量评估的 X 线断层摄影技术（FDG-PET-CT），（18F）2-氟-2-葡萄糖正电子发射断层扫描是评估恶变风险最敏感、最特异的无创性指标[31]。事实上，FDG-PET-CT 技术也可以预测肿瘤的性质。在一项研究中发现，良性病变和恶性病变之间 SUVmax 的平均延迟存在显著差异[32]。而对于 SUVmax 处在良恶性重叠范围内的肿瘤患者，使用另一种示踪剂——11C-甲硫氨酸（MET），来进一步评估其恶变风险[33]。MET 是一种比 FDG 更能反映细胞增殖能力的氨基酸，因此在评估恶变风险时也更为准确。但是 MPNST 的异质性会使在组织盲切并送检的过程中遗漏具有混合特征的肿瘤恶变区[29]。因此，临床上建议通过 MRI 引导，或 FDG-PET-CT 技术引导来进行活检。

　　患者一旦诊断为 MPNST，就应由外科医师、放射科医师、神经科医师、病理学家、肿瘤学家和放射肿瘤学家等组成的多学科团队对患者进行评估和管理，以便有效地进行活检和治疗。彻底切除 MPNST 病变区域及获得阴性切缘，是治疗恶性周围神经鞘瘤的最佳选择[34]。通过放射治疗进行局部控制，也可以延缓复发，但对于患者的长期生存影响不大[29]。此外，使用蒽环类药物（如阿霉素和异环磷酰胺）的新型辅助化疗，也可用于延缓肿瘤发展，为手术切除提供条件，但这种做法尚未被广泛采用[29]。目前，在辅助性化疗中，是否联合使用蒽环类药物，仍然存在争议；然而，单一的蒽环类药物，却常用作转移性疾病姑息治疗的一线用药[29]。新式疗法目前仍处在临床试验阶段。PET-CT 技术也可用于评估治疗反应，区分肿瘤复发和放射治疗的副作用[35]。

其他皮肤症状

血管瘤的发病也与 NF1 有关，成年 NF1 患者中的发病率约为 5%，且该病通常具有多发和复发的特点，应与症状类似的皮下神经纤维瘤相鉴别[36, 37]。而且在血管瘤患者中，大约 30% 的患者同时患有 NF1[36, 37]。若怀疑患有该病，医师应考虑手术探查，切除病变可以缓解相关症状。

此外，神经纤维瘤病患者还会出现良性樱桃状血管瘤的症状[38]。

确定"高危"人群

为了给 NF1 患者提供最佳护理，确定最有可能发展为恶性周围神经鞘瘤（MPNST）的患者，并对其密切监测的做法是非常有效的。实际上，早期具有这种表型的患者可以通过进行适应性监测来识别。MPNST 发展的主要危险因素是丛状神经纤维瘤的存在，通常与周围神经病变或至少 1 个内部神经纤维瘤有关[3]。

目前，已经检测和开发出一种用于预测成人深部神经纤维瘤的临床评分标准。深部神经纤维瘤的形成分别与 4 个因素相关：

- 2 个以上的皮下神经纤维瘤。
- 年龄 ≤ 30 岁。
- 无皮肤神经纤维瘤症状。
- 牛奶咖啡斑少于 6 个[39]。

虽然没有系统的关于 MRI 的介绍，但 NF1 评分标准可以指导医师有选择地对患者进行影像学评估。法国的指南建议，对 NF1 评分高的患者，在诊断 NF1 时，应通过影像（最好是 MRI）筛查深部神经纤维瘤[4]。如果未检测到深部神经纤维瘤，则无须再次成像。但是，是否建议高 NF1 评分患者进行系统成像，以评估 MPNST 患病风险的做法仍有待研究。

确定"复杂型 NF1"

Ⅰ 型神经纤维瘤具有多样的临床表现，一些受累个体可能无并发症出现，但某些个体可能会发展为罕见的"复杂型"NF1，进而影响人体的多个系统[40]。对于以下标准，患者出现其中 1 种症状，就应当被认为是"复杂型"NF1：

- 广泛丛状神经纤维瘤。
- 颈部丛状神经纤维瘤引起的脊髓压迫。
- 神经纤维瘤性神经病。
- 非典型神经纤维瘤和恶性周围神经鞘瘤。
- 视路胶质瘤。
- 脑和脊柱胶质瘤。
- 结构性病变导致的难治性癫痫。
- 多发性硬化症。
- 复杂神经血管疾病。
- 长骨假性关节病。
- 蝶骨翼发育不良。
- 非典型 NF1 表型。
- 节段性 NF1 的遗传咨询。

对于无并发症型 NF1 患者，临床治疗方案的制订需要同时注重诊断方法、遗传咨询、详尽医嘱、血压监测、骨骼健康和神经纤维瘤的临床表现。而对于复杂型 NF1 患者，医师需要更加熟悉对 NF1 罕见并发症的诊断、对患者的管理以及新疗法开发，应由多学科护理人员团队提供专业的治疗和护理措施。这种评分标准是多种多样的，因为无并发症型 NF1 患者可能会出现上述并发症之一，从而变成复杂型 NF1 患者；反之，复杂型 NF1 患者也可以通过治愈并发症状，而成为非复杂型 NF1 患者[40]。

眼科学评估

色素性虹膜错构瘤，又称 Lisch 结节，一般在患者 3 岁左右发病。在 20 岁左右的 NF1 患者中，大约有 90% 的患者可以发现该错构瘤，而 30 岁左右的患者中其出现的概率接近 100%[6]。因此，Lisch 结节可以作为 NF1 诊断的标准之一（2 个及以上结节）。Lisch 结节表现为无症状的 1 ~ 2 mm、黄棕色穹顶状的虹膜丘疹，根据虹膜颜色和患者年龄存在差异。最好的可视化方式是使用裂隙灯显微镜，仔细检查未扩张的虹膜。

脉络膜是 NF1 最常受累的结构之一。脉络膜的异常可通过近红外反射技术检测，主要表现为明亮的斑片状结节。该症状被认为是 NF1 的高度特异性表征[41]。脉络膜异常经常会先于 Lisch 结节出现，因此，脉络膜病变更有助于早期诊断。大约有 1/3 的病例可以通过直接检眼镜检查法检测到一种特异性的视网膜小静脉异常，通常可表现为单一孤立的螺旋状弯曲或在单侧呈二级、三级的螺旋状弯曲[42]。

除此之外，先天性和获得性青光眼、特发性先天性上睑下垂和累及眼睑的神经纤维瘤也被认为是 NF1 的并发症[43]。

视路胶质瘤

诊断为 NF1 的儿童都应定期进行正规的儿童眼科检查，以发现视路胶质瘤的早期症状，并密切跟踪其进展。在首次怀疑患者患有 NF1 时，就应当对患者进行 NF1 评估，并应当定期或在病情发展时重新评估。

视路胶质瘤（optic pathway gliomas, OPG）是与 NF1 有关的常见良性肿瘤，出现在 15% ~ 20% 的儿童 NF1 患者中，是 NF1 患者最常见的中枢神经系统 (CNS) 肿瘤[44, 45]。该病的发病年龄较早，通常发生在 6 岁以下，临床上其发病中位年龄大概在 4.2 岁左右[44, 45]。虽然年长患者也会患有 OPG，但 7 岁以下儿童的患病风险最高；而且患有该病的年长患者很少需要干预。组织学上 OPG 是幼稚毛细胞构成的星形细胞瘤，具有生长缓慢、很少恶变的特点。该病好发于视通路、视神经、视交叉和视交叉后放射处，也可能在脑干中发病。根据视路胶质瘤的解剖位置，伴有 NF1 的患者可以细分为以下几种：视神经的裂孔前束型、视交叉下丘脑型和后视路型[46]。患者通常无疼痛史，但会有局部侵袭性和压迫性，该病的临床症状往往是由其占位性引起的，并且在 NF1 患者中，多数患者会出现临床症状[44, 45]。此外，伴有 NF1 的 OPG 患者可能出现眼球快速膨出，并伴有中重度视力丧失；或表现为在眼科检查中无明显异常。如果肿瘤侵犯视神经交叉[47, 48]，甚至是下丘脑[49]，患者则可能会出现性早熟现象。而性别也与视力下降有关：患病女性出现视力丧失的风险高出男性 5 ~ 10 倍[50]。2 岁前或 10 岁后患者的临床表现，尤其是眼球快速膨出，也与视力不良有关[51]。

视路胶质瘤筛查

视路胶质瘤（OPG）最有效的筛查方法是视力检测。眼球震颤、斜视、色觉受损等通常都与 NF1 中 OPG 导致的视力下降有关[49]。幼儿及低龄儿童通常不会表述视力下降，除非情况非常严重甚至发生双眼失明。父母应格外注意一些可能与视力受损有关的征兆，比如碰撞物品、不能捡起小玩具等[13]。由于幼儿及低龄儿童只有在视觉受损严重时才会表述视力下降，定期进行眼科检查对 NF1 患儿至关重要。在美国，NF1 视路胶质瘤工作组于 1997 年针对 NF1 相关 OPG 的诊断和治疗提出了一系列指南，并于 2007 年对其进行了修订[52]。他们建议，所有年龄小于 8 岁的 NF1 患儿，每年应由经验丰富的诊疗低龄儿童 NF1 的眼科医师或神经-眼科医师进行一次眼科检查。检查应包括：视力测试，对抗视野检查，色觉评估以及对瞳孔、眼睑、眼球运动、虹膜和眼底的评估。若患儿配合，可以采用规范的计算机化或动态化视野评估作为辅助检查。对于幼儿和有认知缺陷的儿童，视觉评估很有挑战性。视力的识别能力可在 3 岁时评估，色觉可在 5 岁时评估，视野在 8 岁时评估[13]。视路胶质瘤的眼科特征包括视神经萎缩、瞳孔传入障碍、斜视、视神经乳头水肿以及色觉缺陷[49]。

8 岁及以上儿童患 OPG 的风险显著降低，这使得相关数据不足以确定眼科检查的最佳间隔时间以及终止检查的年龄[51]。不管怎样，工作组建议这个年龄段的儿童在 18 岁之前，应当每 2 年进行一次完整的眼科检查。最后，成年 NF1 患者除日常眼保健外不需要特殊的眼科随访。在英国，已发布的指南建议所有儿童在 8 岁以前应每年进行眼科检查，随后减少至每 2 年一次，直至 18 岁[49]。法国已发布的指南建议所有被诊断为 NF1 的患儿应每 6 个月进行一次有针对性的儿童眼科随访，至少持续到 18 岁[53]。

由于病程演化多变且难以预测，OPG 的处理方式和神经影像学一直存在着争议。尽管 OPG 的自然病程尚不明确，但 OPG 在绝大多数 NF1 患者中为惰性表现[44, 45]。然而，在少数患者中，OPG 能够影响视力和下丘脑功能，因此，一些专家主张在确诊 NF1 后进行 MRI 初步筛查是否存在视神经胶质瘤。对早期无症状 NF1 患儿的例行神经影像学检查，有助于早期发现 OPG，从而保护患儿视力。很少有研究评价大脑或眼眶磁共振检查在 NF1 幼儿中的有效性。

一项针对 227 名 NF1 患儿的纵向研究未能检测出 OPG，其中早期诊断影响了临床结果[44]。半数确诊的 OPG 没有引起任何症状，也没有生长；并且绝大多数有症状的 OPG 也不需要进行任何治疗。26 位 OPG 患儿中仅有 3 例肿瘤被发现后发生进展，其中只有 2 位患儿需要进行治疗。然而，这 2 名患儿眼科检查结果都存在异常，即使未进行神经影像学检查也会被发现。除此之外，神经影像学检查无异常的 NF1 低龄患儿之后可能很快就会发生 OPG，这说明婴幼年及低龄 OPG 患儿的正常神经影像学检查结果，并不能保证其视神经和视交叉保持完好无损[54-56]。基于这些依据，国家神经纤维瘤基金会视路特别工作组（National Neurofibromatosis Foundation Optic Pathway Task Force）不推荐 NF1 患儿常规行神经影像学检查[52]。

在一项针对 84 名 6 岁以下 NF1 患儿的临床研究中，患儿每年通过 MRI 和眼科检查进行视神经胶质瘤的系统筛查，评估其结果，其中 13 名儿童（15% 的患儿）被查出患有 OPG[48]。作者将通过筛查发现 OPG 的患儿归为一组，与同期已经检查出 OPG 的患儿进行比较。3 名"筛查组"患儿进行了化疗（因为随后的 MRI 和眼科检查发现视交叉病变进行性增大）并保留了视力。与之相比，未按照指南进行系统检查的确诊的 13 名 OPG 患儿中，有 5 名患儿出现了严重的视力受损。因此作者提出对 OPG 进行常规检测能够改善其预后。然而这不是一项随机研究，并且其他作者指出该文章中需要化疗的 3 名"筛查组"患儿中有一名是在出现明确的眼科症状并且该症状可通过眼科检查进行确认时才开始治疗的，而且在 5 名患有眼眶肿瘤的"非筛查组"患儿中，有 4 名其肿瘤生物学特性明显不同，较对照组侵袭性更强[57]。

尽管专家不推荐对 NF1 患儿使用 MRI 进行 OPG 筛查，但各机构间对此存在很大争议。针对在同一中心进行系统化 MRI 评估的 826 名 NF1 患儿的后续研究证实，对于低龄 OPG 患儿，该筛查能够提升并改善视力预后[58]。18% 的患儿（149 名）通过颅脑或眼眶 MRI 确诊 OPG，并且其中 15% 的患儿（22 名）被查出存在 OPG 的影像学或临床进展，需要进行化疗。在这 22 名患儿中，有 12 名患儿进行化疗是基于其存在 MRI 和眼科检查的异常表现，其他的 10 名患儿进行化疗是基于其 MRI 的高风险表现，但眼科检查并未发现异常。高风险 MRI 指征包括肿瘤累及视交叉或视交叉后方、双侧受累、肿瘤明显进展、肿瘤突破视束等。结果显示，治疗前已出现视觉异常的患儿（10/12）相对于治疗时仅存在肿瘤影像学进展的患儿（2/10）更易出现视力下降（$P<0.012$）。由于仅通过 MRI 检查而确诊进行性 OPG 的患儿均未出现视力丧失的状况，因此作者认为对 NF1 患儿进行 MRI 检查可以帮助早期发现侵袭性病变并开始治疗以改善视力预后。

在 2001 年，法国 NF 组织的成员制订了 NF1 的治疗建议。他们认为，MRI 在低龄患儿 OPG 的早期诊断上存在争议，因为对小于 6 岁和有认知障碍的儿童，要实现完整可靠的眼科检查非常困难。因此，他们建议对所有新确诊的 6 岁以下和存在认知障碍的 NF1 患儿进行系统的 MRI 检查（同时对所有 NF1 患儿进行每年一次的系统眼科检查）[59]。然而在 2015 年，法国 NF 协会回顾了 306 名进行了系统眼科及 MRI 检查的儿童的医疗记录，以判定这种检查方式对 OPG 患儿的治疗管理成果。45 名患儿（14.7%）被确诊为 OPG，其中有大部分（80%）在确诊时无任何症状。16 名患儿（35%）OPG 有所发展，其中 87% 的患儿采取保守治疗，6 名患儿（13%）由于视觉功能恶化而采取化疗。所有这些儿童在随访结束时都有或轻或重的视力障碍。作者总结认为对 6 岁以下的 NF1 患儿进行系统的 MRI 检查没有明确获益，因为只有当出现视力下降后才开始进行治疗，而且尽管 OPG 能够早期确诊，但化疗的治疗方式并未明显改善视力预后。除此之外，大部分伴有 OPG 的 NF1 患儿并不需要进行治疗，仅部分存在进行性的视力减退的患儿需要治疗。因此，作者认为进行神经影像学检查的主要指征应当由每年的临床及眼科检查决定。在 2016 年，Ⅰ型神经纤维瘤病国家诊断及治疗方案（National Diagnosis and Treatment Protocol, NDTP）反对通过 MRI 进行眼部和脑部的系统影像学检查，主张 MRI 检查在无症状低龄患儿的诊断中存在争议，认为 MRI 检查应仅在怀疑 OPG 时才可进行[4]。

由于大多数偶然通过 MRI 发现 OPG 的患儿其病程不会进展甚至可能自愈，MRI 影像的潜在病理学表现不利于缓解患儿父母的焦虑情绪，而且频繁影像检查将造成高额花费。影像检查的另一缺点是临床或影像的改变并不能完全反映肿瘤的真实进程。视觉功能的持续改变并不能准确反映肿瘤的进展过程，相反地，肿瘤进展的影像表现与视觉功能的改变没有确切关联性[60]。

在 NF1 患儿中，OPG 的自然病程是多变且不可预测的。为了向患有 NF1 相关 OPG 的儿童提供最佳护理，有研究试图明确病情可能发生进展并需要治疗的"高风险"人群。一些研究表明，OPG 的解剖位置是肿瘤进展的重要指标，需治疗的视交叉后方受累型 OPG 与视力丧失有关[55]；然而，这一发现并没有得到其他研究的证实[61, 62]。孤立的视交叉前肿瘤被发现比交叉上和交叉后的 OPG 惰性更强且发生退化可能性也更高[63]。进一步的研究将有助于阐明神经影像学监测是否会根据 OPG 的位置而改变。

视路胶质瘤的处理

一旦 NF1 患儿出现视觉症状或体征（凸眼、视力下降或性早熟）或检测到眼科异常，颅脑和眼眶的 MRI 检查是探查 OPG 的合理影像学方法。视觉诱发电位在 OPG 患儿的诊断或随访中没有作用[49]。

对于已确诊 OPG 患儿的病情监控尚未达成共识。根据视力损害程度及相关症状、肿瘤位置和进展情况，眼科检查和神经影像学检查频率在 3 ～ 24 个月[49]。国家神经纤维瘤基金会视路特别工作组建议在第 1 年每 3 个月进行一次眼科 MRI 检查，其后 2 ～ 3 年内逐步延长检查的间隔时间。视网膜神经纤维厚度的测定可能在检测视神经胶质瘤患儿视力丧失的灵敏度方面发挥作用[64]，而弥散加权和动态对比增强成像可能是确定哪些肿瘤具有侵袭性并需要治疗的一种有效的方法[65]。这些研究结果还需要更大规模的

前瞻性纵向研究来证实。

只有小部分有症状的肿瘤患者出现临床症状加重和进行性视力下降时需要治疗。OPG 的视神经治疗仍存争议，其主要围绕在 OPG 的治疗时机和适宜方法方面。NF1 视神经通路工作组认为，使用标准化的视觉评估工具如 Snellen 量表，视力下降 2 行，并伴有 MRI 的进行性改变，是原则性的决定因素[49]。

对大多数有症状的 OPG 患者来说，使用卡铂和长春新碱进行化疗是一线治疗方法[66, 67]。在许多患儿中，它可以使肿瘤发生萎缩并稳定或改善患儿视力。一些其他化疗方案也已经取得成功；然而，还需要进一步的随机对照试验来相互比较[4]。但是，很少有患儿在治疗后视力恢复正常[49]。此外，化疗后的视力数据很难获得，特别是 NF1 患者与散发性 OPG 患者合在一起，而大型研究更多地关注 MRI 表现，正如已经提到的，影像学表现不一定与视力表现相关[35]。在一项多中心回顾性研究中，对Ⅰ型神经纤维瘤相关的视神经胶质瘤患者进行化疗，化疗结束时 32% 的患者视力改善，40% 的患者视力稳定，28% 的患者视力下降[68]。

不建议对 NF1 伴 OPG 的患儿进行放疗，因为会增加继发恶性肿瘤（胶质瘤或 MPNST）的可能性[69]，同时导致神经血管、内分泌和神经心理问题[49, 70]。手术治疗视神经胶质瘤的适应证非常有限，因为它可能导致永久性的神经损伤[49]。然而，出于外观原因，人们可以通过手术来治疗角膜暴露或眼球过凸，也可以在没有有效视力的情况下切除大的眼眶肿瘤[49]。下丘脑或视交叉神经胶质瘤有时需要手术减压，特别是在第三脑室受压伴继发脑积水的情况下[49]。

骨科学评估

生长发育

大多数 NF1 患者伴有大头症[71]。因此，对于头部发育急性加速期的患儿应评估导水管狭窄或颅内肿瘤导致继发性脑积水的风险。

所有 NF1 患儿都应每年测量体重和身高，并将其绘制在标准生长量表上。1/3 的 NF1 患者身材矮小，但与疾病严重程度无关。在儿童期，不论性别，身高生长速度都是正常的，NF1 患儿青春期前生长正常，其后快速生长期速度略有降低，平均成年身高接近一般人群第 25 百分位的水平。有专门为 NF1 患儿制作的生长量表[71]。

患儿稍大时应评估是否有异常加速生长或第二性征早期发育，因为这些可能与视神经胶质瘤累及视交叉有关[49]。青春期延迟在 NF1 患者中也经常被报道，占患病青少年的 20% ～ 30%[53]。

脊柱侧弯

脊柱侧弯常会影响颈椎下部和胸椎上部，并且可以分为营养不良型和非营养不良型，后者在 NF1 的患者中十分常见[22]。营养不良型脊柱侧弯通常由原发性骨发育不良引起，并且在儿童发育早期即可诊断[72]，形成一个累及多块椎体的大角度曲线。脊柱侧弯也可能是由于椎旁的神经纤维瘤侵犯椎体。

脊柱侧弯可影响 10% ～ 26% 的 NF1 患者。因此，NF1 患者在儿童期和青少年早期需要每年对脊柱进行评估。有脊柱侧弯临床迹象的患者应进行适当的影像学检查并转诊给骨科医师。

一旦出现脊柱侧弯，疾病进展的不可预测性使其预后难以判断，因此密切监控是十分有必要的。过度打鼾和睡眠紊乱表示可能存在呼吸障碍，严重脊柱侧弯患者需要定期进行肺功能检查。营养不良型脊柱侧弯通常需要手术矫正融合的异常椎体，手术应由熟悉 NF1 疾病的外科医师进行，因为这些患者固有的骨骼特性使手术操作和固定更具挑战。与非营养不良型脊柱侧弯患者相比，手术干预通常在年龄较低、成角度较小的时候完成。大多数非营养不良型脊柱侧弯患儿的常规治疗是通过替代治疗或支持治疗以预防病情恶化[4]。

骨量减少或骨质疏松

NF1 患者骨矿化障碍的发病率增加（48% 的 NF1 患者骨量减少，25% 的 NF1 患者骨质疏松）。儿童和成人的骨折风险均有所增加。一项基于登记信息的大型 NF1 研究表明，与健康人相比，NF1 患者在非发育不良型骨中年龄依赖性骨折风险增加，40 岁以上的成年人骨折风险增加约 5 倍，16 岁以下的儿童骨折风险增加 3 倍[73]。这可能与维生素 D 水平低或破骨细胞功能失调有关，这些患者应采取预防措施，如改变生活方式。

因此，临床医师因警惕骨质疏松的可能性，并且在进行双能 X 线骨密度测定（dual-energy X-ray absorptiometry, DXA）扫描时有较低的阈值。早期发现 NF1 患者的骨质疏松症有助于更及时和更优化的治疗，以防止与骨折风险增加相关的高发病率。

NF1 患者体内维生素 D 浓度低，在一项回顾性研究中，补充维生素 D 能显著改善成人 NF1 患者的骨密度[74]。

胫骨发育不良

先天性胫骨发育不良在平片上表现为先天性小腿前外侧弯曲。婴儿期出现小腿弯曲应及时进行影像学评估并转诊至熟悉 NF1 相关儿童骨科问题处理的骨外科医师。长骨弯曲可导致可视性的畸形和易骨折的脆弱骨质[73]。预防骨折对受累的患者十分重要，建议使用支撑护具预防骨折。

反复骨折的不愈可导致假关节的发生（分离骨端的一期愈合失败会造成假关节），有时截肢是唯一的选择。因此及时转诊给熟练的小儿骨科医师是开始适当治疗和预防这一不良结果的保证。

蝶骨翼发育不良

蝶骨由多个骨化中心组成，这些骨化中心融合成为眼眶的重要组成部分。大约 5% 的 NF1 患者有蝶骨翼发育不良，并且常为单侧。有时，蝶骨翼变薄或缺失常继发于眶部丛状神经纤维瘤。这种畸形可导致眼球凸出，约半数的蝶骨翼发育不良的 NF1 患者，表现为同侧颞眶区丛状神经纤维瘤[22]。蝶骨翼发育不良的患者也会出现搏动性眼球凸出但无视力丧失，蝶骨翼缺失可导致脑颞叶疝入眼眶[43]。偶尔出于美观目的进行手术矫正，但应由熟悉 NF1 患者手术治疗的颅颌面外科团队实施。

非骨化性纤维瘤

长骨的非骨化性纤维瘤，主要发生在股骨远端和胫骨近端，在青春期或成年期偶有发生，并可能导致骨折。有人建议青少年早期的双侧膝关节 X 线检查作为一项常规检查，以便进行早期适当干预[75]。然而，目前没有充足的证据支持这一观点。

心血管评估

NF1 患者会出现多种心血管症状。

血管病变在 NF1 患者中十分常见，它可以发生于任何动脉，进而导致脑血管事件、肾动脉狭窄或外周血管功能不全。NF1 潜在的严重表现之一是脑血管病，表现为颈内动脉、大脑中动脉和大脑前动脉的狭窄或闭塞，烟雾病和动脉瘤的形成。虽然脑血管疾病通常被认为是 NF1 早期死亡的原因之一，但这一点并未在美国的大型 NF1 研究中得到证实[76]。

在 NF1 患者中容易出现先天性心脏病，特别是肺动脉狭窄[77]。因此应该进行彻底全面的心脏检查，如果发现任何杂音，则应该将儿童送至儿科心脏病专家处就诊[77]。

高血压在成人 NF1 患者中很常见，可能首发于儿童时期，并且与死亡率密切相关[77]。虽然引起 NF1 患者高血压的最常见原因是原发性高血压，但也可由肾血管病、副神经节瘤、嗜铬细胞瘤和主动脉狭窄引起。因此，NF1 患者应该至少每年评估一次血压，NF1 合并高血压的儿童应该评估肾血管因素。老年 NF1 患者发生肾血管性高血压的可能性较小，但如果出现上腹部杂音或严重高血压难以控制的情况时，仍应考虑肾血管性高血压的可能。患有高血压的 NF1 患者必须进行适当的影像学检查，如肾动脉 CTA 或动脉造影；实验室检查应包括血清肌酐和电解质、血浆肾素和尿液分析。这些血管畸形在血运重建后可能会复发，因此需要对这些患者进行长期监测[4]。

临床医师应该考虑评估所有患有副神经节瘤和嗜铬细胞瘤的 NF1 患者，这些患者有儿茶酚胺过量（出汗、心悸、头痛）的症状，以及典型的不稳定高血压和（或）标准治疗难治性高血压[4]。这些症状通常出现在成年 NF1 患者中，平均发病年龄为 42 岁[78]。嗜铬细胞瘤和副神经节瘤的诊断基于血浆和（或）尿液游离去甲肾上腺素水平和腹部影像。一旦出现去甲肾上腺素水平的增加，都应对患者进行肾上腺 MRI 或 CT 检查。F-DOPA PET 可以用来检测腹外副神经节瘤，使用 ^{123}I 标记的间苯基胍的功能成像也同样被证实是有效的[78]。手术前的治疗包括 α 受体阻滞和 β 受体阻滞治疗。

虽然嗜铬细胞瘤在 NF1 患者中很少见，但在系列研究中显示胃肠道间质瘤（GIST）和嗜铬细胞瘤经常可合并出现，因此建议患者在接受 GIST 手术前应首先筛查嗜铬细胞瘤，因为未确诊的嗜铬细胞瘤可能诱发手术中潜在的危及生命的心血管并发症[79]。此外，医师应该注意类癌肿瘤的任何体征或症状，因为已经在 NF1 患者中发现了嗜铬细胞瘤和类癌肿瘤之间的联系。

神经病学评估

神经纤维瘤病可对中枢神经系统产生很大的影响。最常见的神经系统并发症是轻度认知障碍[80]。癫痫、脑血管病和多发性硬化症在 NF1 中发生的频率增加，需要转诊至相关专家对其进行治疗。

中枢和外周神经系统肿瘤以及包括中脑导水管狭窄在内的畸形会导致神经系统并发症[22]。蝶翼发育不良可伴有颞叶凸出进入眼眶，导致搏动性凸眼[22]。严重的脊柱侧凸会导致脊柱畸形、脊髓压迫和呼吸功能不全[22]。神经纤维瘤可因周围神经、脊神经根和脊髓压迫而导致神经后遗症。

NF1 患儿应监测发育进程，并应在生命早期（尽可能早且应在学龄前）进行神经和心理筛查评估，然后在适当时进行更详细的检测[81]。年度评估期间应进行神经系统检查，并获得发展史。任何无法解释的神经系统体征和症状都应转诊至神经科。早晨呕吐、醒后头痛和意识改变是颅内压升高的标志，应紧急处理。出现急性或进行性感觉障碍、运动缺陷、不协调或括约肌障碍的 NF1 患者应紧急就诊以排除颅内病变或脊髓压迫。应仔细询问家长其孩子在学校的注意力和专注于某项活动、睡眠模式、社交互动以及良好和整体运动技能的能力。

大脑磁共振成像等神经影像学检查只能用于评估特定的神经功能缺损，不应作为常规诊断评估的一部分。

认知障碍

神经认知障碍是 NF1 最常见的表现之一，患者的平均智商处于低平均范围（88 ~ 94）、存在行为问题和特定的学习困难[80]。这些学习困难包括视觉空间和视觉运动障碍、语言障碍以及精细和粗略运动障碍。注意缺陷多动障碍、行为异常、自闭症谱系病和社会心理问题也是 NF1 患者的特征[82]。

如果儿童出现任何的精神运动和（或）语言发育的延迟，临床医师都应将其转诊至相关专业人员进行早期干预。儿童的学习和行为障碍的早发现对于促进及时干预非常重要。患有 NF1 相关认知障碍的儿童可能会受益于个性化定制的学习支持和多学科方法，其中教育心理学家、儿科神经心理学家、言语治疗师、物理治疗师和职业治疗师联手，提高孩子的能力并促进他们的学业和社会进步。教师、儿科医师、职业治疗师和教育心理学家之间的密切沟通有助于在适当的治疗支持下对儿童 NF1 患者进行最佳评估。哌甲酯可以很好地治疗注意缺陷多动障碍，认知行为治疗对注意缺陷多动障碍的治疗也有所帮助[83]。成年 NF1 患者存在读写和计算方面的问题以及社交困难[84]。

一项使用具有学习缺陷的 NF1 小鼠模型进行的临床前试验表明，神经元可塑性缺陷以及空间和注意力障碍是由于 RAS/ERK（大鼠肉瘤病毒癌基因同源物 / 细胞外信号调节激酶）信号增强所致。随后，用 3 - 羟基 - 3 - 甲基戊二酰辅酶 A（HMG-COA）还原酶抑制剂治疗逆转了小鼠的这些缺陷[85]。在对 62 名 8 ~ 16 岁 NF1 儿童进行 12 周的首次他汀类药物随机对照试验中，辛伐他汀没有改善认知功能[86]。随后的一项治疗持续时间更长（12 个月）的研究同样显示认知功能没有明显改善[87]。洛伐他汀对 24 名患有 NF1 和学习障碍儿童的Ⅰ期研究显示，语言和非语言记忆以及视觉注意力和效率有所改善[88]；然而，Ⅱ期试验并未显示洛伐他汀治疗 16 周后对认知功能有益[89]。目前，没有足够的证据证明使用他汀类药物治疗 NF1 个体的认知障碍是合理的。目前有一项正在进行的临床试验正在评估拉莫三嗪对 NF1 患者的认知的影响（NCT02256124）。

癫　痫

与一般人群相比，NF1 患者癫痫发作更为常见。其发生率为 4% ~ 13%，这可能是由于潜在的皮质发育不全或颅内结构病变所致[90, 91]。据报道，癫痫发作的时间范围为从婴儿期到中老年期[90]。通常为轻度发作，发作情况与 NF1 疾病的严重程度无关[90]。所有癫痫类型均有，但以局灶性癫痫为主[90]。局灶性癫痫发作可能由颅内肿瘤引起[91]。因此，癫痫发作时应进行系统神经影像学检查，以发现中枢神经系统病变（肿瘤、导水管狭窄、血管病变）。与颅内结构病变相关的癫痫患者应接受适当评估，以评估手术切除是否可行，因为它可能是一种潜在的治疗方法。

NF1 相关癫痫的治疗与一般人群相似，治疗结果似乎优于其他神经皮肤疾病[90, 91]。左乙拉西坦可能导致认知障碍患者病情恶化[92]。在近 30% 的病例中，癫痫对治疗存在耐药性，并与严重的精神发育迟滞相关[90]。

肿瘤学评估

恶性肿瘤是 NF1 中导致死亡的主要原因[1, 4]。与一般人群相比，许多恶性肿瘤在 NF1 患者中更常见，通常发生在较小的年龄并且具有不确定的预后。在芬兰癌症登记研究中，NF1 人群中的癌症发病率增加了 5 倍，NF1 患者的终身癌症风险评估为 59.6%。与 NF1 相关的最常见的恶性肿瘤是颅内神经胶质瘤和恶性周围神经鞘瘤（MPNST）。大约 20% 的 NF1 患者会发生中枢神经系统病变，通常在儿童早期即被发现[1]。

英国一项针对 NF1 患者的研究显示，所有癌症的相对风险（4.3）增加，食管（3.3）、胃（2.8）、结肠（2.0）、肝脏（3.8）、肺（3.0）、骨（19.6）、甲状腺（4.9）、恶性黑色素瘤（3.6）、非霍奇金淋巴瘤（3.3）、慢性髓系白血病（6.7）、女性乳房（2.3）和卵巢（3.7）病症的风险显著增高[94]。其他研究表明，NF1 患者的乳腺癌风险增加了 5 倍，主要发生在 50 岁以下的女性，死亡率高于一般人群中的乳腺癌女性[4]。基于 NF1 女性患者早发性乳腺癌的风险增加，应从 30 岁开始每年进行乳房 X 线检查[95]。也可以考虑使用乳房磁共振成像进行筛查。到 50 岁时，NF1 女性患者的乳腺癌发生风险可能与一般人群中的女性没有显著差异；因此，针对 NF1 患者的乳房 MRI 筛查可以持续到

50 岁。不建议对 NF1 患者进行降低风险的乳房切除术，因为没有关于其益处的数据；但可以根据家族史考虑。NF1 相关乳腺癌的治疗与一般人群中的乳腺癌相似。

NF1 患者患胃肠道间质肿瘤（GIST）的风险也在增加。在 NF1 患者中，GIST 往往发生在较早的年龄，经常是多重的，并经常发生在小肠中[96]。这些基因并没有包含 KIT 和 PDGFRA 的突变，通常与散发性 GIST 相关。因此，这些肿瘤对酪氨酸激酶抑制剂伊马替尼反应不良，但是另一种酪氨酸激酶受体抑制剂——舒尼替尼，可能对转移性疾病有效。

类癌肿瘤是起源于胃肠道内分泌细胞的神经内分泌肿瘤，NF1 患者也有报道[97]。如前所述，已经在 NF1 患者中发现嗜铬细胞瘤和类癌之间存在关联[98]。

患有 NF1 的儿童易患幼年型粒单核细胞白血病（JMML）和幼年型慢性粒细胞白血病（JCML），以及急性淋巴细胞白血病和非霍奇金淋巴瘤。治疗方法与非 NF1 患者没有区别。

横纹肌肉瘤是非神经源性肉瘤，在儿童 NF1 患者中比在一般人群中更常见。往往发生于患儿幼年时期，常出现在泌尿生殖系统部位，临床表现为明显的肿块。治疗通常是尽可能地手术切除，特定患者可行放射治疗和辅助化疗。

鉴于 NF1 患者的肿瘤发生风险较高，每次就诊时应定期进行彻底的临床检查，需要时应转诊至相关专家或肿瘤学专家。NF1 患者应遵循与一般人群相同的筛查指南[4]。然而，由于 NF1 乳腺癌发生于 50 岁以下的女性，有人建议 NF1 的女性从 30 岁开始定期接受乳房 X 线检查；然而，需要大量的前瞻性研究，以便为这一特殊人群提出正式建议。

疼 痛 评 估

疼痛是患者咨询的常见原因，其发生率约为 7%。NF1 的表现，如结节性神经纤维瘤（皮下或内部）、丛状神经纤维瘤和骨骼变形，都可引起慢性疼痛。在每次就诊时，应询问患者，与先前存在的丛状神经纤维瘤相关的疼痛变化，尤其是青春期患者，以评估恶变为 MPNST 的可能。更频繁的疼痛会导致功能障碍，而日常活动中较高的疼痛干扰与整体生活质量水平较差有关[99, 100]。NF1 患者的疼痛控制遵循疼痛管理指南，即在评估了伤害性感受性疼痛的严重程度后，应开具来自"疼痛阶梯"的不同步骤的药物。抗抑郁药或抗癫痫药是治疗神经病性疼痛的首选药物。还应向患者提供补充的非药物治疗，如物理治疗、职业治疗和功能康复。

生活质量评估

即使疾病非常轻微或受影响的区域非常小，NF1 患者的生活质量 (QOL) 也经常受损[4]。

很多研究一致表示，儿童和青少年 NF1 患者与正常人相比，生活质量下降，父母报告的评分低于儿童自我报告的评分。导致儿童 QOL 较差的因素包括：疾病严重程度更高、骨表现、学习障碍和丛状神经纤维瘤。疼痛会干扰大多数 NF1 患者的日常功能，这反过来又与 QOL 更差相关。NF1 患者的认知障碍也与 QOL 较差相关。

研究还报告了患有成年 NF1 患者相对于正常人 QOL 下降。身体形象是疾病可见性和心理健康之间的重要联系，对疾病较高的自我感与 QOL 下降有关。NF1 的并发症更严重、年龄较大、头痛更严重、健康状况更差都与 QOL 较差相关。此外，在 NF1 患者中经常发现抑郁症状，并强烈影响着整体 QOL。

INF1-QOL 是另一份可靠的、经过验证的、与疾病严重程度中度相关的疾病特异性问卷，因为它涵盖了代表 NF1 表现的广泛主题，主要优点在于能快速而简单地完成[4]。

不同的人对疾病的接受度和自尊的维护程度差异很大。很难对 NF1 特定患者的心理影响做出假设，因此应系统地定期重复 QOL 评估。

生理和心理影响评估

评估疾病对 NF1 患者的生理和心理影响很重要，有助于改善对他们的管理和转诊给专家团队。

可以使用非定向于 NF1 的量表来执行此评估。Riccardi 严重度指数（Riccardi's severity index）用于根据皮肤受累和致残并发症的程度确定 NF1 的严重程度。Ablon 可见度指数（Ablon's visibility index）可用于对 NF1 的外观缺陷进行分级。

医患关系在评估生理和心理影响方面至关重要。自我评估量表，如 Skindex、SF-36（简式 36 健康调查）、儿童皮肤病生活质量指数（CDLQI）和 DISABKIDS，以及 PedsQL™ 神经纤维瘤病模块部分都是有用的工具。

心 理 支 持

可以在诊断以及在 NF1 患者的整个治疗过程中为患者及其家属提供心理支持治疗。慢性疼痛、疾病的美学并发症、认知障

碍和学习障碍、怀孕计划以及神经纤维瘤病的复杂性和不可预测性在社会关系和功能上都可能导致心理压力（焦虑、社会孤立、自尊下降）以及使社会关系和功能受损。由于患者通常不愿意提出这些问题，因此医师应系统地评估患者及其家属对心理支持的需求，并在需要时提供。

社 会 支 持

应向患者及其家人提供社会支持，并通过社会干预的各个领域提供帮助和指导：应对残疾、处理社会剥削、获得社会保障权利、整合劳动力、家庭支持、学校安置等。社会支持应考虑对 NF1 患者的医疗、心理和环境影响，以确保获得最佳结果。这种社会管理涉及多学科团队、第三方和外部合作伙伴。

总之，鉴于这种疾病的复杂性，对儿童和成人 NF1 患者的管理需要获得医务人员的充分补充。多个专业之间的协调至关重要。一旦怀疑诊断为 NF1，建议尽早进行监测，但应仔细权衡疾病监测的方式和频率，以免引发父母和患者不必要的焦虑。

鉴于临床表现的异质性，NF1 的管理存在很大差异，具体取决于患者属于无并发症组还是复杂组。没有严重并发症的患者可以由当地临床医师与非专业组织合作进行定期随访，临床设置侧重于诊断、遗传咨询、教育、血压监测、骨骼健康和神经纤维瘤情况。相反，复杂 NF1 患者需要在专业诊疗中心由熟悉 NF1 罕见和不寻常并发症的诊断和管理以及新治疗方法开发的多学科护理人员团队密切关注。希望进一步的研究有助于阐明疾病监测的最佳策略。此外，对 NF1 分子水平发病机制的新见解和基因工程小鼠

NF1 相关恶性疾病的准确临床前模型的发展，为构思合理的生物信息学及分子靶向药物奠定了基础。

（吴海威　译）

参考文献

[1] Duong TA, Sbidian E, Valeyrie-Allanore L, Vialette C, Ferkal S, Hadj-Rabia S, et al. Mortality associated with neurofibromatosis 1: a cohort study of 1895 patients in 1980−2006 in France. Orphanet J Rare Dis. 2011; 6: 18. https://doi.org/10.1186/1750-1172-6-18.

[2] Wolkenstein P, Freche B, Zeller J, Revuz J. Usefulness of screening investigations in neurofibromatosis type 1. A study of 152 patients. Arch Dermatol. 1996; 132(11): 1333−6.

[3] Sbidian E, Bastuji-Garin S, Valeyrie-Allanore L, Ferkal S, Lefaucheur JP, Drouet A, et al. At-risk phenotype of neurofibromatose-1 patients: a multicentre case-control study. Orphanet J Rare Dis. 2011; 6: 51. https://doi.org/10.1186/1750-1172-6-51.

[4] Bergqvist C, Servy A, Valeyrie-Allanore L, Ferkal S, Combemale P, Wolkenstein P, et al. Neurofibromatosis 1 French national guidelines based on an extensive literature review since 1966. Orphanet J Rare Dis. 2020; 15(1): 37. https://doi.org/10.1186/s13023-020-1310-3.

[5] Neurofibromatosis. Conference statement. National Institutes of Health Consensus Development Conference. Arch Neurol. 1988; 45(5): 575−8.

[6] DeBella K, Szudek J, Friedman JM. Use of the national institutes of health criteria for diagnosis of neurofibromatosis 1 in children. Pediatrics. 2000; 105(3 Pt 1): 608−14.

[7] Evans DG, Bowers N, Burkitt-Wright E, Miles E, Garg S, Scott-Kitching V, et al. Comprehensive RNA analysis of the NF1 gene in classically affected NF1 affected individuals meeting NIH criteria has high sensitivity and mutation negative testing is reassuring in isolated cases with pigmentary features only. EBioMedicine. 2016; 7: 212−20. https://doi.org/10.1016/j.ebiom.2016.04.005.

[8] Sabbagh A, Pasmant E, Imbard A, Luscan A, Soares M, Blanche H, et al. NF1 molecular characterization and neurofibromatosis type I genotype-phenotype correlation: the French experience. Hum Mutat. 2013; 34(11): 1510−8. https://doi.org/10.1002/humu.22392.

[9] Pasmant E, Parfait B, Luscan A, Goussard P, Briand-Suleau A, Laurendeau I, et al. Neurofibromatosis type 1 molecular diagnosis: what can NGS do for you when you have a large gene with loss of function mutations? Eur J Hum Genet. 2015; 23(5): 596−601. https://doi.org/10.1038/ejhg.2014.145.

[10] Pasmant E, Vidaud M, Vidaud D, Wolkenstein P. Neurofibromatosis type 1: from genotype to phenotype. J Med Genet. 2012; 49(8): 483−9. https://doi.org/10.1136/jmedgenet-2012-100978.

[11] De Raedt T, Brems H, Wolkenstein P, Vidaud D, Pilotti S, Perrone F, et al. Elevated risk for MPNST in NF1 microdeletion patients. Am J Hum Genet. 2003; 72(5): 1288−92.

[12] Ruggieri M, Huson SM. The clinical and diagnostic implications of mosaicism in the neurofibromatoses. Neurology. 2001; 56(11): 1433−43.

[13] Ferner RE, Huson SM, Thomas N, Moss C, Willshaw H, Evans DG, et al. Guidelines for the diagnosis and management of individuals with neurofibromatosis 1. J Med Genet. 2007; 44(2): 81−8. https://doi.org/10.1136/jmg.2006.045906.

[14] Belkin DA, Neckman JP, Jeon H, Friedman P, Geronemus RG. Response to laser treatment of café au lait macules based on morphologic features. JAMA Dermatol. 2017; 153(11): 1158−61. https://doi.org/10.1001/jamadermatol.2017.2807.

[15] Huson SM, Compston DA, Clark P, Harper PS. A genetic study of von Recklinghausen neurofibromatosis in south East Wales. I. Prevalence, fitness, mutation rate, and effect of parental transmission on severity. J Med Genet. 1989; 26(11): 704−11.

[16] Mautner V-F, Asuagbor FA, Dombi E, Fünsterer C, Kluwe L, Wenzel R, et al. Assessment of benign tumor burden by whole-body MRI in patients with neurofibromatosis 1. Neuro-Oncology. 2008; 10(4): 593−8. https://doi.org/10.1215/15228517-2008-011.

[17] Dombi E, Solomon J, Gillespie AJ, Fox E, Balis FM, Patronas N, et al. NF1 plexiform neurofibroma growth rate by volumetric MRI: relationship to age and body weight. Neurology. 2007; 68(9): 643−7. https://doi.org/10.1212/01.wnl.0000250332.89420.e6.

[18] Dombi E, Baldwin A, Marcus LJ, Fisher MJ, Weiss B, Kim A, et al. Activity of selumetinib in neurofibromatosis type 1-related plexiform neurofibromas. N Engl J Med. 2016; 375(26): 2550−60. https://doi.org/10.1056/NEJMoa1605943.

[19] Fenot M, Stalder J-F, Barbarot S. Juvenile xanthogranulomas are highly prevalent but transient in young children with neurofibromatosis type 1. J Am Acad Dermatol. 2014; 71(2): 389−90. https://doi.org/10.1016/j.jaad.2014.02.049.

[20] Cambiaghi S, Restano L, Caputo R. Juvenile xanthogranuloma associated with neurofibromatosis 1: 14 patients without evidence of hematologic malignancies. Pediatr Dermatol. 2004; 21(2): 97−101. https://doi.org/10.1111/j.0736-8046.2004.21201.x.

[21] Burgdorf WH, Zelger B. JXG, NF1, and JMML: alphabet soup or a clinical issue? Pediatr Dermatol. 2004; 21(2): 174−6. https://doi.org/10.1111/j.0736-8046.2004.21219.x.

[22] Korf BR. Diagnostic outcome in children with multiple cafe au lait spots. Pediatrics. 1992; 90(6): 924−7.

[23] Korf BR. Plexiform neurofibromas. Am J Med Genet. 1999; 89(1): 31−7.

[24] Riccardi VM. Mast-cell stabilization to decrease neurofibroma growth. Preliminary experience with ketotifen. Arch Dermatol. 1987; 123(8): 1011−6.

[25] Moreno JC, Mathoret C, Lantieri L, Zeller J, Revuz J, Wolkenstein P. Carbon dioxide laser for removal of multiple cutaneous neurofibromas. Br J Dermatol. 2001; 144(5): 1096–8.

[26] Lutterodt CG, Mohan A, Kirkpatrick N. The use of electrodessication in the treatment of cutaneous neurofibromatosis: a retrospective patient satisfaction outcome assessment. J Plast Reconstr Aesthet Surg. 2016; 69(6): 765–9. https://doi.org/10.1016/j.bjps.2016.03.024.

[27] Tucker T, Wolkenstein P, Revuz J, Zeller J, Friedman JM. Association between benign and malignant peripheral nerve sheath tumors in NF1. Neurology. 2005; 65(2): 205–11. https://doi.org/10.1212/01.wnl.0000168830.79997.13.

[28] Leonard JR, Ferner RE, Thomas N, Gutmann DH. Cervical cord compression from plexiform neurofibromas in neurofibromatosis 1. J Neurol Neurosurg Psychiatry. 2007; 78(12): 1404–6. https://doi.org/10.1136/jnnp.2007.121509.

[29] Ferner RE, Gutmann DH. International consensus statement on malignant peripheral nerve sheath tumors in neurofibromatosis. Cancer Res. 2002; 62(5): 1573–7.

[30] Ducatman BS, Scheithauer BW, Piepgras DG, Reiman HM, Ilstrup DM. Malignant peripheral nerve sheath tumors. A clinicopathologic study of 120 cases. Cancer. 1986; 57(10): 2006–21.

[31] Ferner RE, Golding JF, Smith M, Calonje E, Jan W, Sanjayanathan V, et al. [18F] 2-fluoro-2-deoxy-D-glucose positron emission tomography (FDG PET) as a diagnostic tool for neurofibromatosis 1 (NF1) associated malignant peripheral nerve sheath tumours (MPNSTs): a long-term clinical study. Ann Oncol. 2008; 19(2): 390–4. https://doi.org/10.1093/annonc/mdm450.

[32] Warbey VS, Ferner RE, Dunn JT, Calonje E, O'Doherty MJ. [18F] FDG PET/CT in the diagnosis of malignant peripheral nerve sheath tumours in neurofibromatosis type-1. Eur J Nucl Med Mol Imaging. 2009; 36(5): 751–7. https://doi.org/10.1007/s00259-008-1038-0.

[33] Bredella MA, Torriani M, Hornicek F, Ouellette HA, Plamer WE, Williams Z, et al. Value of PET in the assessment of patients with neurofibromatosis type 1. AJR Am J Roentgenol. 2007; 189(4): 928–35. https://doi.org/10.2214/ajr.07.2060.

[34] Dunn GP, Spiliopoulos K, Plotkin SR, Hornicek FJ, Harmon DC, Delaney TF, et al. Role of resection of malignant peripheral nerve sheath tumors in patients with neurofibromatosis type 1. J Neurosurg. 2013; 118(1): 142–8. https://doi.org/10.3171/2012.9.jns101610.

[35] Ferner RE, Gutmann DH. Neurofibromatosis type 1 (NF1): diagnosis and management. Handb Clin Neurol. 2013; 115: 939–55. https://doi.org/10.1016/b978-0-444-52902-2.00053-9.

[36] Kumar MG, Emnett RJ, Bayliss SJ, Gutmann DH. Glomus tumors in individuals with neurofibromatosis type 1. J Am Acad Dermatol. 2014; 71(1): 44–8. https://doi.org/10.1016/j.jaad.2014.01.913.

[37] Harrison B, Moore AM, Calfee R, Sammer DM. The association between glomus tumors and neurofibromatosis. J Hand Surg Am. 2013; 38(8): 1571–4. https://doi.org/10.1016/j.jhsa.2013.05.025.

[38] Wertelecki W, Superneau DW, Forehand LW, Hoff CJ. Angiomas and von Recklinghausen neurofibromatosis. Neurofibromatosis. 1988; 1(3): 137–45.

[39] Sbidian E, Wolkenstein P, Valeyrie-Allanore L, Rodriguez D, Hadj-Rabia S, Ferkal S, et al. NF-1Score: a prediction score for internal neurofibromas in neurofibromatosis-1. J Invest Dermatol. 2010; 130(9): 2173–8. https://doi.org/10.1038/jid.2010.100.

[40] Ferner RE, Huson SM. Management and treatment of "complex neurofibromatosis 1". In: Upadhyaya M, Cooper DN, editors. Neurofibromatosis type 1: molecular and cellular biology. Berlin: Springer; 2012. p. 31–45.

[41] Viola F, Villani E, Natacci F, Selicorni A, Melloni G, Vezzola D, et al. Choroidal abnormalities detected by near-infrared reflectance imaging as a new diagnostic criterion for neurofibromatosis 1. Ophthalmology. 2012; 119(2): 369–75. https://doi.org/10.1016/j.ophtha.2011.07.046.

[42] Muci-Mendoza R, Ramella M, Fuenmayor-Rivera D. Corkscrew retinal vessels in neurofibromatosis type 1: report of 12 cases. Br J Ophthalmol. 2002; 86(3): 282–4.

[43] Ferner RE. Neurofibromatosis 1 and neurofibromatosis 2: a twenty first century perspective. Lancet Neurol. 2007; 6(4): 340–51. https://doi.org/10.1016/s1474-4422(07)70075-3.

[44] Listernick R, Charrow J, Greenwald M, Mets M. Natural history of optic pathway tumors in children with neurofibromatosis type 1: a longitudinal study. J Pediatr. 1994; 125(1): 63–6.

[45] Listernick R, Charrow J, Greenwald MJ, Esterly NB. Optic gliomas in children with neurofibromatosis type 1. J Pediatr. 1989; 114(5): 788–92.

[46] Taylor T, Jaspan T, Milano G, Gregson R, Parker T, Ritzmann T, et al. Radiological classification of optic pathway gliomas: experience of a modified functional classification system. Br J Radiol. 2008; 81(970): 761–6. https://doi.org/10.1259/bjr/65246351.

[47] Laue L, Comite F, Hench K, Loriaux DL, Cutler GB Jr, Pescovitz OH. Precocious puberty associated with neurofibromatosis and optic gliomas. Treatment with luteinizing hormone releasing hormone analogue. Am J Dis Child (1960). 1985; 139(11): 1097–100.

[48] Blazo MA, Lewis RA, Chintagumpala MM, Frazier M, McCluggage C, Plon SE. Outcomes of systematic screening for optic pathway tumors in children with neurofibromatosis type 1. Am J Med Genet A. 2004; 127a(3): 224–9. https://doi.org/10.1002/ajmg.a.20650.

[49] Listernick R, Ferner RE, Liu GT, Gutmann DH. Optic pathway gliomas in neurofibromatosis-1: controversies and recommendations. Ann Neurol. 2007; 61(3): 189–98. https://doi.org/10.1002/ana.21107.

[50] Diggs-Andrews KA, Brown JA, Gianino SM, Rubin JB, Wozniak DF, Gutmann DH. Sex is a major determinant of neuronal dysfunction in neurofibromatosis type 1. Ann Neurol. 2014; 75(2): 309–16. https://doi.org/10.1002/ana.24093.

[51] Listernick R, Ferner RE, Piersall L, Sharif S, Gutmann DH, Charrow J. Late-onset optic pathway tumors in children with neurofibromatosis 1. Neurology. 2004; 63(10): 1944–6.

[52] Listernick R, Louis DN, Packer RJ, Gutmann DH. Optic pathway gliomas in children with neurofibromatosis 1: consensus statement from the NF1 optic pathway glioma task force. Ann Neurol. 1997; 41(2): 143–9. https://doi.org/10.1002/ana.410410204.

[53] Centre de référence labellisé neurofibromatoses, Protocole

National de Diagnostic et de Soins (PNDS) Neurofibromatose 1. 2016. http: //www.orpha.net/data/patho/PNDS/Neurofibromatose_type_1_FR_fr_PNDS.pdf, Last access April 15, 2020.

[54] Listernick R, Charrow J, Greenwald M. Emergence of optic pathway gliomas in children with neurofibromatosis type 1 after normal neuroimaging results. J Pediatr. 1992; 121(4): 584−7.

[55] King A, Listernick R, Charrow J, Piersall L, Gutmann DH. Optic pathway gliomas in neurofibromatosis type 1: the effect of presenting symptoms on outcome. Am J Med Genet A. 2003; 122a(2): 95−9. https: //doi.org/10.1002/ajmg.a.20211.

[56] Blanchard G, Lafforgue MP, Lion-Francois L, Kemlin I, Rodriguez D, Castelnau P, et al. Systematic MRI in NF1 children under six years of age for the diagnosis of optic pathway gliomas. Study and outcome of a French cohort. Eur J Paediatr Neurol. 2016; 20(2): 275−81. https: //doi.org/10.1016/j.ejpn.2015.12.002.

[57] Listernick R, Charrow J. Knowledge without truth: screening for complications of neurofibromatosis type 1 in childhood. Am J Med Genet Part A. 2004; 127a(3): 221−3. https: //doi.org/10.1002/ajmg.a.20654.

[58] Millichap JG. MRI Screening for Optic Gliomas in Neurofibromatosis Type 1. Pediatr Neurol Briefs. 2015; 29(9): 72. https: //doi.org/10.15844/pedneurbriefs-29-9-7.

[59] Pinson S, Creange A, Barbarot S, Stalder JF, Chaix Y, Rodriguez D, et al. Neurofibromatosis 1: recommendations for management. Annales de dermatologie et de venereologie. 2001; 128(4): 567−75.

[60] Kelly JP, Weiss AH. Detection of tumor progression in optic pathway glioma with and without neurofibromatosis type 1. Neuro-Oncology. 2013; 15(11): 1560−7. https: //doi.org/10.1093/neuonc/not120.

[61] Segal L, Darvish-Zargar M, Dilenge ME, Ortenberg J, Polomeno RC. Optic pathway gliomas in patients with neurofibromatosis type 1: follow-up of 44 patients. J AAPOS. 2010; 14(2): 155−8. https: //doi.org/10.1016/j.jaapos.2009.11.020.

[62] Opocher E, Kremer LC, Da Dalt L, van de Wetering MD, Viscardi E, Caron HN, et al. Prognostic factors for progression of childhood optic pathway glioma: a systematic review. Eur J Cancer (Oxford, England: 1990). 2006; 42(12): 1807−16. https: //doi.org/10.1016/j.ejca.2006.02.022.

[63] Prada CE, Hufnagel RB, Hummel TR, Lovell AM, Hopkin RJ, Saal HM, et al. The Use of Magnetic Resonance Imaging Screening for Optic Pathway Gliomas in Children with Neurofibromatosis Type 1. J Pediatr. 2015; 167(4): 851−6.e1. https: //doi.org/10.1016/j.jpeds.2015.07.001.

[64] Avery RA, Liu GT, Fisher MJ, Quinn GE, Belasco JB, Phillips PC, et al. Retinal nerve fiber layer thickness in children with optic pathway gliomas. Am J Ophthalmol. 2011; 151(3): 542−9. e2. https: //doi.org/10.1016/j.ajo.2010.08.046.

[65] Jost SC, Ackerman JW, Garbow JR, Manwaring LP, Gutmann DH, McKinstry RC. Diffusion-weighted and dynamic contrast-enhanced imaging as markers of clinical behavior in children with optic pathway glioma. Pediatr Radiol. 2008; 38(12): 1293−9. https: //doi.org/10.1007/s00247-008-1003-x.

[66] Packer RJ, Ater J, Allen J, Phillips P, Geyer R, Nicholson HS, et al. Carboplatin and vincristine chemotherapy for children with newly diagnosed progressive low-grade gliomas. J Neurosurg. 1997; 86(5): 747−54. https: //doi.org/10.3171/jns.1997.86.5.0747.

[67] Jahraus CD, Tarbell NJ. Optic pathway gliomas. Pediatr Blood Cancer. 2006; 46(5): 586−96. https: //doi.org/10.1002/pbc.20655.

[68] Fisher MJ, Loguidice M, Gutmann DH, Listernick R, Ferner RE, Ullrich NJ, et al. Visual outcomes in children with neurofibromatosis type 1-associated optic pathway glioma following chemotherapy: a multicenter retrospective analysis. Neuro-Oncology. 2012; 14(6): 790−7. https: //doi.org/10.1093/neuonc/nos076.

[69] Sharif S, Ferner R, Birch JM, Gillespie JE, Gattamaneni HR, Baser ME, et al. Second primary tumors in neurofibromatosis 1 patients treated for optic glioma: substantial risks after radiotherapy. J Clin Oncol. 2006; 24(16): 2570−5. https: //doi.org/10.1200/jco.2005.03.8349.

[70] Oh KS, Hung J, Robertson PL, Garton HJ, Muraszko KM, Sandler HM, et al. Outcomes of multidisciplinary management in pediatric low-grade gliomas. Int J Radiat Oncol Biol Phys. 2011; 81(4): e481−8. https: //doi.org/10.1016/j.ijrobp.2011.01.019.

[71] Clementi M, Milani S, Mammi I, Boni S, Monciotti C, Tenconi R. Neurofibromatosis type 1 growth charts. Am J Med Genet. 1999; 87(4): 317−23.

[72] Crawford AH, Herrera-Soto J. Scoliosis associated with neurofibromatosis. Orthop Clin North Am. 2007; 38(4): 553−62,. vii. https: //doi.org/10.1016/j.ocl.2007.03.008.

[73] Heerva E, Koffert A, Jokinen E, Kuorilehto T, Peltonen S, Aro HT, et al. A controlled register-based study of 460 neurofibromatosis 1 patients: increased fracture risk in children and adults over 41 years of age. J Bone Miner Res. 2012; 27(11): 2333−7. https: //doi.org/10.1002/jbmr.1685.

[74] Schnabel C, Jett K, Friedman JM, Frieling I, Kruse HP, Mautner V. Effect of vitamin D3 treatment on bone density in neurofibromatosis 1 patients: a retrospective clinical study. Joint Bone Spine. 2013; 80(3): 315−9. https: //doi.org/10.1016/j.jbspin.2012.07.010.

[75] Colby RS, Saul RA. Is Jaffe-Campanacci syndrome just a manifestation of neurofibromatosis type 1? Am J Med Genet A. 2003; 123a(1): 60−3. https: //doi.org/10.1002/ajmg.a.20490.

[76] Rasmussen SA, Yang Q, Friedman JM. Mortality in neurofibromatosis 1: an analysis using U.S. death certificates. Am J Hum Genet. 2001; 68(5): 1110−8. https: //doi.org/10.1086/320121.

[77] Friedman JM, Arbiser J, Epstein JA, Gutmann DH, Huot SJ, Lin AE, et al. Cardiovascular disease in neurofibromatosis 1: report of the NF1 cardiovascular task force. Genet Med. 2002; 4(3): 105−11. https: //doi.org/10.1097/00125817-200205000-00002.

[78] Pappachan JM, Raskauskiene D, Sriraman R, Edavalath M, Hanna FW. Diagnosis and management of pheochromocytoma: a practical guide to clinicians. Curr Hypertens Rep. 2014; 16(7): 442. https: //doi.org/10.1007/s11906-014-0442-z.

[79] Vlenterie M, Flucke U, Hofbauer LC, Timmers HJ, Gastmeier J, Aust DE, et al. Pheochromocytoma and gastrointestinal stromal tumors in patients with neurofibromatosis type I. Am J Med. 2013; 126(2): 174−80. https: //doi.org/10.1016/

j.amjmed.2012.07.022.

[80] North KN, Riccardi V, Samango-Sprouse C, Ferner R, Moore B, Legius E, et al. Cognitive function and academic performance in neurofibromatosis. 1: consensus statement from the NF1 cognitive disorders task force. Neurology. 1997; 48(4): 1121−7.

[81] Hyman SL, Shores A, North KN. The nature and frequency of cognitive deficits in children with neurofibromatosis type 1. Neurology. 2005; 65(7): 1037−44. https: //doi.org/10.1212/01.wnl.0000179303.72345.ce.

[82] Acosta MT, Gioia GA, Silva AJ. Neurofibromatosis type 1: new insights into neurocognitive issues. Curr Neurol Neurosci Rep. 2006; 6(2): 136−43.

[83] Mautner VF, Kluwe L, Thakker SD, Leark RA. Treatment of ADHD in neurofibromatosis type 1. Dev Med Child Neurol. 2002; 44(3): 164−70.

[84] Merker VL, McDannold S, Riklin E, Talaei-Khoei M, Sheridan MR, Jordan JT, et al. Health literacy assessment in adults with neurofibromatosis: electronic and short-form measurement using FCCHL and health LiTT. J Neuro-Oncol. 2017; 136: 335−42. https://doi.org/10.1007/s11060-017-2657-8.

[85] Li W, Cui Y, Kushner SA, Brown RA, Jentsch JD, Frankland PW, et al. The HMG-CoA reductase inhibitor lovastatin reverses the learning and attention deficits in a mouse model of neurofibromatosis type 1. Curr Biol. 2005; 15(21): 1961−7. https://doi.org/10.1016/j.cub.2005.09.043.

[86] Krab LC, de Goede-Bolder A, Aarsen FK, Pluijm SM, Bouman MJ, van der Geest JN, et al. Effect of simvastatin on cognitive functioning in children with neurofibromatosis type 1: a randomized controlled trial. JAMA. 2008; 300(3): 287−94. https://doi.org/10.1001/jama.300.3.287.

[87] van der Vaart T, Plasschaert E, Rietman AB, Renard M, Oostenbrink R, Vogels A, et al. Simvastatin for cognitive deficits and behavioural problems in patients with neurofibromatosis type 1 (NF1-SIMCODA): a randomised, placebo-controlled trial. Lancet Neurol. 2013; 12(11): 1076−83. https://doi.org/10.1016/s1474-4422(13)70227-8.

[88] Acosta MT, Kardel PG, Walsh KS, Rosenbaum KN, Gioia GA, Packer RJ. Lovastatin as treatment for neurocognitive deficits in neurofibromatosis type 1: phase I study. Pediatr Neurol. 2011; 45(4): 241−5. https://doi.org/10.1016/j.pediatrneurol.2011.06.016.

[89] Payne JM, Barton B, Ullrich NJ, Cantor A, Hearps SJ, Cutter G, et al. Randomized placebo-controlled study of lovastatin in children with neurofibromatosis type 1. Neurology. 2016; 87(24): 2575−84. https://doi.org/10.1212/wnl.0000000000003435.

[90] Ferner RE, Jackson MJ. Neurofibromatoses. In: Andermann F, Guerrini R, Shorvon SD, editors. The causes of epilepsy: common and uncommon causes in adults and children. Cambridge: Cambridge University Press; 2011. p. 183−8.

[91] Ostendorf AP, Gutmann DH, Weisenberg JL. Epilepsy in individuals with neurofibromatosis type 1. Epilepsia. 2013; 54(10): 1810−4. https://doi.org/10.1111/epi.12348.

[92] Hurtado B, Koepp MJ, Sander JW, Thompson PJ. The impact of levetiracetam on challenging behavior. Epilepsy Behav. 2006; 8(3): 588−92. https://doi.org/10.1016/j.yebeh.2006.01.003.

[93] Uusitalo E, Rantanen M, Kallionpaa RA, Poyhonen M, Leppavirta J, Yla-Outinen H, et al. Distinctive cancer associations in patients with neurofibromatosis type 1. J Clin Oncol. 2016; 34(17): 1978−86. https://doi.org/10.1200/jco.2015.65.3576.

[94] Seminog OO, Goldacre MJ. Risk of benign tumours of nervous system, and of malignant neoplasms, in people with neurofibromatosis: population-based record-linkage study. Br J Cancer. 2013; 108(1): 193−8. https://doi.org/10.1038/bjc.2012.535.

[95] Evans DG. Are we ready for targeted early breast cancer detection strategies in women with NF1 aged 30−49 years? Am J Med Genet A. 2012; 158a(12): 3054−5. https://doi.org/10.1002/ajmg.a.35585.

[96] Salvi PF, Lorenzon L, Caterino S, Antolino L, Antonelli MS, Balducci G. Gastrointestinal stromal tumors associated with neurofibromatosis 1: a single Centre experience and systematic review of the literature including 252 cases. Int J Surg Oncol. 2013; 2013: 398570. https://doi.org/10.1155/2013/398570.

[97] Dayal Y, Tallberg KA, Nunnemacher G, DeLellis RA, Wolfe HJ. Duodenal carcinoids in patients with and without neurofibromatosis. A comparative study. Am J Surg Pathol. 1986; 10(5): 348−57.

[98] Griffiths DF, Williams GT, Williams ED. Duodenal carcinoid tumours, phaeochromocytoma and neurofibromatosis: islet cell tumour, phaeochromocytoma and the von Hippel-Lindau complex: two distinctive neuroendocrine syndromes. Q J Med. 1987; 64(245): 769−82.

[99] Garwood MM, Bernacki JM, Fine KM, Hainsworth KR, Davies WH, Klein-Tasman BP. Physical, cognitive, and psychosocial predictors of functional disability and health-related quality of life in adolescents with neurofibromatosis-1. Pain Res Treat. 2012; 2012: 975364. https://doi.org/10.1155/2012/975364.

[100] Wolters PL, Burns KM, Martin S, Baldwin A, Dombi E, Toledo-Tamula MA, et al. Pain interference in youth with neurofibromatosis type 1 and plexiform neurofibromas and relation to disease severity, social-emotional functioning, and quality of life. Am J Med Genet A. 2015; 167a(9): 2103−13. https://doi.org/10.1002/ajmg.a.37123.

第20章

孕前、产前、着床前相关咨询
Brief Notes on Pregnancy, Prenatal Diagnosis, and Preimplantation Procedures in NF1

Gianluca Tadini and Donatella Milani

目前，鲜有文献报道过 NF1 患者中的妊娠情况。其中仅有一些个案报道，还有一些是多年前发表的小型系列病例报告，描述了 NF1 患者妊娠期高血压、子痫前期、宫内生长受限、早产和剖宫产的发生率较高[1, 2]。但 1996 年的一项研究中对 105 名 NF1 患者进行研究分析，未能证实这些数据；在 2010 年、2017 年的综述中也仅对这一主题进行了简短的叙述[3-5]。

在 2013 年，Terry 等利用基于大样本量的美国国家注册中心（United States National Inpatient Sample, NIS），收集了 1988—2009 年的数据，以此来调查罹患 NF1 的女性妊娠并发症情况。在此期间，NIS 共登记了 19 750 702 例妊娠相关入院记录，其中 1 533 例与 NF1 相关[6]。

这项研究的数据发现，女性 NF1 患者的生育功能似乎很正常，她们可能有过 1 次或多次妊娠经历。通常与该疾病相关的高死亡率并未发生在生育年份，妊娠期 NF1 患者入院年龄大多在 20 ～ 35 岁，比对照人群年轻 1 岁，并且她们多来自低收入人群。此外，她们既往已有高血压（4.7% vs. 1.8%）和肾病（0.8% vs. 0.3%）的发生率较高。

此项研究中，各研究因素在病例组中的比值比见表 20.1。

此外，NF1 患者妊娠期间及围产期脑血管事件发生更普遍。相比之下，未观察到急性心脏并发症发病率差异，两组患者住院期间死亡率相同。

表 20.1 中数据清楚地显示，NF1 患者妊娠期高血压、子痫前期、宫内生长迟缓（intrauterine growth retardation, IUGR）和早

表 20.1　NF1 组与健康对照组研究因素比值比

项　目	NF1 组（%）	对照组（%）
妊娠高血压	3.5	2.3
子痫前期	9.7	3.5
IURG[a]	7.9	1.5
早产	12.4	6.9
剖宫产	43.3	25.7
死产	0.9	0.5

注：[a] IUGR, Intrauterine growth retardation，宫内生长迟缓。

产率较高。通过排除既往高血压及血管性肾病的 NF1 患者组，结果表明 NF1 患者妊娠期并发症发生率升高并非由既往疾病状况引起。

NF1 患者中剖宫产比例更高（43.3% vs. 25.7%），但研究者建议谨慎分析这些数据，因为即使在没有并发症时，对 NF1 患者妊娠期的管理也趋于保守。

总之我们认为，这项大型研究（>1 500 例）证实 NF1 患者中多种妊娠期并发症发生风险增高。这些风险在既往文献中未曾报道，并且在 NF1 疾病影响家庭备孕指导中并未被声明。

最后，我们应该记住，在 NF1 患者妊娠期间至少有两种明显的现象：

（1）妊娠期间皮肤神经纤维瘤和丛状神经纤维瘤的数量和大小增加。

（2）较罕见的外生殖器 / 腹膜后 / 盆腔丛状神经纤维瘤可能干扰妊娠过程，使分娩过程变得复杂。

产前和着床前胚胎遗传学诊断

该方面的相关文献也不甚丰富。首先必须强调，即使面临罹患 NF1 的风险，这些夫妇也很少借助于产前诊断。同时，只有在分子检测发现有致病性基因突变的

NF1 家系中，基因诊断才是可行的。通常通过绒毛膜绒毛样本分析检测家族分离性突变，很少用胎儿血液样本分析[7, 8]。

最近，在荷兰的一项研究中[9]分析了近 18 年 NF1 的分子诊断情况，分析了大约 2 000 例病例。其中，对 28 个有 NF1 风险的家庭进行了 46 次（2.4%）产前诊断。46 例病例中有 2 例被诊断为具有家族性致病性突变的杂合子：依据这些数据，作者强调需要对 NF1 进行产前检测。

超声诊断和 MRI 也适用于需要产前诊断的病例[10]。

着床前遗传诊断（PDG）可以在植入子宫前对体外受精产生的胚胎进行特异性突变的检测。着床前基因筛选可以检测到染色体非整倍体突变。

最近的一项[11]对 1 356 个有 NF1 风险的体外受精胚胎的队列研究中，对其中 1 322 个胚胎进行进一步研究，1 080 例获得诊断。在这 1 080 例中，483 例未受 NF1 影响，577 例受到影响。这些未受 NF1 影响的病例在随后的生长周期中有 22 例被证实，直至婴儿出生均未观察到 NF1 相关症状。

最后，NF1 与妊娠期并发症的关联提示：应格外注意借助辅助生殖技术妊娠的患者，因为这使得多胎妊娠的风险增大。

（许贵松　译）

参考文献

[1] Hagymasy L, Toth M, Szucs N, Rigo J Jr. Neurofibromatosis type 1 with pregnancy-associated renovascular hypertension and the syndrome of hemolysis, elevated liver enzymes ad low platelets. Am J Obstet Gynecol. 1998; 179: 272-4.

[2] Agarwal U, Dahiya P, Sangwan K. Recent onset neurofibromatosis complicating eclampsia with maternal death: a case report. Arch Gynecol Obstet. 2003; 268: 241-2.

[3] Dugoff L, Sujansky E. Neurofibromatosis type 1 in pregnancy. Am J Med Genet. 1996; 66: 7-10.

[4] Jett K, Friedman JM. Clinical and genetic aspects of neurofibromatosis 1. Genet Med. 2010; 12: 1-11.

[5] Friedman JM. Neurofibromatosis 1. In: Adam MP, Ardinger HH, Pagon RA, Wallace SE, Bean LJH, Stephens K, Amemiya A, editors. GeneReviews®. Seattle: University of Washington; 1998. 1993-2018. [updated 2018 Jan 11].

[6] Terry AR, Barker FG II, Leffert L, et al. Neurofibromatosis type 1 and pregnancy complications: a population-based study. Am J Obstet Gynecol. 2013; 209: 46.e1-8.

［7］Chetty SP, Shaffer BL, Norton ME. Management of pregnancy in women with genetic disorders: part 2: inborn errors of metabolism, cystic fibrosis, neurofibromatosis type 1, and turner syndrome in pregnancy. Obstet Gynecol Surv. 2011; 66(12): 765-76.

［8］Lin S, Wu J, Zhang Z, Ji Y, Fang Q, Chen B, Luo Y. Prenatal genetic diagnosis for a fetus with atypical neurofibromatosis type 1 microdeletion. Zhonghua Yi Xue Yi Chuan Xue Za Zhi. 2016; 33(2): 212-5.

［9］Van Minkelen R, Van Bever Y, Kromosoeto JNR, Whitagen-Hermans CJ, Nieuwlaat A, Halley DJJ, van den Ouweland AMW. A clinical and genetic overview of 18 years neurofibromatosis type 1 molecular diagnostics in the Netherlands. Clin Genet. 2013; 85: 318-27.

［10］McEwing RL, Joelle R, Mohlo M, Bernard JP, Hillion Y, Ville Y. Prenatal diagnosis of neurofibromatosis type 1: sonographic and MRI findings. Prenat Diagn. 2006; 26: 1110-4.

［11］Merker VL, Murphy TP, Hughes JB, Muzikansky A, Hughes MR, Souter I, Plotkin SR. Outcomes of preimplantation genetic diagnosis in neurofibromatosis type 1. Fertil Steril. 2015; 103: 761-8.e1.

第21章

Ⅰ型神经纤维瘤病相关诊断标准的更新建议
Proposal of New Diagnostic Criteria

Gianluca Tadini, Hilde Brems, and Eric Legius

在本书的最后，我们认识到尽管 NF1 并不是一种罕见病，但首诊医师总会有把这种"麻烦的诊断"留给医疗中心专科医师的倾向。尽管儿科医师的遗传病诊断意识更高，相关知识更丰富，但很少有病例能得到早期诊断。

如前所述，有资料明确表明，通过直接观察一系列患者而得到的、NF1 患者的"新"临床体征可用于早期诊断。

现在迫切需要对经典的 NF1 诊断标准做出关键性修订，以期将近期研究发现融入经典的诊断标准中。

另一方面来说，我们不能否认修改这样一个完善的定义有一定的阻力，我们建议整合完善这一概念，而非唐突地抹杀 NF1 长达 30 年的研究成果。

在表 21.1 中，我们尝试整合前述章节已介绍的所有概念，建立一个平台以进一步讨论适用于全年龄段患者的修订版诊断标准。

总之，既定的诊断标准可能非常具体，但对于婴儿期患者还缺乏足够的敏感度。其结果是导致诊断延迟，并且这将对患者及其亲属产生不良的身心影响。

此外，许多新的诊断结果并不那么具体，这与既往病史或并发的其他疾病有关（如 Legius 综合征、结构性错配修复缺陷综合征以及其他 RAS 信号通路相关综合征），尽管它们可以使诊断途径更加敏感。

在 2014 年冬天于米兰举行的"胚胎学"会议，和 2015 年 9 月巴塞罗那神经纤维瘤会议上首次讨论之后，修订工作在 2019 年旧金山 NF 会议上正式开始，并由 Susan Huson、Eric Legius、Ludvine Messiaen、Gareth Evans、Scott Plotkin 及 Pierre Wolkenstein 监督。相关科学家组成第一个通过了德尔菲计划（DELPHI Progress）[1]，聚焦于 NF1、Legius 综合征、NF2、神经鞘瘤以及相关嵌合体类型疾病的委员会。其目的是澄清措辞，纳入分子生物学，增加新的建议标准，以提高诊断的特异性和敏感性。

2018 年 5 月，专家组对第一份德尔菲计划[1]调查问卷进行评估。

2018 年 6 月，在纽约 Sloan Kettering 研究所举行了一个为期 3 天的 NF 诊断标准

表 21.1　对实验室、皮肤和皮肤外体征进行讨论，以修订 NF1 的经典诊断标准

实验室	*NF1* 基因的分子分析
影像	MRI 见错构瘤 UBO（unidentified bright objects）
皮肤体征	幼年性黄色肉芽肿
	贫血痣
	低色素斑点
	色素沉着
	"柔软"皮肤（"soft-touch" skin）
	血管畸形（红蓝斑和樱桃状血管瘤）
皮肤外体征	脉络膜结节
	头围过大或面部器官间距增宽
	特殊的神经心理模式（学习、语言和行为障碍）
	头痛和癫痫发作
	错构瘤 UBO
	内分泌障碍（性早熟、身材矮小、骨矿化不足、维生素 D 不足）
	肿瘤（恶性周围神经鞘瘤 MPNST，中枢神经系统肿瘤）
	癌症易感倾向

改革研讨会，综合各领域专家的观点后，会议达成了进一步的意见和建议。

在 2018 年夏天，经过密集的邮件交换和辩论后，新的共识产生。委员会创建了第二份德尔菲方法调查问卷，并由专家组进行评估（2018 年 10 月），以期这 2 年艰苦的工作最终能在 2018 年 11 月举行的巴黎全球联席会议上提出一个可广泛接受的结果。

在这里，我们仅报道结果和提出修订后的 NF1 诊断标准。

与此同时，必须致谢由 Gareth Evans 与 Scott Plotkin 领导的第二组科学家，讨论 NF2/ 神经鞘瘤定义及修订相关诊断标准。与此相关的结果这里将不作报道。

修订诊断标准的指导原则：

（1）代表 NF1 专家之间的最佳共识。

（2）强调诊断而非临床管理问题。

（3）广泛代表医学专家和医学国家组织。

（4）面向从全科医师到 NF 专家开放。

（5）认识到在过去 30 年里遗传学的进展，而不需要遗传学分析来进行诊断。

（6）对不同国家和卫生体系均有效。

基于两轮德尔菲方法的反馈和随后辩论的一般原则如下：

（1）诊断标准简洁明了，对非专家通俗易用（NF1 专家不需要诊断标准）。

（2）诊断标准列表中无过于复杂的解释或 "*" 推荐。

（3）没有 A/B 或主要 / 次要标准。

（4）考虑到基于临床发现儿童诊断的

表 21.2　修订获批准后 NF1 诊断标准

诊断需要≥ 2 个标准	
≥ 6 个牛奶咖啡斑 青春期前儿童≥ 5 mm 青春期后儿童≥ 15 mm	
双侧腋窝或腹股沟雀斑	
2 种或 2 种以上任何类型的神经纤维瘤或 1 种丛状神经纤维瘤	
2 个或 2 个以上虹膜 Lisch 结节或 2 个或 2 个以上脉络膜异常	
视神经胶质瘤	
一种独特的骨性病变：蝶骨翼部发育不良、**胫骨前外侧弯曲（胫骨发育不良）、长骨假关节**	
一种 NF1 致病性突变杂合子	
父母之一按上述标准诊断为 NF1	

注：用**粗体**表示与之前 NF1 诊断标准列表相比的更改。

敏感性不足，更偏向过度诊断而非漏诊（敏感度＞特异度），旨在尽早诊断出幼儿患者，以便进行适当的监测和临床护理。

（5）NF1 突变分析并不总是易于获取。

（6）在专门的附带测试中对潜在缺陷进行详细且适当的讨论和说明。

我们必须强调，牛奶咖啡斑标准以及神经纤维瘤和丛状神经纤维瘤、视神经胶质瘤的标准保持不变。

另一方面，标准修订将修改既往的一些标准或引入新的标准（表 21.2）。

新诊断标准

NF1 致病性突变杂合子

建议：

（1）接受此定义作为诊断标准，但不作为“独立标准”。

（2）还需要一个附加标准。

（3）NF1 杂合子突变已经在临床实践中应用于诊断目的。

（4）在德尔菲方法中，95% 的人支持在修改后的标准中增加突变分析。

（5）高灵敏度（＞ 90%）。

（6）单个突变的致病性应由专业协会建立的适当标准来确定。

（7）致病性突变的嵌合体将在本文中单独讨论（参见第 3 章）。

（8）仍然有可能根据与以前有相同敏感性的临床标准来诊断 NF1。

2 个或 2 个以上虹膜 Lisch 结节或 2 个或 2 个以上脉络膜异常（参见第 6 章）

建议：

（1）脉络膜异常（CA）定义为用“近红外”（NIR）技术观察到的明亮、斑块状结节。

（2）与虹膜 Lisch 结节相比，CA 似乎是更早出现的体征。

（3）如果存在 Lisch 结节，那么寻找 CA 也无优势。

（4）CA 的 NIR 技术评估应限于诊断不确定的情况以及容易获得 OCT 扫描的场所。

骨性病变

建议：

胫骨发育不良和（或）长骨假关节被添加到蝶骨翼发育不良中，作为一种新的诊断标准。

修改后的标准

（1）修改了"雀斑"标准，引入"双侧"作为进一步描述，以清晰地鉴别 NF1 嵌合体单侧发生的情况。

（2）新列表中的最后一个条件已被修改为："父母之一"代替"一级亲属"。

总之，我们提醒大家，由于专家中的种种原因，一些新提出的临床体征未被一致通过而没有纳入新的诊断标准，例如，贫血痣、错构瘤 UBO、头围过大、神经心理模式，但在我们看来这可能有助于临床医师进行早期诊断。

（许贵松　译）

参考文献

[1] Humphrey-Murto S, Varpio L, Wood TJ, Gonsalves C, Ufholz LA, Mascioli K, Wang C, Foth T. The use of the Delphi and other consensus group methods in medical education research: a review. Acad Med. 2017; 92(10): 1491–8.